ÉTUDE HISTORIQUE

SUR LES

EXTRAITS PHARMACEUTIQUES

COMPRENANT

LA DESCRIPTION DES DIVERS PROCÉDÉS ET APPAREILS
AYANT SERVI A L'EXTRACTION DES PRINCIPES ACTIFS DES VÉGÉTAUX
ET A LEUR CONCENTRATION

SUIVIE

D'UNE DOUBLE TABLE BIBLIOGRAPHIQUE

PAR

ADRIAN

PHARMACIEN DE PREMIÈRE CLASSE
ANCIEN PRÉPARATEUR DE L'ÉCOLE DE PHARMACIE DE PARIS
MEMBRE DE LA SOCIÉTÉ CHIMIQUE, DE LA SOCIÉTÉ DE PHARMACIE,
DE LA SOCIÉTÉ DE THÉRAPEUTIQUE, DE LA SOCIÉTÉ DE MÉDECINE PRATIQUE, ETC.
DIRECTEUR FONDATEUR
DE LA SOCIÉTÉ FRANÇAISE DE PRODUITS PHARMACEUTIQUES.

PARIS

OCTAVE DOIN, ÉDITEUR

8, PLACE DE L'ODÉON

1889

Tous droits réservés.

ÉTUDE HISTORIQUE

SUR LES

EXTRAITS PHARMACEUTIQUES

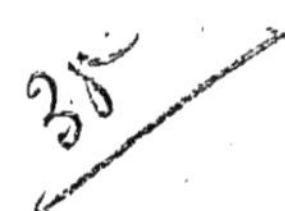

DU MÊME AUTEUR :

Du lait au point de vue de l'alimentation. De ses falsifications et des moyens d'y remédier. 1859.
Note sur la falsification du foie de soufre du commerce. 1860.
Note sur la préparation de la solution officinale de perchlorure de fer. 1860.
Influence du goudron sur l'air atmosphérique dans ses rapports avec le phosphore. 1861.
Comparaison de la méthode de déplacement et de la macération dans la préparation des teintures alcooliques. 1862.
De l'influence du climat et de la végétation sur la quantité d'acide cyanhydrique contenue dans l'eau distillée de laurier cerise. 1862.
Exposé d'une nouvelle méthode propre au dosage de l'éther sulfurique (*en collaboration avec M. le professeur J. Regnauld*). 1864.
Communication d'une Note à l'Académie sur les divers procédés employés pour la préparation des granules pharmaceutiques et leur dosage exact. 1864.
Etude sur le chloroforme anesthésique au point de vue de sa pureté et de sa conservation. 1864.
Expériences et observations sur l'éther sulfurique médicinal (*en collaboration avec M. le professeur J. Regnauld*). 1865.
Recherches sur la solubilité des fausses membranes diphtéritiques (*en collaboration avec le docteur Bricheteau.*) 1868.
Recherches sur la solubilité de l'éther sulfurique dans les dissolutions de sucre et sur la composition du sirop d'éther (*en collaboration avec M. le professeur J. Regnauld*. 1868.
Recherches sur le bromure de potassium au point de vue de sa composition et de sa préparation à l'état pur. 1870.
Note sur la préparation des injections hypodermiques. 1870.
Rapport sur l'absinthe, par une commission composée de MM. Boudet, Dubail, Adrian, rapporteur. 1872.
Etude sur la Propylamine. 1873.
Collaboration au journal *le Répertoire de pharmacie*. 1873 à 1877.
Note sur la fabrication du sous-nitrate de bismuth. 1880.
De la Quassine, sa préparation sous formes amorphe et cristallisée (*en collaboration avec M. Moreaux*). 1884.
Travaux et publications sur la viande desséchée pouvant servir à l'alimentation des malades (poudres de viande) et aux troupes en campagne (conserves de guerre). 1884.
Note sur la préparation du perbromure de fer en solution neutre et inaltérable. 1885.
Note sur la Piliganine, alcaloïde d'une lycopodiacée originaire du Brésil (communication faite à l'Académie des sciences). 1886.
Recherches sur les produits essentiels retirés des Eucalyptus. L'Eucalyptol et sa préparation. 1887.
Note sur les essais d'opium (*en collaboration avec M. E. Gallois*). 1887.
Considérations pharmaceutiques sur l'emploi des huiles lourdes de pétrole en médecine. 1887.
Note sur la composition chimique des strophantus (*en collaboration avec le docteur Bardet*). 1887.
Notes pratiques sur l'alimentation des malades et des convalescents. 1888.
Des granules médicamenteux, leur fabrication, leur dosage exact. 1888.
Composition chimique de l'*Escholtzia Californica* (*en collaboration avec le docteur Bardet*). 1888.
Nouvelle falsification du safran. 1889.

ÉTUDE HISTORIQUE

SUR LES

EXTRAITS PHARMACEUTIQUES

COMPRENANT

LA DESCRIPTION DES DIVERS PROCÉDÉS ET APPAREILS
AYANT SERVI A L'EXTRACTION DES PRINCIPES ACTIFS DÈS VÉGÉTAUX
ET A LEUR CONCENTRATION

SUIVIE

D'UNE DOUBLE TABLE BIBLIOGRAPHIQUE

PAR

ADRIAN

PHARMACIEN DE PREMIÈRE CLASSE
ANCIEN PRÉPARATEUR DE L'ÉCOLE DE PHARMACIE DE PARIS
MEMBRE DE LA SOCIÉTÉ CHIMIQUE, DE LA SOCIÉTÉ DE PHARMACIE,
DE LA SOCIÉTÉ DE THÉRAPEUTIQUE, DE LA SOCIÉTÉ DE MÉDECINE PRATIQUE, ETC.
DIRECTEUR FONDATEUR
DE LA SOCIÉTÉ FRANÇAISE DE PRODUITS PHARMACEUTIQUES.

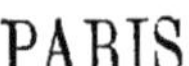

DÉPÔT LÉGAL
Seine
N. 03735
1889

PARIS

OCTAVE DOIN, ÉDITEUR

8, PLACE DE L'ODÉON

—

1889

Tous droits réservés.

A M. M. BERTHELOT

SÉNATEUR

SECRÉTAIRE PERPÉTUEL DE L'ACADÉMIE DES SCIENCES

PROFESSEUR AU COLLÈGE DE FRANCE

PROFESSEUR HONORAIRE A L'ÉCOLE DE PHARMACIE, ETC., ETC.

TRÈS HONORÉ MAITRE,

Ce sont vos doctes leçons qui m'ont initié à l'étude de la Chimie; c'est votre admirable enseignement qui m'a inspiré le goût de cette science aujourd'hui si étendue et si attrayante; permettez moi de vous dédier ce livre.

Vous avez fait apprécier dans vos derniers ouvrages tout l'intérêt que présentent les recherches dans le passé ; si cette étude historique sur les Extraits n'a pas le mérite d'un travail original, elle pourra du moins, je l'espère, être de quelque utilité à ceux qui, venant après nous, voudront connaître les transformations successives qu'ont subies les appareils perfectionnés en usage aujourd'hui dans nos laboratoires pour la découverte des produits nouveaux, aussi bien que pour la solution des problèmes scientifiques se rattachant à l'étude et à la préparation des médicaments.

Daignez, très honoré Maître, agréer ce faible et très respectueux hommage de ma reconnaissance.

ADRIAN.

A MON EXCELLENT AMI M. E. GALLOIS

PHARMACIEN DE PREMIÈRE CLASSE.

Depuis notre internat dans les hôpitaux de Paris, notre affection a toujours été grande, profonde et sincère.

Permettez-moi, cher ami, de vous en donner une nouvelle preuve, en vous priant d'accepter ici le témoignage de ma gratitude pour votre dévouement pendant les moments difficiles que j'ai eu à traverser dans le cours de ma carrière industrielle.

ADRIAN.

INTRODUCTION

Nihil innovatur, nisi quod traditum est.
Toute invention a des attaches dans le passé.

L'histoire de la pharmacie a été faite à diverses reprises, mais à des points de vue différents : qu'il nous suffise de citer, à ce propos, les écrits érudits du docteur Philippe, ceux des Espagnols Chiarlone et Mallaina, l'intéressant et spirituel livre de notre confrère et ancien élève, M. Grave.

Quelques-uns de ces auteurs, le docteur Philippe entre autres, envisagent l'histoire de notre art à un point de vue général sans faire porter l'attention plus spécialement sur un point que sur un autre. Certains, comme M. Grave, insistent sur le côté social de la profession. Aucun, faute d'éléments sans doute, ne s'est arrêté à l'examen critique des multiples transformations subies par les appareils et les modes opératoires mis en usage dans l'officine de l'apothicaire ou du pharmacien.

Une œuvre de cette importance exigerait un travail considérable, une somme de recherches, une dépense de temps qui dépasseraient de beaucoup les limites que nous nous sommes tracées.

Hâtons-nous de le dire, notre but a été plus modeste ; nous avons voulu étudier, aussi à fond que cela nous a été possible, une des branches les plus importantes de la pratique de notre profession, et y porter la lumière en montrant ce que furent les extraits pharmaceutiques dans le passé, et ce qu'ils sont dans le présent.

Nous envisagerons donc cette partie de la matière médicale au double point de vue des méthodes générales de préparation et des appareils spéciaux inventés à cet effet.

L'idée de ce livre est née chez nous au milieu du travail incessant nécessité par les perfectionnements apportés depuis quinze ans à notre usine de Courbevoie.

A chaque progrès réalisé, notre pensée se reportait vers les origines de l'invention, le but poursuivi, le nom de l'homme qui l'avait lancée dans la pratique, dernière et laborieuse consécration de toute innovation.

C'est qu'il faut bien le dire — nous aurons souvent à le constater dans le cours de cet ouvrage — un progrès n'éclôt pas spontanément et de toutes pièces. Il se forme lentement et comme par fractions dans le cerveau des inventeurs qui, tout

convaincus et méritants qu'ils soient, n'ont quelquefois ni l'énergie ni la persévérance nécessaires
pour le faire adopter.

Aussi, pour nous, le véritable auteur d'une invention n'est pas celui qui en a eu la conception
plus ou moins vague ; c'est celui qui en a établi les
principes essentiels et lui a communiqué une vie
féconde et durable.

Ainsi que nous le montrerons, certains extraits
médicinaux furent connus dès la plus haute anti-
quité ; mais depuis Dioscoride, l'auteur le plus
ancien où nous en ayons trouvé la mention, jusqu'au seizième siècle, nous n'avons recueilli sur
la préparation de ces médicaments que de vagues
informations.

Il faut arriver à la fin du dix-septième siècle,
et même à la seconde moitié du dix-huitième, au
temps de Moyse Charas, Lemery, Rouelle, Baumé, Parmentier, etc., pour voir se dessiner le
mouvement des recherches scientifiques et constater de réels efforts afin de sortir des formules
vagues de l'alchimie.

Mais c'est seulement à la fin de ce même siècle,
le dix-huitième, et sous la puissante influence des
doctrines de l'illustre Lavoisier, que l'on commence
à entrevoir la vérité sur la nature des médicaments
dont nous avons entrepris l'étude, et sur le rôle

joué par l'oxygène pendant leur préparation. La doctrine pneumatique, comme on l'appelle à cette époque, agite fortement les esprits, même dans le calme des officines; de nombreuses recherches sur l'*extractif* sont instituées et bientôt, en pleine tourmente révolutionnaire, on voit s'élever des discussions passionnées entre les pharmaciens de la vieille école du phlogistique et les adeptes de la nouvelle chimie.

Dès ce moment, Fourcroy et Vauquelin ont un remarquable pressentiment des brillantes découvertes qui, avec Séguin, Derosne, Sertuerner, Pelletier, Caventou, etc., vont inaugurer le commencement du dix-neuvième siècle; nous avons nommé les alcaloïdes végétaux.

A partir de cette époque, les progrès se succèdent sans relâche, et, chose à noter, une même idée dirige dans leurs recherches la plupart des innovateurs; c'est de supprimer autant que possible la chaleur, ou au moins d'atténuer ses effets nuisibles sur les principes actifs des extraits. C'est ainsi que la vapeur vient remplacer le feu pendant leur évaporation; que le vide est utilisé pour pouvoir agir à une température relativement basse, en évitant en même temps l'action oxydante de l'air; et enfin que, plus récemment, le froid est proposé pour remplacer le calorique, consi-

déré comme un moyen trop primitif de séparation
de l'eau ayant servi de véhicule.

Nous avons divisé notre travail en cinq parties :
la première passe en revue les différentes méthodes proposées ou employées pour la concentration des extraits et donne ensuite la description
des appareils que nous avons nous-même fait
successivement établir dans notre usine de Courbevoie.

La seconde s'occupe des manipulations et des
dispositifs se rapportant aux différents modes
d'épuisement des substances médicamenteuses
pour la préparation des solutions extractives.

Ici nous ferons une remarque; il semble que,
logiquement, la seconde partie aurait dû être la
première, puisque l'épuisement est la première
opération à laquelle on soumet la matière pour la
transformer en extrait. Nous avons cependant cru
devoir maintenir l'ordre inverse, l'étude des procédés d'évaporation ayant précédé de beaucoup
celle des méthodes d'épuisement. De même, pour
la plus grande clarté du sujet, nous avons dû, à
maintes reprises, rompre l'ordre chronologique des
descriptions et montrer ainsi la succession des
perfectionnements du même appareil, accomplis
souvent à des époques fort éloignées l'une dè
l'autre.

La troisième partie est consacrée à l'histoire de l'application du froid en pharmacie comme moyen de concentration des extraits ; on trouvera dans ce chapitre le résumé de nos recherches personnelles sur ce sujet.

Nous examinons ensuite rapidement les différents moyens indiqués pour assurer la bonne conservation des extraits.

Enfin la dernière partie de notre livre est consacrée à l'étude des *Extraits fluides*, envisagés uniquement au point de vue des pharmacopées où ils sont officiellement admis.

De nombreuses planches et figures accompagnent le texte, pour lui donner la clarté et la précision nécessaires au genre descriptif de l'ouvrage, que nous terminons par une double table bibliographique contenant, l'une par ordre de date, l'autre par ordre alphabétique, les noms des auteurs français ou étrangers qui ont publié des travaux, mémoires, notes, etc., se rapportant aux extraits, ainsi que l'indication des sources auxquelles nous avons puisé.

Malgré le soin méticuleux avec lequel ce travail de longue haleine a été fait, nous ne nous en dissimulons pas les imperfections : on y relèvera, à n'en pas douter, des erreurs et des omissions.

Qu'on veuille bien nous en excuser et croire que,

dans cette œuvre patiente de reconstitution du passé, d'exhumation pourrions-nous dire, notre guide fut toujours la recherche de la vérité, quelle qu'en soit l'origine. Nous nous sommes constamment efforcé de remettre les choses à leur place, de rendre justice à chacun et d'être de bonne foi avec tout le monde.

En terminant, nous exprimons à M. le docteur Dorveaux, bibliothécaire de l'Ecole de pharmacie, toute notre reconnaissance pour la complaisance inépuisable avec laquelle, pendant ces deux dernières années, il a facilité les recherches, souvent pénibles et ingrates, que M. L. Naudin a faites pour nous dans la riche bibliothèque confiée à ses soins.

Puisse ce livre réunir les suffrages de nos honorables confrères auxquels nous l'offrons, et être de quelque utilité à ceux qui après nous s'occuperont du même sujet.

Paris, 15 avril 1889.

ERRATA

Page 46, ligne 15, *au lieu de* : le suc, *lisez* : les sucs.
Page 65, ligne 23, *au lieu de* : Sawiczewskyi, *lisez* : Sawiczewski.
Page 177, note 1, *au lieu de* : Centralhall, *lisez* : Centralblatt.
Page 215, note marginale, *au lieu de* : J. Lefort, 1876, *lisez* : J. Lefort, 1870

Page 217, note marginale,
Page 217, ligne 9,
Page 217, légende de la figure, } *au lieu de* : Carriol, *lisez* : Corriol.
Page 229, ligne 2,

Page 331, ligne 16, *au lieu de* : Robiquet, *lisez* : Robinet.
Page 332, ligne 19, *au lieu de* : Hanle, *lisez* : Hænle.
Page 336, ligne 36, *au lieu de* : Joannus, *lisez* : Joannis.
Page 337, ligne 2, *au lieu de* : 81, 843, *lisez* : 8, 1843.

ÉTUDE HISTORIQUE

SUR LES

EXTRAITS PHARMACEUTIQUES

PREMIÈRE PARTIE

COUP D'OEIL RÉTROSPECTIF. — PROCÉDÉS D'ÉVAPORATION.

Nous n'avons pas, en entreprenant ce travail, la prétention d'écrire un ouvrage classique ; nous ne croyons donc pas nécessaire de donner la définition des Extraits, ni d'entrer dans aucun détail préliminaire sur leur nature et leur classification.

Nous renvoyons pour ces généralités aux différents traités de pharmacie, où la question est exposée au point de vue de l'enseignement par les savants professeurs de nos Écoles.

Notre but est de nous occuper de notre sujet surtout au point de vue historique, de faire passer sous les yeux du lecteur un exposé succinct des renseignements épars dans les nombreuses publications françaises et étrangères que nous avons compulsées, et d'y ajouter la description des appareils que nous avons nous-même fait établir, en nous efforçant de donner, à la fabrication de cette importante branche des produits pharmaceutiques, toute la perfection désirable.

L'origine de la préparation des extraits, autrement dit l'idée de concentrer sous un petit volume le principe actif des substances médicamenteuses, semble remonter à une époque extrêmement reculée.

Chin-Nong. Quelques auteurs (1) affirment que Chin-Nong, empereur de Chine, serait le premier qui aurait donné cette forme à des médicaments. Vraie ou fausse, cette assertion montre qu'on s'est occupé de ces produits à une époque bien éloignée de nous (2).

Dioscoride. Dioscoride (3), sans mentionner les extraits, les avait en quelque sorte pressentis ; il dit, en effet, que le suc desséché de ciguë est d'un emploi fréquent en médecine et le fait préparer de la façon suivante : « On tire du jus des cimes (sommités) pilées avant que la graine et feuilles soient sèches, lequel on épaissit au soleil pour en faire des trociscs. D'icelui sec, on use beaucoup en médecine. On en mêle ès collyres qu'on fait pour apaiser

(1) Petitot, *Considérations sur les extraits employés en pharmacie.* Thèse de Montpellier, 1875.

(2) *Chin-Nong*, le plus ancien de tous les apothicaires, est le premier dont l'histoire fasse mention. C'est le second des neuf souverains qui précédèrent l'établissement des dynasties. Il était contemporain de Ménès, premier roi d'Égypte, et mourut 2699 ans avant J.-C.

Ce prince s'appliqua à l'étude des plantes, et, après en avoir composé une histoire qui subsiste encore sous le nom d'*Herbier de Chin-Nong*, il fit des essais d'analyse et composa des extraits, soit en exprimant et faisant rapprocher les sucs des plantes, soit en les faisant bouillir dans l'eau.

Ces décoctions et ces extraits étaient donnés avec précaution aux malades et l'Empereur faisait constater leurs effets et leurs propriétés : c'est ainsi qu'il parvint à composer une matière médicale. (Lettre à C.-L. Cadet, *Bulletin de pharmacie*, 1813, t. V, p. 481.)

(3) *Commentaires de Matthiole sur Dioscoride*, traduits par Jean des Moulins. Lyon, 1572, in-folio.

les douleurs ; il éteint l'ardeur des érysipèles et des ulcères s'avançant toujours ».

Il indique le même mode de concentration pour les sucs de jusquiame, de solanum dormitif, de morelle, de mandragore, d'alkékenge, de têtes de pavots, etc. Enfin, il donne comme suit la préparation d'un véritable extrait de gentiane : « On met la racine cinq jours tremper dans l'eau après l'avoir bien concassée, puis on la fait cuire dans cette même eau jusqu'à ce qu'on voit la racine par-dessus l'eau ; le tout étant repris, on le cuit de rechef jusqu'à ce qu'il devienne épais comme miel et on le garde dans un pot de terre (1). »

Les Arabes sont, dit-on, les premiers pharmacolo- *Les Arabes.* gistes qui se soient occupés intelligemment de la prépa-

(1) Dioscoride naquit à Anazarbe, en Cilicie, dans les premières années de l'ère chrétienne. Il était, par conséquent, contemporain de Pline qui, pourtant, n'en parle nulle part. Vers la moitié du premier siècle, en l'an 65, il publia son premier ouvrage, Περὶ ὕλης ἰατρικῆς, divisé en cinq livres. Le premier traite des plantes aromatiques et oléagineuses ; le second, des plantes alimentaires et économiques ; le troisième, des sucs obtenus des racines, des fruits et des semences ; le quatrième a pour objet l'emploi médical des fleurs, feuilles, écorces et racines ; le cinquième traite de la vigne et de quelques métaux. Dioscoride a décrit un grand nombre d'huiles et de vins composés ; il connaissait l'usage de l'écorce d'orme dans les maladies de la peau, l'emploi de la potasse comme caustique, de l'aloès à l'extérieur dans certains ulcères, de la fougère mâle contre les vers, de l'huile de ricin qu'il n'employait qu'extérieurement ; il parle du petit-lait, de la cannelle, du pétrole et du sucre (sacchar), ou plutôt du *tabaschir* qui transsude des nœuds du bambou, etc.

Dioscoride occupe un rang éminent dans l'histoire de la matière médicale. Son livre fut le seul d'après lequel on étudia pendant quinze siècles cette partie de la science. Aujourd'hui même, chez les Turcs, les Arabes et les nations à demi civilisées, il est encore l'oracle de la médecine et de la botanique. (*Histoire de la pharmacie*, Cap, in *Journal de pharmacie et de chimie*, 3ᵉ série, t. XV, p. 191, 1849.)

ration des extraits (1) ; nous n'avons, dans le cours de nos recherches, rien recueilli qui nous paraisse de nature à justifier cette assertion.

Dans le *Traité des simples*, d'Ibn-el-Beithar (2), il est en effet question d'extraits de fruits, mais ce ne sont pas là de véritables extraits : Abd-er-Rezzaq, l'Algérien, dans son *Kachef el Roumoûz* (3) (*Révélateur des énigmes*), traité de la matière médicale arabe, ne parle, comme le précédent auteur, que des extraits de raisins et de dattes ; enfin nous ne trouvons dans Mesuë (4), que des sucs végétaux épaissis, soit à la chaleur du soleil, soit à celle du feu, et portant le nom de *Sapa*, traduction du mot arabe *Rob* ou *Robub*.

Dans son *Dispensarium*, Nicolaus Prœpositus fait un chapitre spécial des sucs desséchés (*de succis siccis*) préparés en exprimant le suc de la plante fraîche et le faisant évaporer soit au soleil, soit sur des cendres chaudes. Il mentionne ainsi un certain nombre de ces sucs secs que, dit-il, le pharmacien doit avoir chez lui préparés à l'avance : absinthe, chélidoine, berberis, chèvrefeuille, centaurée, eupatoire, fumeterre, réglisse, tithymale, etc.

C'est seulement un peu plus tard que nous voyons apparaître les deux termes : *extraits* (ou extractions) et *teintures* ; mais ce sont alors des expressions synonymes, employées indifféremment pour désigner les mêmes

(1) Gay, *Pharmacopée de Montpellier*, 1845, t. I, p. 705.

(2) Traduit de l'arabe par le docteur Leclerc, 1877-1883, t. I, p. 705. Ibn-el-Beithar naquit à Malaga dans les dernières années du douzième siècle de notre ère ; il mourut en 1248, à Damas.

(3) Traduit de l'arabe par le docteur Leclerc, 1874, p. 107.

(4) Traduction latine de Jean Costa, Venise, 1568, in-folio.

préparations. En effet, les pharmaciens de cette époque appelaient *teinture* la substance qui se dissolvait dans le menstrue en lui donnant sa couleur, *en le teignant,* et selon que ce menstrue était ensuite conservé ou évaporé, on avait des teintures liquides ou solides désignées également sous le nom d'*extraits*. Ce n'est qu'à une date assez récente que s'est établie, telle qu'elle existe aujourd'hui, la distinction entre les teintures et les extraits.

Le Guidon des Apotiquaires, publié sans nom d'auteur (1), indique la manière d'extraire la vertu purgative de la rhubarbe et autres médicaments laxatifs, en les faisant macérer dans des sucs « adoucissants et glissants appropriés », buglosse et bourrache, par exemple : au bout de vingt-quatre heures, on passe avec expression et l'on évapore en consistance de miel après addition d'une certaine quantité de sucre : l'auteur recommande de faire cette évaporation au bain-marie, pour que la préparation ne brûle pas, et il ajoute : « Or, l'intention de ainsi tirer la vertu purgative a été trouvée pour les délicats et pour ceux qui vomissent volontiers, lesquels ne peuvent porter une grande quantité de médicaments laxatifs. »

Le guidon des apotiquaires. 1578.

Quelques années plus tard, Caspar Schvenckfeldt, dans son *Thesaurus pharmaceuticus,* divise les extraits en deux classes ; altérants : genièvre, chardon bénit, gentiane, mélisse, etc.; et purgatifs : rhubarbe, hellébore, agaric, mechoacan, catholicum, etc.; et il décrit deux

Caspar Schvenckfeldt. 1587.

(1) *Le Guidon des Apotiquaires,* c'est-à-dire la vraye forme et manière de composer les médicaments, premièrement traitée par Valerius Cordus, traduite du latin en françois et repurgée d'une infinité de fautes. Lyon, Cloquemin, 1578, in-16.

modes de préparation suivant la nature du médicament : 1° les plantes fraîches contusées sont mises à
macérer quelques jours dans de l'eau de pluie, puis
soumises à l'ébullition : la décoction est ensuite exprimée, passée et évaporée en consistance de miel ; 2° les
substances sèches, incisées et contusées, sont mises
dans un vase fermé, avec de l'eau-de-vie en quantité
suffisante pour qu'elle s'élève de deux doigts au-dessus
et le tout est placé deux ou trois jours dans un lieu
chaud ou même sur des cendres : au bout de ce temps,
le marc est fortement pressé et le liquide séparé est mis
sur de nouvelle substance, à trois ou quatre reprises,
jusqu'à ce que l'extrait arrive à la force voulue.

Il ne s'agit plus, on le voit, de sucs desséchés ; ce sont
bien des extraits, les uns amenés à consistance ferme,
les autres obtenus à l'état de teintures concentrées.

Valerius Cordus. 1592

La pharmacopée de Valerius Cordus, parue en 1561,
ne parle pas des extraits ; mais plus tard, le collège des
médecins de Nuremberg en fit publier une édition officielle, dans laquelle nous voyons figurer quarante-trois
extraits simples (uniquement désignés par leur nom), et
cinq extraits composés dont la formule se termine par
les mots : « *fiatque extractum lege artis* » ou bien
encore « *et fiat secundum artem extractum* ».

Cette désignation sommaire permet de supposer que,
déjà à cette époque, les extraits étaient entrés dans la
pratique courante à Nuremberg.

Briçon Bauderon. 1595.

Briçon Bauderon, dans la deuxième édition de sa
paraphrase sur la Pharmacopée, ne mentionne pas les
extraits ; il ne parle encore que des sucs épaissis, soit
simples, soit composés.

Jan du Val, médecin d'Issoudun, fit paraître à Ge- Jan du Val. 1610.
nève, en 1610, une traduction du *Grand Thrésor* ou
Dispensaire et Antidotaire de J.-J. Wecker, de Bâle,
dans laquelle il décrit les extractions obtenues en faisant macérer la substance médicamenteuse dans l'eau-
-de-vie jusqu'à épuisement, puis distillant et concentrant
au bain-marie; il ajoute : « L'usage des essences ou
extractions est qu'en petite quantité elles opèrent beaucoup; car, au lieu qu'on a coutume de donner une once
de quelque médicament en toute substance, il suffit de
donner un drachme seulement. Joinct aussi que cela est
fort agréable aux malades, et principalement à ceux qui
abhorrent les remèdes qu'il faut prendre par la bouche.»

Il donne ensuite la formule d'un grand nombre d'extraits simples, la plupart encore en usage aujourd'hui,
et de quelques extraits purgatifs composés.

Dans ses *Éléments de Chymie* parus en 1624, maistre Jean Béguin. 1624.
Jean Béguin traite la question d'une façon plus détaillée
que les différents auteurs que nous venons de citer;
nous y lisons :

« Les extraits (1), ainsi appelez spécifiquement, sont
tiréz des animaux et végétaux par le moyen des dissolvants ou ménstrues appropriez, comme sont l'esprit de
vin, le petit-lait, le genièvre, l'hydromel vineux, l'eau
de pommes odoriférentes, de fumeterre et semblables,
ou bien les eaux distillées des mêmes choses desquelles
on veut faire des extraits. Les parties qu'on choisit aux
animaux pour faire des extraits sont : les muscles, le
foye, la ratelle, les poulmons, les testicules et semblables. D'où sont venus les extraits tant renommés du

(1) Paris, 1624, p. 184 et suiv.

crâne humain pour l'épilepsie, etc. Et pour faire extraits végétaux, on prend les herbes, fleurs, racines, éscorces, bois, bayes, semences, fruits, sucs et aultres, comme il se voit dans la violette au chapitre de la *Pharmacie réformée*.

. . . .

« Les extraits, que les Grecs nommaient ἐγχυλίσματα, sont les sucs tirés des herbes, racines ou aultres végétables séchez ; comme ceux qu'ils appellent χυλισμάτα, sont les sucs tirés des végétables frais et remplis d'humeurs.

« Toutes ces deux sortes d'extraits diffèrent des décoctions des herbes, comme l'enseigne Lubertus Estius, *in suâ methodica formularum tractatione ; capite de extractis*.

« La plupart des extraits se font par extraction et macération sur le grand four avec leurs vaisseaux propres, sçavoir : de la reubarbe, de l'opium, du senné, du saffran et aultres, comme les teintures de roses, de miel, de succre et de soulphre. »

Dans la traduction des *Œuvres pharmaceutiques* de Jean de Renou, publiée par Louis de Serres (1), nous voyons distinguer deux sortes d'extractions :

1° Les extractions simples au moyen desquelles sont obtenus les gommes, les résines, les térébenthines, l'opium, etc. ;

2° Les extractions chimiques qui donnent les extraits proprement dits.

De même que Jean Béguin, il admet des menstrues différents, suivant la nature des substances, et blâme

____

(1) Lyon, 1626, in-folio, p. 74 et 75.

l'addition du sucre qui « ne fait qu'augmenter la quantité de l'extrait et diminue grandement la vertu d'iceluy. »

La description qu'il donne des extraits chimiques est précédée de cette remarque : « Or, on a accoutumé de faire prendre de ces extraits à ceux qui abhorrent les médicaments ordinaires, et qui sont gens de moyen; car ce serait, à mon avis, une chose du tout impertinente d'ordonner à un pauvre diable d'extrait de reubarb, ou de perles, ou de quelque autre chose de semblable prix et valeur. »

Sauvageon, D.-M., agrégé au collège de médecine de Lyon, fit paraître une édition de la *Pharmacopée de Bauderon*, en la faisant suivre d'un *Traité chymique* dont il était l'auteur, et dans lequel il donne le mode de préparation de divers extraits qu'il divise en altérants et purgatifs : les uns sont des teintures très concentrées; les autres, obtenus par macération de la substance dans un liquide alcoolique, sont évaporés en consistance de miel. L'extrait de genièvre est obtenu par évaporation du liquide restant dans la cucurbite de l'alambic après la distillation de l'huile essentielle; enfin, il indique pour l'extrait d'opium, *laudanum opiatum* des chimistes, dit-il, un *modus faciendi* tout spécial et qui nous paraît intéressant à reproduire :

« Prenez de l'opium que couperez en tranches et les ferez sécher à feu lent dans une écuelle de verre, les retournant pour les sécher également des deux côtés ; afin de faire évaporer par ce moyen les esprits fétides et malins dudit opium, la nuisance desquels pourrait causer de dangereux symptômes au cerveau, comme convulsions, vertiges, voire même un sommeil léthargique ou mortel. L'opium se pulvérise par après aisément, puis on le met en digestion à chaleur lente dans un matras de verre, versant dessus du vinaigre distillé de la hauteur de trois doigts. Cependant, la partie la plus subtile et la vertu de l'opium est tirée. La liqueur étant bien teinte, il faut séparer des fèces par inclination, la filtrer et la mettre dans une autre cucurbite de verre au bain-marie, donnant le feu au second degré, et la laisser distiller jusqu'en consistance d'extrait. A' la résidence, ou extrait ainsi préparé, on ajoutera de nouveau de bonne eau de rose qui surnage de trois doigts : le vaisseau étant bien bouché avec vessie de porc mouillée, il faut faire une nouvelle digestion jusqu'à ce que l'extrait soit presque entièrement dissoult. Ce qu'étant, il le faut filtrer et l'évaporer comme dessus à consistance d'opiate. »

Jean
Schrœder.
1649.

Jean Schrœder, dans sa *Pharmacopée médico-chimique*, imprimée à Lyon, donne, page 9, la définition de l'extrait au point de vue théorique : « L'extrait est l'essence d'une substance séparée de la partie la plus grossière au moyen d'un liquide et amenée à la consistance convenable. » Il ajoute, page 182 : « Le champ des extraits est très vaste, car on peut les obtenir des minéraux, des végétaux et des animaux. Le liquide qui sert à les obtenir est variable : esprit de vin, esprit de genièvre, esprit de miel, esprit de térébenthine, vin, hydromel, petit-lait, vinaigre distillé, eaux distillées, soit simples, soit aromatiques, etc. »

Les modes de préparation qu'il décrit ne diffèrent pas sensiblement de ceux qui ont été donnés précédemment; mais en parlant des *Teintures*, page 259, il dit :

« On emploie des teintures de consistance liquide et d'autres de consistance solide.

« Les teintures de consistance liquide ne sont rien autre chose que des extraits dont le menstrue n'a pas été enlevé.

« Les teintures solides sont les poudres qui restent après la séparation du menstrue des teintures liquides. Le mode de préparation est celui qui a été donné pour les extraits avec lesquels elles sont très souvent confondues. »

Jacques Primrose, dans son *Ars pharmaceutica* (1651), Jean Zwelfer, dans sa *Pharmacopœa Augustana* (1653), N. Chesneau, dans sa *Pharmacie théorique* (1660), répètent en d'autres termes ce qu'ont dit leurs devanciers, mais sans y rien ajouter de nouveau. Nous nous contenterons de les mentionner et nous arriverons à Moyse Charas (1), apoticaire-artiste du Roi, en son jardin des plantes, qui fit imprimer, en 1676, sa *Pharmacopée royale galénique et chymique*. Dans cet ouvrage bien conçu et écrit avec clarté et méthode, il reproduit, en les complétant, les définitions que nous avons déjà vues, et y ajoute ses idées personnelles sur la distinction à faire entre les teintures et les extraits qu'il traite en deux chapitres séparés.

« La chymie, dit-il page 715, donne le nom de teinture à l'extraction ou séparation qu'on fait de la couleur d'un ou plusieurs mixtes, et de son impression dans quelque liqueur ou menstrue propre... Elle est nommée tein-

----

(1) *Pharmacopée Royale galénique et chymique*, par Moyse Charas..., apoticaire-artiste, etc. Paris, 1676.

ture, parce que la liqueur a l'habitude de devenir colorée dans cette opération.

« On donne le nom d'extraits à la partie la plus pure
des végétaux qu'on a séparée d'avec les grossières et
dissoute dans quelque menstrue propre par le moyen
de la digestion ; et qu'on a après réduite en consistance
épaisse par la distillation ou l'évaporation de l'humidité
du menstrue. On commence d'ordinaire les extraits par
la teinture des matières ; on convertit la teinture en
une essence, qui est d'une consistance moyenne entre
celle de la teinture et celle de l'extrait ; et enfin on convertit l'essence en extrait. On peut aussi convertir divers
sucs en extraits en faisant évaporer leur humidité
superflue..... mais on prépare beaucoup plus d'extraits
en versant des menstrues sur les parties des végétaux
d'où on veut les tirer qu'en n'y employant que leur suc ;
veu même qu'on a souvent recours à des liqueurs étrangères pour extraire et séparer la plus pure substance de
plusieurs sucs épaissis qui ont l'apparence d'extraits,
comme sont l'opium, l'aloé, la scammonée, etc.

« Quelques-uns ont écrit qu'on devait s'abstenir de
préparer des extraits pour le danger qu'ils disent qu'il
y a en les préparant de perdre la partie la plus essentielle des matières ; cette pensée peut avoir lieu en certains aromats, dont les parties tenues et volatiles, ne
pouvant soutenir le feu, ne manquent pas de se dissiper
dans l'évaporation de la liqueur, ou de s'élever dans la
distillation, quand on veut profiter des parties fixes ;
mais toutes les parties des végétaux ne sont pas sujettes
à ces dissipations ; bien souvent en méprisant celles-là,
on ne recherche que celles qui sont plus fixes...

« ... Pour bien réussir la préparation des extraits, il
faut s'estudier à connaître la nature des substances des
parties des végétaux dont on veut faire l'extraction, afin
d'y employer un menstrue qui, ayant de l'analogie avec
leurs parties pures, puisse, en les dissolvant, les unir à lui
et les séparer des parties grossières. Sur quoi je ne suis
pas du sentiment de ceux qui, rejetant en cette occasion
l'esprit de vin, ne voudraient employer que l'esprit de
rosée ou l'eau de pluye distillée, pour menstrue en
toutes sortes d'extraits ; puisqu'on ne saurait pas y dissoudre toutes sortes de substances et surtout les résineuses pour lesquelles la chymie n'en a point de plus
propice que l'esprit de vin. Ce qui n'empêche pas qu'on
ne puisse employer fort à propos l'esprit de rosée ou
l'eau de pluye distillée pour plusieurs autres dissolutions
de parties pures et surtout de plusieurs fleurs et quelques herbes dont les principales parties sont aqueuses. »

Après ces généralités, il donne le mode de préparation d'un certain nombre d'extraits, entre autres de
celui de rhubarbe, qu'il obtient en traitant d'abord la
racine à deux reprises par l'eau distillée de chicorée, et
ensuite par l'esprit de vin, et « pour profiter, dit-il, de
toutes les bonnes parties de la rhubarbe, en ayant fait
sécher le marc, on le brûlera et réduira en cendres, et
on en tirera par les voies ordinaires quelque peu de sel
fixe, qui pourra y rester et qu'on incorporera avec
l'extrait ».

Il renouvelle cette observation pour quelques autres
extraits, et cette addition de la partie soluble des cendres, toute bizarre qu'elle nous paraît aujourd'hui,
s'explique aisément par le désir bien accentué de faire

entrer dans les extraits ainsi préparés tous les principes de la substance mise en œuvre.

Nicolas Lemery. 1675.

A la même époque vivait le célèbre médecin Nicolas Lemery, auteur, entre autres ouvrages, d'un *Traité de chymie* et d'une *Pharmacopée universelle* parus, le premier en 1675, le second en 1697, et qui eurent ensuite de nombreuses éditions. Comme Charas, son contemporain, mais son aîné, il s'efforça de faire cesser la confusion qui avait régné jusque-là entre les extraits et les teintures, et les définitions qu'il en donne ne diffèrent pas sensiblement de celles de ce dernier.

Voici comment il s'exprime au sujet de l'extrait en général dans son fameux *Cours de chymie* (1) :

« Quoique le nom d'extrait doive être fort étendu en médecine, on le donne seulement à une espèce de préparation qu'on réduit en consistance d'électuaire ; ce n'est autre chose qu'une purification qu'on a faite en débarrassant un mixte de ses parties les plus terrestres, afin qu'étant ouvert et dégagé il agisse avec plus de force.

« Or, cette préparation est bonne pour les mixtes

(1) Page 607. A propos du succès extraordinaire de ce livre, Fontenelle disait : « La gloire n'est pas pour les livres savants, mais celui-là fut excepté ; il se vendit comme un livre de galanteries ou de satire. »
Ce succès avait été préparé par l'éclat des cours particuliers que Lemery avait ouvert chez lui, rue Galande, dans son laboratoire, où les dames même, entraînées par la mode, avaient l'audace de venir se montrer.
C'est encore à propos de Lemery que Fontenelle lança cette boutade bien connue : « La chimie avait été jusque-là une science où un peu de vrai avait été dissous dans une si grande quantité de faux, qu'il en était devenu invisible et tous deux presque inséparables. » (*Journal des savants*, Chevreul, 1850, p. 745.)

qui n'ont pas d'odeur. Mais il n'en est pas de même pour ceux qui en ont; car, par l'évaporation, on enlève ce qu'il y a de meilleur, qui consiste dans un volatil. Ainsi, je ne conseillerais à personne de faire l'*extrait des aromates;* la nature est assez bonne ouvrière pour faire cette opération dans nos corps; quand les principes sont aisés à détacher comme en ces sortes de mixtes. »

Sa *Pharmacopée universelle* ne contient pas de chapitre spécial pour les extraits; pour un certain nombre, ce sont des produits accessoires obtenus par l'évaporation du liquide restant dans la cucurbite de l'alambic après la préparation des eaux distillées et des huiles essentielles; pour les autres, après avoir indiqué comment ils doivent être faits, il ajoute à peu près constamment : « Il serait mieux d'employer ces drogues en substance qu'en extrait, à cause de la dissipation qui se fait de leurs parties volatiles dans les évaporations. »

Au commencement du siècle dernier, Quincy, médecin anglais, dans sa *Pharmacopœia officinalis et extemporanea*, renouvelle les critiques de Lemery, en les accentuant davantage encore.

Parlant de l'extraction en général, il fait observer, comme l'avait fait avant lui Moyse Charas, que le menstrue doit varier suivant la nature de la substance, puis il ajoute : « C'est ainsi que l'extraction est habituellement faite; mais son usage en médecine ne semble pas être aussi grand qu'on se l'imagine généralement. En effet, toutes les particules les plus subtiles s'envolent et sont dissipées, soit que le menstrue soit enlevé par la distillation, soit qu'il s'évapore à l'air libre. De sorte que, si ces particules sont de quelque façon utiles en médecine, il est inutile de les chercher dans les extraits; mais si nous voulons seulement avoir une collection des parties les plus grossières et inactives, il n'y a aucune autre sorte d'opération qui puisse nous les donner aussi bien. »

Clausier.
1749.

En regard de cette critique exagérée des extraits, il est bon de reproduire les remarques judicieuses de Clausier qui, dans la traduction publiée par lui en 1749, ajoute en note :

« Le raisonnement que fait ici l'auteur n'est pas vrai dans toute l'étendue qu'il semble vouloir lui donner; il n'est fondé que pour les simples qui ont des parties volatiles, mais non pas pour ceux qui en ont de fixes. »

Des citations que nous venons de faire, il résulte que, dès cette époque, on commençait à retourner dans tous les sens ce problème : Pourquoi les extraits ne possèdent-ils pas exactement les vertus des plantes ayant servi à leur préparation ?

Par la suite nous verrons cette idée revenir constamment; nous la verrons faire l'objet de toutes les discussions; être le point de départ de toutes les améliorations, tant au point de vue de la méthode de préparation en général, que sous celui de l'invention d'appareils propres à assurer l'intégrité des propriétés actives de l'extrait.

La Garaye.
1745.

C'est ce que cherchait depuis longtemps le comte de la Garaye, lorsqu'il parvint à préparer ses *sels essentiels*, dont l'apparition eut à cette époque un si grand retentissement. Jusqu'alors la chimie ne connaissait pas d'autre mode d'analyse que l'emploi du feu, au moyen duquel on obtenait le flegme, l'esprit acide, l'huile, et enfin les cendres, d'où l'on retirait par lixiviation le sel fixe.

« Toutes les pharmacopées, dit-il (1), recommandent de mettre à la cornue les végétaux et les animaux, pour obtenir leurs sels et leurs huiles; par ce moyen, l'huile devient puante, les sels prennent la qualité alcaline; le sel d'un chou et celui d'une plante aromatique ou du quinquina sont réduits au même niveau et ont les mêmes vertus; par l'incinération ou la lixiviation on ne reconnaît plus d'où ils sortent. »

Cette observation judicieuse l'amena à prendre pour

(1) Claude-Toussaint Marot, comte de Lagaraye, gentilhomme breton, né à Rennes le 27 octobre 1675, fit ses études au collège d'Harcourt. Consoler et soulager les malheureux fut toujours un besoin pour son cœur : il y consacra sa fortune, ses travaux, sa vie entière. Tandis que sa tendre sollicitude leur prodiguait des soins de toute espèce, adoucissait le sort des prisonniers, fondait des écoles pour l'enfance, des hospices pour les vieillards et les malades, sa prévoyance active propageait les lumières qui devaient assurer à ces derniers des secours mieux dirigés et plus efficaces. C'est dans ce but qu'il étudia la médecine et qu'il publia un *Recueil alphabétique des pronostics dangereux et mortels sur les différentes maladies de l'homme, pour servir à MM. les curés de campagne et autres* (Paris, 1736, in-18). Le même désir d'être utile à ses semblables l'avait déterminé à étudier la chimie sous le célèbre Rouelle, dont il fut un des disciples avec les ducs de Chaulnes et de Larochefoucauld, le comte de Lauraguais, le marquis de Fontenieu, etc.

Il publia en 1745 un *Traité de chimie hydraulique pour extraire les sels essentiels des végétaux, des animaux, des minéraux, par le moyen de l'eau pure,* lequel fut réimprimé en 1775. Informé des utiles découvertes de Lagaraye, Louis XV lui fit remettre deux fois une somme d'argent assez considérable à titre d'encouragement...
...Cet homme de bien mourut le 2 juillet 1755, dans son château de Lagaraye, près de Dinan, âgé de quatre-vingts ans et regretté des pauvres, dont les larmes sont toujours le plus bel éloge de la vertu. (Michaud, *Biographie universelle.*)

« objet de séparer le pur d'avec l'impur, le plus grossier
du subtil, et de concentrer par ce moyen toute la vertu
des mixtes en un petit volume, sans aucune addition n
altération de chaque substance », et il pensa avoir
trouvé dans l'eau, *aidée du mouvement,* le dissolvant au
moyen duquel il serait possible d'extraire les sels essentiels des végétaux, des animaux et même des minéraux.
Il avait cru reconnaître aux produits ainsi obtenus le
caractère des sels tels qu'on les décrivait alors, et il les
regardait avec raison comme le principe actif des matières dont ils étaient extraits. Ces sels étaient employés
avec le plus grand succès depuis un certain nombre
d'années, et ils avaient reçu l'approbation de toutes les
sommités médicales, lorsqu'il fit paraître sa *Chymie
hydraulique* (1), dans laquelle il faisait l'exposé de son
système, en donnant la description de ses procédés et le
dessin de sa machine à trituration. Nous croyons intéressant de reproduire, et cette description, et les planches qui l'accompagnent, en leur conservant le cachet de
l'époque :

DES ROUES.

« La machine dont je me sers pour donner une agitation rapide est composée de deux roues horizontales qui
ont 2 pieds et demi de diamètre et 5 pouces d'épaisseur. Dans ces roues, il y a quatre crénelures pour y
loger quatre cordes de la grosseur d'un tuyau de plume;

(1) *Chymie hydraulique pour extraire les sels essentiels des végétaux, des animaux et des minéraux, par le moyen de l'eau pure,* par
M. L. C. D. L. G. Paris, 1745. Cet ouvrage eut en 1775 une autre
édition annotée par Parmentier.

les deux roues sont sur un même mandrin, la première
est au haut, celle d'en bas est de 2 pieds et demi
éloignée de la supérieure, comme il est marqué figure 1.
On peut faire la machine à une roue; on place une

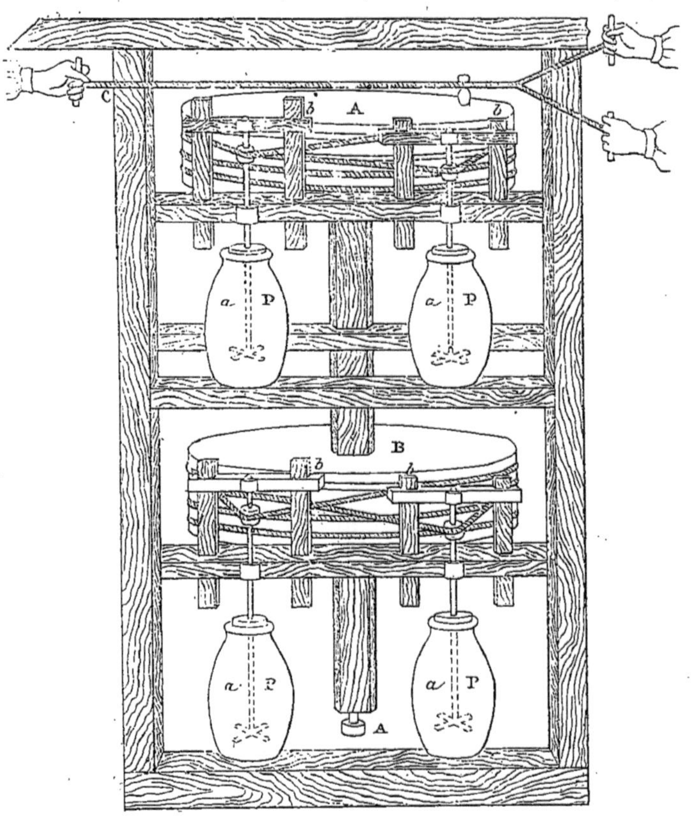

Fig. 1. — Machine de la Garaye à deux roues.

cheville où se met une corde à deux ou trois chefs pour
mettre les roues en mouvement; on en voit le dessin
figures 1 et 2. Au bas du mandrin, il y a un pivot d'acier,
dans lequel il y a une petite cavité pour recevoir le
pivot. Cette roue est assujettie par un bâti qui le tient si

solide qu'elle ne vacille point. Il doit y avoir une barre
au-dessous de la roue supérieure, dans laquelle il y a
une coche où se met le mandrin, auquel on fait une
petite gorge qui se loge dans la coche de la barre; comme
on le voit figure 1. Il y a un demi-cercle de fer à

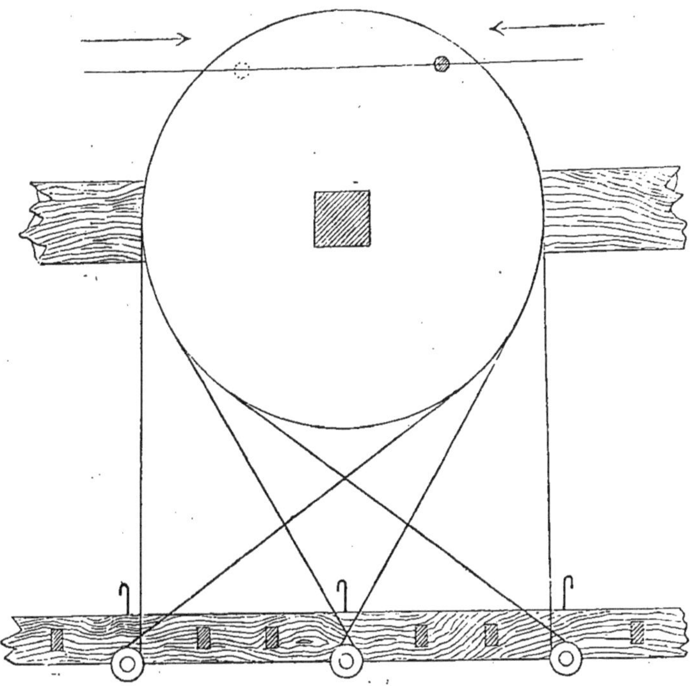

Fig. 2. — Machine de la Garaye à une roue. (Plan.)

charnière qui se ferme sur la gorge du mandrin pour
l'assujettir.

« Dans chaque crénelure de roue, on y place une
corde qui vient passer en se croisant à la petite poulie
du moussoir, comme on le voit aux figures 2 et 2 *bis*.
Pour faire agir une machine à deux roues, il faut trois

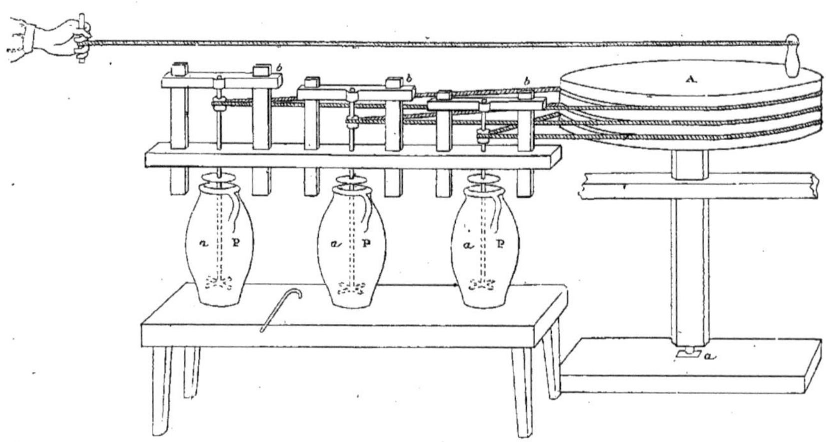

Fig. 2 *bis*. — Machine de la Garaye à une roue.

hommes; pour une simple roue qui fait aller deux moussoirs, un homme suffit.

DES MOUSSOIRS.

« C'est un bâton, ou moussoir à ailerons, qui a dans le haut une petite poulie où vient se passer la corde de la roue; ce bâton a une rondache qui excède l'ouverture du pot, pour rejeter les ordures qui pourraient y tomber; il est d'une grande importance d'empêcher qu'il ne tombe rien d'étranger lors de la trituration avec les corps qu'on veut dissoudre. Ces bâtons ou moussoirs sont plus ou moins grands, selon le vaisseau dans lequel ils tournent; il faut qu'ils descendent dans le pot à 1 pouce près du fond. Ces bâtons doivent être faits d'un bois bien sec, qui ne donne aucune teinture à l'eau, et quand ils sont faits, il faut les mettre huit à dix jours dans le courant d'un ruisseau pour leur ôter la sève.

DE LA TRITURATION.

« Les meilleurs vaisseaux pour la trituration sont d'une terre grise bien compacte, et ils ont un couvercle brisé dans lequel il y a un trou pour passer le moussoir. La substance, pulvérisée et passée au tamis de crin, est mise dans le pot; on verse dessus la quantité nécessaire d'eau reposée et filtrée, et l'on fait triturer vigoureusement un jour entier; le soir, on filtre par deux toiles, on laisse reposer toute la nuit, et le lendemain on verse par inclination sur un filtre d'étoffe, qui sera sur un tamis de crin posé sur une terrine. On met ensuite cette dissolution sur les assiettes pour être évaporée.

DE L'ÉVAPORATION.

« L'évaporation au bain de vapeur se fait sur un bassin presque plein d'eau; sur ce bassin, il y a une plaque de cuivre ou de fer-blanc dans laquelle sont des trous de la grandeur du fond des assiettes et sur lesquels on les place. Il faut faire bouillir doucement l'eau du bassin et se tenir soigneusement à l'abri de la poussière. Lorsque les assiettes, qu'on a remplies de la dissolution, sont évaporées à moitié, il faut les décanter sur d'autres assiettes, en laissant au fond un sédiment qui s'y est attaché et qu'on rejette comme inutile; s'il se forme de nouveau sédiment, il faut encore décanter sur d'autres assiettes pour avoir des sels bien purs. »

Dans l'édition de 1775, Parmentier ajoutait en note :

« Ainsi l'évaporation douce et cependant rapide, empêchant d'une part les substances actives de perdre trop de principes aromatiques, et de l'autre mettant obstacle par sa rapidité aux altérations qui peuvent y arriver, est sans contredit le meilleur moyen de se procurer des extraits bien faits. La multiplication des surfaces remplit ces deux conditions, et l'on ne saurait donner trop d'éloges à l'idée qu'a eue M. le comte de la Garaye, non seulement de multiplier ces surfaces, mais encore de ne mettre que peu de matière à la fois pour évaporer. »

Il y avait sans contredit dans ce système de trituration et ce mode d'évaporation fractionnée deux idées nouvelles très ingénieuses et marquant un grand progrès dans la préparation des extraits. Geoffroy, membre de l'Académie des sciences, communiqua à cette savante

compagnie, en 1738, un mémoire (1) dans lequel il
établissait avec raison que les sels essentiels du comte
de la Garaye « n'étaient que des extraits très purs des
parties gommeuses, résineuses et salines des végétaux »;
mais, tout en reconnaissant que le travail de sa machine
était d'une utilité réelle et que son mode d'évaporation,
qu'il avait, disait-il, mis lui-même en usage depuis très
longtemps à titre de curiosité, était excellent, il reprochait aux produits ainsi obtenus d'être d'une préparation longue, difficile, dispendieuse et peu praticable à
Paris; enfin, il concluait qu'il était possible d'arriver
beaucoup plus vite au même résultat en ayant recours à
l'eau bouillante.

Dans ce même mémoire, il contestait à la Garaye la
priorité de son invention (2) et citait une lettre de Joël
Langelot où il est question d'une machine à triturer les
mixtes, « d'où l'on a pu prendre l'idée de la machine de
Lagaraye ».

Nous laissons le comte de la Garaye répondre lui-
même à cette insinuation et exposer comment il a été
amené à ce qu'il appelle sa découverte (3).

« J'ai reçu votre lettre par laquelle vous me demandez
plusieurs éclaircissements sur mes sels, et ce qui a

(1) *Manière de préparer les extraits de certaines plantes. Histoire
de l'Académie royale des sciences*, 1738, p. 193.

(2) Geoffroy, ayant fait paraître son mémoire en 1738, c'est-à-dire
sept ans avant la publication de la *Chymie hydraulique*, ne pouvait avoir, il nous semble, qu'une idée encore assez vague des appareils qu'il critiquait.

(3) Extrait de la *Lettre de M. de X... à un de ses amis, au sujet d'un
mémoire de M. Geoffroy sur les sels essentiels de M. le comte de Lagaraye*, publiée à la fin de la *Chymie hydraulique*, dans les deux éditions; celle de 1745 contient également le mémoire de Geoffroy.

donné lieu à ma découverte, et si je n'en ai pas pris l'idée dans Langelot.

« Je puis vous assurer, Monsieur, que je ne l'ai jamais lu, et même j'ai appris qu'on ne voit dans aucun de ses ouvrages la manière de tirer les sels. Il est vrai que Langelot, dans son *Traité de la Verrerie*, fait la description d'une machine qui peut approcher de la mienne; mais il ne s'en servait que pour pulvériser des cailloux. Je ne connais pas même de livre qui fasse mention de ma méthode. Non, Monsieur, nul auteur ne m'en a donné l'idée; d'autres objets plus sensibles se sont présentés à mes yeux pour l'exécution du dessein que j'avais, de voir les principes naturels des corps, de les représenter, pour ainsi dire, d'après nature. Je faisais, à ce sujet, plusieurs réflexions; je m'étonnais qu'une infinité de chymistes, se succédant les uns aux autres, choisissaient le feu pour faire l'analyse des mixtes, en extraire l'huile et le sel qui en sont les parties essentielles, puisque cet élément, en détruisant leur substance, leur ôtait leur principale vertu. J'envisageais, comme la chose du monde la plus utile et la plus belle, de faire l'analyse des végétaux et en extraire les parties médicamenteuses sans feu; je croyais même la chose presque impossible, n'ayant personne devant moi qui eût tenté cette voie. Je réfléchissais que le sel qu'on tire des plantes doit y être d'une autre façon que ne le représente la chymie vulgaire. La vertu spécifique d'une plante consiste dans l'huile et le sel; or, le sel d'une plante brûlée n'a aucune vertu, et ce qui était auparavant suave et de bonne odeur devient, en passant par le feu, âcre et fétide.

« Je cherchais donc le moyen d'extraire toutes ces parties essentielles sans altération ; celui-ci se présenta à mon esprit. Le bois flotté, dont l'eau enlève le sel, me fit juger que, imitant la rapidité du courant de l'eau, et me servant de cet élément pour dissolvant, je pourrais extraire le sel qui se trouve dans tous les végétaux. Il était douteux si l'eau s'emparerait de la partie huileuse ; l'expérience l'apprit. Il restait une difficulté, de retirer le sel sans altération. Les marais salans, dont le soleil enlève l'eau et laisse le sel au fond de l'œillet, fut le modèle que me fournit la nature. Pour faire essai de cette idée, je fis une forte décoction de quinquina ; elle était brouillée, épaisse ; elle fut longtemps à se filtrer par le papier gris. Je la mis sur des assiettes de faïence ; je la fis évaporer par insolation. Je craignais de n'avoir qu'un extrait et de ne pouvoir enlever toute l'humidité qui le forme ; mais je trouvai une matière sèche, saliforme, qui avait le goût et la couleur du quinquina, et qui en contenait les parties résineuses, ce qui me surprit agréablement. Je n'aurais pas balancé à continuer mes opérations par une voie aussi facile, mais je m'apperçus bientôt que la décoction et l'infusion étaient entièrement inutiles pour les résines et les plantes aromatiques, qui y perdaient leur huile éthérée et leur sel volatil ; ce qui me détermina à l'abandonner et à chercher une autre méthode. Après bien des expériences et un travail de deux ans, je fis construire une machine pour mettre les plantes en mouvement dans l'eau. Je fis triturer les végétaux, les animaux et les minéraux ; tout cédait à cette nouvelle manipulation. Je voyais toutes les parties dans leur état naturel ; j'étais assuré que le feu

n'y avait aucune part et ne causait aucune altération. Je
fis plusieurs sels, entre autres, de quinquina et de centaurée, de soufre, d'absinthe, de sabine, de scamonée,
de séné, de mercure, d'or, de fer, de cuivre, de canard,
de vipère et une infinité d'autres. On ne peut exprimer
la joie que me donnèrent ces épreuves; elle s'augmenta
bientôt par les guérisons merveilleuses qu'on opérait
par ces nouvelles préparations. Quelques affaires m'ayant
appelé à Paris, je les fis voir à M. Chirac, qui les ad-
mira et les trouva dignes d'être montrées au Roi.

« J'eus l'honneur, peu de temps après, de les présenter à SA MAJESTÉ, qui en parut très satisfaite. Au
sujet, Monsieur, des sels que vous avez vus, tirés par
infusion, je n'en suis nullement surpris, c'est par là
que j'ai commencé; mais comme elle change souvent la
nature du mixte, je l'ai rejetée pour m'attacher à la trituration, qui est plus parfaite et plus étendue. Vous
jugerez vous-même de la différence par le Mémoire
que je vous envoie, où vous trouverez les précautions
qu'il faut prendre quand on veut travailler par infusion.
J'y ai ajouté les lettres de MM. les médecins de la
Faculté de Paris, avec le Journal des guérisons que vous
me demandez. Je souhaite que mes petites observations
vous fassent plaisir. — Je suis, Monsieur », etc.

Nous nous sommes étendu peut-être un peu longuement sur le comte de la Garaye et sa chimie hydraulique.
Cet ouvrage est le premier où, à côté des erreurs de
l'époque, nous ayons trouvé des idées nouvelles et pratiques pour la préparation des extraits, et nous avons
voulu essayer de faire connaître un peu plus à notre
génération un chercheur ingénieux, dont nos livres clas-

siques se contentent de citer le nom à propos de l'extrait
sec de quinquina.

Le Codex publié en 1638 par le Collège des médecins
de Paris, le premier, croyons-nous, ne mentionne ni les
extraits ni les teintures; dans celui qui parut en 1732,
près d'un siècle après, nous voyons figurer des extraits
aqueux, des extraits vineux et un extrait composé, l'extrait panchymagogue. L'édition de 1748 supprime les
extraits vineux, et enfin celle de 1758 (la cinquième)
supprimant quelques extraits simples, n'en admet plus
que vingt-trois, tout en maintenant l'extrait panchymagogue, ainsi nommé, disait-on alors, parce qu'il avait
la vertu de purger généralement toutes les humeurs du
corps.

Codex medicamentarius. 1638.

Les pharmacopées publiées par les diverses facultés
de province sont en avance sur le Codex; celle de Lyon
(1627) donne, sous le titre de *de Tincturis seu Extractis*, le mode de préparation de divers extraits, hellébore, rhubarbe, bryone, coloquinte, séné, scammonée, etc.
Les pharmacopées de Blois (1634), de Lille (1640), de
Bordeaux (1643), de Toulouse (1648) en font également
mention.

Ainsi que nous le disions précédemment, les extraits
semblent avoir été d'un emploi courant en Allemagne
avant d'être admis en France; l'Angleterre nous paraît
avoir suivi l'exemple de l'Allemagne, et la pharmacopée
de Londres (1639), cinquième édition (1), après avoir
donné la formule de trois extraits composés, indique de
la façon suivante le moyen de préparer tous les extraits

Pharmacopée de Londres. 1639.

(1) La première édition avait paru en 1618.

en général : « Faire infuser la substance dans quantité suffisante d'eau ou de l'eau distillée prescrite par le médecin et laisser au bain-marie deux ou trois jours, jusqu'à ce que toute la teinture soit extraite (*donec omnis materiæ infusæ tinctura extrahatur*); si tout n'est pas enlevé, passer à la chausse ou au papier et ajouter de nouvelle liqueur comme auparavant. Les liquides recueillis sont ensuite évaporés au bain-marie, et la matière est amenée à la consistance du miel. »

Baumé, dont les ouvrages ont été classiques au siècle dernier, et dont nous nous honorons d'avoir été un des arrière-successeurs, ne nous fournit pas de renseignements bien nouveaux sur les extraits.

« On nomme extraits, dit-il (1), les substances qu'on a séparées des corps par un menstrue convenable, et qu'on a rassemblées sous un petit volume par l'évaporation d'une partie ou de la totalité du véhicule. »

On peut, par rapport à certaines propriétés communes à plusieurs, en distinguer de quatre espèces différentes, savoir :

« Les extraits gommeux ou mucilagineux;

« Les extraits gommeux et résineux;

« Les extraits savonneux;

« Les extraits résineux, ou les résines proprement dites. »

Il ajoute judicieusement : « Les extraits se conservent plusieurs années en bon état, sans souffrir aucune altération, lorsqu'ils ont été bien préparés. Cependant, la chaleur les fait quelquefois fermenter un

____

(1) *Éléments de pharmacie*, 1762, p. 248, 271 et suiv.

peu ; ils se gonflent considérablement pendant les grandes chaleurs de l'été.

« Ceux qui ont été mal filtrés, et qui contiennent un peu de fécule ou de parenchyme des plantes, sont sujets à cet inconvénient ; c'est une espèce de levain qu'il faut séparer des extraits avec beaucoup d'attention. »

Il parle avec éloge des extraits secs, connus sous le nom de sels essentiels de Lagaraye, et propose, pour les préparer en grande quantité, de placer les assiettes contenant les infusions sur les tablettes d'une étuve chauffée par un poêle : « Les extraits qu'on obtient, dit-il, par ce procédé, sont de toute beauté, parce qu'ils n'éprouvent qu'un degré de chaleur inférieur à celui de l'eau bouillante, incapable de les altérer. »

Enfin, après avoir indiqué l'eau, le vin, l'esprit-de-vin comme les véhicules employés ordinairement pour les extraits le plus en usage, il ajoute : « Les extraits qu'on peut préparer avec l'éther ne sont point usités dans la médecine. »

De l'*extractif* nulle mention jusqu'ici ; le mot n'existait pas encore.

La chimie pneumatique, comme on l'appelait, eut une influence très marquée sur les idées qu'on pouvait se faire de la nature chimique des extraits, et, comme conséquence immédiate, sur les améliorations à apporter dans la préparation de ces médicaments.

Le grand Lavoisier, en démontrant, en 1775, la composition de l'air, fixa les idées sur le rôle que devait jouer l'oxygène pendant l'évaporation des solutions végétales à l'air libre.

C'est à Fourcroy et Vauquelin qu'est due la première

Fourcroy
et
Vauquelin.
1790.

observation touchant l'action de ce gaz sur les médicaments, et en particulier sur l'extrait des végétaux (1).

« L'extrait des végétaux, dit Fourcroy, n'est pas, comme on l'a cru, un savon, un composé d'huile et de potasse; j'y ai découvert des propriétés nouvelles. Cette matière, d'abord dissoute dans l'eau, se sépare par exposition à l'air, et en absorbe l'oxygène; elle y devient insoluble; l'acide muriatique oxygéné la convertit promptement en une substance concrète, jaune, indissoluble dans l'eau, dissoluble dans l'alcool et dans les alcalis. Douze extraits différents, traités par ces procédés, ont présenté le même caractère. »

Ce point de l'histoire des extraits est des plus intéressants. La note de Fourcroy et Vauquelin fut bientôt suivie de plusieurs mémoires sur le même objet par Fourcroy seul, par Vauquelin, par Deyeux, Deschamps, etc.

Ces recherches, fort bien faites, surtout de la part de Vauquelin, donnèrent lieu à un débat extrêmement vif, entre ce dernier et Fourcroy d'une part, et Deschamps, pharmacien à Lyon, d'autre part (2).

Vu la nature de la question spéciale soulevée, on nous permettra de ne point nous en tenir à la sèche analyse des mémoires, et de laisser, la plupart du temps, la parole aux auteurs de ce débat, suivi passionnément par les pharmaciens et chimistes de l'époque.

Fourcroy débute par publier un mémoire sur l'action médicamenteuse de l'oxygène sur plusieurs substances

(1) *Annales de chimie,* 1790, 1ʳᵉ série, t. VI, p. 177 et 180.

(2) Nous avons trouvé ces documents dans un journal fort curieux intitulé *Journal de la Société des pharmaciens de Paris,* qui parut seulement du 15 prairial an V au 15 frimaire an VII (1797-1799) et qui fusionna avec les *Annales de chimie.*

et en particulier sur le quinquina de Saint-Domingue (1).

La lumière commence à se faire en outre sur la nature complexe de l'extrait; Fourcroy entrevoit, à la suite de nombreux essais de laboratoire, que l'extrait de quinquina, prétendu simple, peut se scinder, au moyen de l'alcool chaud, en cinq corps distincts.

Vauquelin, chimiste de premier ordre, aborde la question en publiant d'abord un important mémoire *Sur le principe extractif des végétaux* (2). Il commence ainsi : « Il n'est aucun produit des végétaux qui ait tant occupé l'esprit des chimistes, qui ait tant de fois passé entre les mains des pharmaciens, et qui soit cependant aussi mal connu que l'extrait.

« Depuis longtemps des hommes habiles avaient cherché à répandre sur cet objet quelques lumières, en divisant ces substances en plusieurs classes, sous les titres d'extraits muqueux, savonneux, résineux, résino-extractifs, extracto-résineux, suivant qu'ils paraissaient se rapprocher plus ou moins de la nature de ces différents principes.

« Mais cette division, toute claire et toute méthodique qu'elle paraît au premier aspect, n'était au fond

---

(1) *Vues sur l'action médicamenteuse de l'oxygène fixé dans plusieurs substances,* par le citoyen Fourcroy (*Journal de la Société des pharmaciens de Paris,* p. 34, 1797-1799, et *Annales de chimie,* 1re série, t. VIII, p. 113, 1791).

Les *Vues* de Fourcroy furent généralisées dans un mémoire très remarquable *sur l'application de la chimie pneumatique à l'art de guérir et sur les propriétés médicamenteuses des substances oxygénées.* Il insiste spécialement sur le rôle de l'oxygène dans les phénomènes physiologiques et chimiques.

(2) *Journal de la Société des pharmaciens de Paris,* p. 133, 1797-1799.

qu'une manière d'embrouiller de plus en plus cette matière ; en effet, ne semble-t-elle pas faire croire qu'il y a réellement des extraits résineux, muqueux, etc. ? tandis que des produits de cette nature ne sont pas des extraits et doivent être reportés, les uns parmi les mucilages, les autres dans les résines.

« De même, s'il existait des produits qui eussent des propriétés moyennes entre l'extrait proprement dit et la résine, ne devrait-on pas aussi les regarder comme des mélanges et non comme un principe identique, tel qu'on doit concevoir aujourd'hui l'extrait ?

« Quant aux extraits savonneux, quelques personnes avaient pensé, comme leur nom semblait l'indiquer, qu'ils étaient composés d'huile et d'alcali ; mais j'espère prouver, par une suite d'expériences, qu'il n'y a pas plus d'extraits savonneux que d'extraits muqueux, résineux, etc. »

Vauquelin ajoute avec beaucoup de raison :

« Les causes principales de l'ignorance dans laquelle on est resté pendant si longtemps sur la véritable nature de l'extrait sont : 1° que ce principe est dans beaucoup de circonstances mélangé ou combiné avec plusieurs matières qui, en masquant ses propriétés particulières, n'ont pas permis aux chimistes de les bien connaître ; 2° qu'on n'a pas fixé d'une manière rigoureuse les caractères des substances auxquelles on les a comparés ; 3° que l'on voulait toujours rapporter aux principes reconnus par les anciens tous ceux que l'on découvrait dans les végétaux, et que ce n'était qu'avec peine qu'on en admettait de nouveaux. »

Vauquelin procède alors à un grand nombre d'expé-

riences sur la sève des végétaux (orme, hêtre, charme,
bouleau, marronnier), desquelles il tire les conclusions
suivantes :

« 1° Que les extraits sont des substances très com-
plexes, composées de principes très hétérogènes, dont les
uns sont constants, les autres simplement accidentels et
dépendant de la nature du sol où ont crû les plantes qui
les ont fournis ; 2° que les matières minérales qui s'y
rencontrent le plus souvent sont l'acide acéteux libre,
les acétites de potasse, de chaux et d'ammoniaque ;
3° que l'extractif (1), considéré abstractivement et isolé
de toute matière étrangère, est une substance très distincte et différente de toutes les autres matières végétales
par la plupart de ses propriétés. Telles sont principalement celle d'attirer fortement l'oxygène atmosphérique
ou des acides peu adhérents à ce principe, par la combinaison duquel elle se colore, devient insoluble dans l'eau ;
celle de se combiner avec les mordants alumineux et
métalliques, de s'attacher fortement aux étoffes de laine ;
4° que l'extractif est composé de quatre principes constituants nécessaires, savoir : le carbone, l'hydrogène,
l'azote et l'oxygène ; 5° qu'ils ressemblent parfaitement,
par leurs propriétés générales et par leur nature particulière, à la proportion de leurs principes près, à ce
que l'on nomme dans l'art du teinturier : *partie colorante des végétaux...* »

(1) Vauquelin est bien l'inventeur du mot *extractif* considéré
comme espèce chimique ; il est vrai que quelques années plus tard
il le rayera lui-même de la science. Rappelons que Fourcroy (p. 33)
avait, sans généraliser cette notion, démontré la complexité de
l'extrait de quinquina ; ce qui n'a point empêché Vauquelin de créer
l'extractif.

Ainsi donc, Fourcroy et Vauquelin admettent momentanément :

1° L'existence de l'extractif identiquement le même dans tous les végétaux; 2° la composition quaternaire de l'extractif; 3° l'action prépondérante de l'oxygène sur l'extractif.

La vérité commence à se faire jour; mais que d'erreurs accumulées, malgré l'incontestable habileté de ces deux chimistes !

Comment ont-ils pu croire un instant que l'extractif, identique, selon eux, dans tous les extraits et auquel ils faisaient jouer un rôle prépondérant, pouvait posséder des propriétés actives différentes suivant la nature du végétal d'où il était tiré?

Rien dans leurs écrits de la fin du siècle dernier ne pouvait faire croire qu'ils avaient eu seulement la pensée d'assigner à d'autres corps qu'à l'extractif la propriété médicinale afférente à chaque végétal.

C'est seulement trois ans plus tard (1801) que Fourcroy, éclairé par la réflexion et des recherches originales, avance que : « l'extractif est une espèce d'oxyde à radical triple, ou un composé de carbone, d'hydrogène, d'azote et d'oxygène, qui n'est pas saturé de ce dernier principe et qui peut en absorber beaucoup plus qu'il n'en contient. (1) »

Fourcroy admet, sans le prouver expérimentalement toutefois, et avec une singulière prévision de l'avenir, que l'extractif n'est pas le même pour tous les végétaux, mais que cependant ces différences dans la composition

_____

(1) *Système des connaissances chimiques*, t. VII, p. 125, 1800.

n'expliquent pas celles qui existent dans les propriétés curatives des extraits ; il pense qu'elles doivent tenir à la présence de quelques substances spéciales.

L'opinion très juste de Fourcroy fut confirmée d'une façon éclatante quelques années plus tard par les découvertes de Sertuerner, Pelletier, Caventou, qui isolèrent ces substances spéciales : *les alcaloïdes*.

Les assertions de Fourcroy et Vauquelin sur le corps hypothétique, l'extractif, et sur l'action que l'oxygène paraissait exercer sur celui-ci, ne passèrent pas sans encombres.

Deschamps jeune, de Lyon, excellent pharmacien, mais à coup sûr peu familiarisé avec la nouvelle chimie, contesta à peu près tout ce qu'affirmaient Fourcroy et Vauquelin. Ceux-ci ripostèrent avec aigreur. Le débat, des plus vifs, fut inséré tout au long, attaque et riposte, dans le *Journal des pharmaciens* de 1797.

Deyeux, pharmacien, membre de l'Académie des sciences, épousa la cause de la nouvelle chimie et blâma énergiquement Deschamps de « sa légèreté et de son ignorance ».

Deschamps commence par dire (1) :

«... Il restait quelque chose à désirer au pharmacien dans la préparation des extraits ; il obtenait des résultats qui ne se présentaient pas toujours sous le même aspect ;

(1) *Mémoire sur les extraits à l'occasion des dépôts qui s'y forment avec démonstration de la fausse application de l'oxygène à ces dépôts, suivi de quelques observations sur la manière de préparer les extraits en général et le sirop de quinquina,* lu à la séance publique de la Société de santé de Lyon, le 25 messidor an VI, par le citoyen Deschamps jeune, pharmacien à Lyon, avec observations du citoyen Fourcroy. (*Journal de la Société des pharmaciens de Paris*, p. 273.)

il remarquait que, durant l'évaporation du suc des plantes ou des décoctions dûment dépurées et destinées à former des extraits, il paraissait à leur surface une pellicule qui se divisait dans le véhicule sous forme de flocons et qui se précipitait au fond du vaisseau évaporatoire. »

Deschamps feint d'ignorer les travaux de Fourcroy et Vauquelin sur le même sujet.

Fourcroy lui répond :

« Je suis le premier qui, dans mon analyse du quinquina, ait fait mention expresse de l'action de l'oxygène; j'ai même poussé cette observation jusqu'à généraliser ce phénomène dans tous les cas d'exposition d'une substance extractive dissoute, au contact de l'air. »

En passant, Fourcroy défend Baumé d'une attaque de Deschamps.

« Le citoyen Baumé, s'écrie Fourcroy, est un des chimistes-pharmaciens qui a le plus approché de la vérité, relativement aux altérations des extraits par la décoction. »

Deschamps continue :

« En lisant, l'hiver dernier, les mémoires et observations insérés dans le *Journal des pharmaciens de Paris*, sur différentes analyses des végétaux et sur leur principe extractif, si séduisante que m'ait paru la théorie qui y est établie, et appuyée par une multitude d'expériences guidées par des hommes célèbres, j'ai douté..... et je n'ai pas cru qu'on pouvait expliquer par l'oxygène ce qui se passe principalement dans la préparation des extraits; aussi ai-je formé alors le projet de vérifier,

quand la belle saison me permettrait de préparer les
sucs des plantes et leurs extraits, si ce qu'ont écrit les
chimistes modernes se passait tel qu'ils l'ont annoncé,
ou si cela ne tenait pas à une autre cause. »

Alors, sur la foi d'expériences qu'il vient de faire,
Deschamps affirme que les dépôts laissés par les extraits,
lorsqu'ils sont dépouillés de matière extractive, représentent tous du carbonate de chaux.

Puis, prenant la préparation de l'extrait de fumeterre
pour exemple :

« Le suc de la plante, parfaitement débarrassé de sa
fécule et soumis à l'évaporation, a laissé paraître, comme
tous les sucs exposés au feu, même le plus doux, une
pellicule qui, se renouvelant au fur et à mesure qu'on la
rompait, se divisait en flocons très légers qui allaient
occuper le fond du vaisseau évaporatoire; cette liqueur
évaporée a été versée dans une terrine de grès dans laquelle elle est restée toute la nuit sans qu'on y touche;
le magma qu'elle avait déposé était si considérable que
j'en fus frappé d'étonnement, et j'en prélevai une certaine quantité dans le but de l'examiner. Mes élèves, qui
me virent mettre à part cette matière avec tant de
soin, me questionnèrent sur sa nature; j'ignorais moi-
même ce qui pouvait en présenter une si grande quantité; *je me suis tiré de là par l'oxygène.* »

Fourcroy réplique vertement :

« ... Que l'auteur ne croye pas avoir fait une simple
plaisanterie dans cette phrase; il n'avait véritablement
pas d'autre manière d'expliquer ce phénomène, et s'il
a cru depuis devoir changer cette explication pour le
carbonate de chaux, je dois lui conseiller de revenir sur

cela vis-à-vis de ses élèves qu'il n'a certainement pas l'intention de tromper. Je l'invite, lorsqu'il aura repris avec plus de soin son travail, d'ailleurs intéressant, à leur reparler de l'action de l'oxygène, à la leur montrer par l'expérience, et il reconnaîtra qu'il ne lui est vraiment possible de s'en tirer qu'à l'aide de ce principe.

« Il conviendra d'ailleurs avec moi que le ton plaisant, qui exige beaucoup de finesse et de littérature, ne va pas dans une description scientifique, et que souvent il donne plus de tort au discernement de celui qui l'emploie, que de force à l'opinion qu'il veut soutenir. »

Au cours de ses expériences contradictoires sur les extraits de chardon étoilé, de chicorée amère, de chardon bénit, de pissenlit, Deschamps croit faire le premier la remarque que certains extraits attaquent le cuivre de la bassine où on les concentre. Alors, avec la forme ampoulée de la fin du dix-huitième siècle, il raconte qu'en préparant ces extraits « dans des vaisseaux de cuivre », il a vu « en frémissant » la spatule de fer qui lui servait pour remuer la matière, se recouvrir d'une couche de cuivre.

Fourcroy le rassure en lui apprenant que depuis longtemps les recherches du citoyen Vauquelin ont démontré la dissolution du cuivre par les extraits. Fourcroy, impitoyable, ne veut rien laisser debout des prétendues découvertes de Deschamps. A propos du lycopode, que ce dernier conseillait d'employer en couche sur les extraits mis en pots pour les préserver de l'humidité, il lui dit que les pharmaciens allemands employaient depuis longtemps ce corps pour donner de la consistance aux pilules.

Deschamps, mal inspiré, conclut que « ... l'application de la doctrine des gaz, adoptée par les modernes aux produits de l'examen desquels je viens de m'occuper, devrait être mieux fondée avant de la mettre au jour.

« Que si les hommes capables, par leurs connaissances étendues, de reculer les bornes de la science, se livraient avec trop d'enthousiasme à toutes les conséquences que pourrait tirer leur fertile imagination de la doctrine pneumatique, il serait à craindre qu'après eux il ne s'élève (1) une secte qui expliquerait tout en moins de mots encore, et que dans un temps, peut-être peu éloigné, on ne voie paraître une foule d'adeptes qui, comme au temps de Paracelse, se donneraient pour les seuls savants. »

A ce coup droit, au moins imprudent, Fourcroy riposte par cet autre coup :

« Avant de prononcer qu'une doctrine *devrait être mieux fondée*, on pourrait désirer que l'auteur l'eut mieux connue, mieux étudiée, mieux appréciée. La crainte de voir une secte d'adeptes ou de Paracelsites s'emparer de cette doctrine, témoignée par l'auteur, semblerait s'étendre un peu sur les savants actuels qui la professent; et j'avoue que je ne crains pas d'en prendre ma part, car je tiens fortement à l'opinion qu'il ne peut y avoir aujourd'hui de savants chimistes parmi ceux qui n'étudient point et n'entendent pas les premiers éléments de la doctrine pneumatique.

« Je me permets même de douter que le citoyen Des-

______

(1) Fourcroy relève jusqu'à cette faute de français. Lisez, dit-il, « il ne s'élevât ».

champs devienne lui-même un savant chimiste, s'il ne se met pas au courant des découvertes modernes, et si l'opposition qu'il paraît avoir pour l'oxygène continue de l'empêcher d'en reconnaître l'influence multipliée ; s'il se laisse aller à l'opinion, que dans cette doctrine on met son imagination à la place des faits, tandis qu'elle n'est que le résultat d'observations de phénomènes et d'expériences aussi nombreuses que certaines.

« Au reste, la vérité l'emporte toujours, et je dirai à cet égard ce que j'ai entendu dire à Dalembert : Que la *raison* doit finir par avoir *raison.* »

Deyeux, nous l'avons déjà dit, prend fait et cause pour la nouvelle chimie. Il analyse le mémoire de Deschamps, le loue de chercher à porter la lumière dans cette importante question, mais reconnaît qu'il n'est pas de force à lutter contre des adversaires tels que Vauquelin et Fourcroy (1).

« J'annoncerai non seulement, dit-il, qu'il faut plus de preuves que le citoyen Deschamps n'en a réuni pour renverser les faits adoptés sur les changements du principe extractif par l'oxygène ; que ce pharmacien s'est trop avancé en niant si promptement et si facilement cette altération, qu'il n'a d'ailleurs ni bien entendue, ni bien combattue, mais même qu'il a commis plusieurs erreurs graves sur les résultats de ses propres expériences. »

Vauquelin pris à partie fait, de son côté, des réflexions qui ne sont pas, comme bien on pense, à la gloire de Deschamps.

(1) *Journal de la Société des pharmaciens de Paris,* p. 273, 1797-1799.

Il réfute en détail le fameux mémoire (1) et dans sa démonstration expérimentale, répète sur le suc des végétaux la mémorable expérience que Lavoisier avait exécutée sur l'air.

«... D'ailleurs, si le citoyen Deschamps avait exposé des sucs de plantes, récemment extraits, avec de l'air dans des vases clos, et surtout s'il les avait fait bouillir, il se serait convaincu que l'air est altéré dans cette opération, et qu'il ne peut plus entretenir ensuite la combustion, ni la respiration, même après avoir été lavé à l'alcali caustique.....

« Je persisterai donc, d'après ces faits, dans l'intégrité des opinions que j'ai émises dans mon mémoire sur l'extractif végétal, jusqu'à ce que le citoyen Deschamps en ait prouvé la fausseté par des expériences plus nombreuses et plus concluantes que celles qu'il apporte dans sa dissertation. »

Deschamps, fort malmené comme on vient de le voir, essaie de s'en tirer l'année suivante en épiloguant sur les expériences de ses contradicteurs. Dans son second mémoire de floréal an VII (2), il relate ses nouvelles expériences touchant l'action de l'oxygène pur sur les sucs. A cet effet, il prend un bocal plein d'oxygène, dans lequel il verse un suc végétal ; le bocal est fermé à l'aide d'un parchemin.

« Loin qu'il y ait le vide, dit-il, au bout de quelque temps le parchemin s'est gonflé. Une bougie allumée plongée dans l'atmosphère du flacon continue à brûler.

(1) *Journal de la Société des pharmaciens de Paris,* p. 262, 1797-1799.

(2) *Ibid.,* p. 369.

En somme, il n'y a pas plus de précipitation lorsqu'on fait intervenir l'oxygène. »

Les expériences de Deschamps ne présentaient aucun caractère de certitude; elles n'étaient appuyées d'aucune détermination quantitative.

Fourcroy, changeant de ton, lui répond avec moins d'acrimonie :

«... J'espère même pouvoir indiquer encore au citoyen Deschamps quelques sources d'erreurs qu'il n'a pas pu éviter dans des recherches qui, à la vérité, exigent, et une grande habitude de voir les faits propres à la doctrine pneumatique, et un temps très considérable que l'exercice d'une profession aussi pénible qu'honorable doit empêcher le citoyen Deschamps de pouvoir y consacrer.

« Au reste, je prie le citoyen Deschamps de se persuader que, dans la critique que je me suis permise, si j'ai cru devoir relever quelques expressions hasardées, c'est qu'il m'a semblé qu'on devait plus d'égards, surtout comme compatriote, à une doctrine dont toutes les Écoles de l'Europe ont aujourd'hui adopté les bases, et qui contribue à honorer le nom français chez les nations contemporaines (1). »

Parmentier.
1802.

Sur la foi des expériences de Fourcroy et Vauquelin, Parmentier admet l'existence de l'extractif au nombre

---

(1) Fourcroy parle de la nouvelle doctrine comme s'il en était l'auteur ou du moins comme s'il y avait collaboré. Après sa collaboration à la *Nomenclature chimique*, il avait appelé la doctrine pneumatique la *Théorie des chimistes français*, affirmation contre laquelle protesta Lavoisier. « Cette théorie n'est pas, comme je l'entends dire, celle des chimistes français; elle est la mienne : c'est une propriété que je réclame auprès de mes contemporains et de la postérité. » (*Mémoires de chimie*, t. II, p. 87.)

des matériaux immédiats des végétaux, en ajoutant :

« Les médicaments connus en pharmacie sous le nom d'extraits, ne représentent pas cet extractif à l'état pur et isolé, comme il convient qu'il le soit, pour être examiné chimiquement... Ce sont des mélanges très composés, qui renferment (1) :

« 1° Tous les matériaux immédiats des végétaux que l'eau a pu entraîner avec elle ;

« 2° Toutes les combinaisons que ces matériaux immédiats ont pu former entre eux pendant l'évaporation ;

« 3° Toutes les matières solubles provenant des décompositions qu'elles ont pu éprouver. »

Puis, à propos des analyses de sèves de végétaux faites par Deyeux et Vauquelin :

« On était loin, dit-il, d'imaginer que des liqueurs, si limpides et en apparence si simples, fussent aussi composées qu'elles le sont. »

Parmentier donne une liste de tous les corps découverts dans les sucs végétaux :

1° Le muqueux ou mucilage ;

2° Le muqueux acide ;

3° Le muqueux acide et sucré ;

4° Le sucre ;

5° Le muqueux combiné avec une résine ;

6° L'extractif ;

7° Les principes colorants ;

8° L'avoine (ou principe odorant de chaque plante) ;

9° Le tannin ;

10° La fécule amylacée ;

(1) *Considérations générales sur les extraits des végétaux*, par le citoyen Parmentier (*Annales de chimie*, 1re série, t. XLIII, p. 19, 1802).

11° Le gluten;

12° Le soufre;

13° Les acides végétaux (gallique, citrique, malique, oxalique, benzoïque, acéteux, tartareux; le sel d'oseille, le nitrate de potasse, etc).

« Au lieu de cette liste, il serait plus avantageux, dit Parmentier, de pouvoir offrir l'analyse exacte de chaque extrait pharmaceutique en particulier ; ce serait le moyen d'éclairer le pharmacien sur leur préparation et le médecin sur leur vertu ; mais les travaux des chimistes modernes, sur cet objet, sont encore peu avancés. »

Parmentier établit également d'une façon magistrale *les Règles générales pour la préparation des Extraits* (1). Elles consistent, dit-il :

« 1° A employer le suc des plantes exprimées sans eau, ou avec le moins d'eau possible, afin de ne pas trop étendre les principes qu'ils contiennent, et d'éviter leur trop long séjour au feu ;

« 2° A ne clarifier les sucs, les infusions, les décoctions par le blanc d'œuf, qu'autant qu'on ne peut en venir à bout par la résidence et le blanchet seulement, parce que l'albumen enlève toujours quelques principes essentiels à l'efficacité de l'extrait ;

« 3° A ne pas rejeter comme inutile la matière qui se sépare des sucs exprimés des plantes par la chaleur qu'ils éprouvent pendant l'évaporation ; mais à la dessécher, à la réduire en poudre fine pour l'incorporer ensuite dans cet état à l'extrait, lorsqu'il se trouve suf-

(1) Parmentier. *Code pharmaceutique à l'usage des hospices civils*, etc. 4ᵉ édition, Paris, 1811, p. 236. La première édition avait paru en 1803.

fisamment rapproché ; autrement ce serait un ferment qu'on y introduirait (1) ;

« 4° A faire sécher préalablement les plantes mucilagineuses, telles que la bourrache par exemple, afin de concréter l'albumine qu'elles contiennent, et d'en obtenir des extraits moins visqueux, plus abondants et moins altérables ;

« 5° A priver les racines fraîches et charnues, comme la patience, de l'amidon qu'elles contiennent, avant d'en retirer l'extrait ;

« 6° A traiter successivement la plante avec l'eau et l'alcool à différents degrés, lorsqu'on veut conserver dans l'extrait une substance résino-extractive, et à concentrer le résultat de ces deux dissolutions intimement mélangées ; on remplit la même indication avec le vin, mais ce véhicule composé ajoute aux extraits celui qu'il contient lui-même, lequel augmente la disposition qu'ils ont à la déliquescence ;

« 7° A faire, par exemple, dissoudre à froid dans l'eau l'extrait obtenu par la décoction de la coloquinte, et à filtrer ensuite la liqueur qui, laissant la résine sur le papier, donne un produit moins violent dans ses effets ;

______

(1) Ce mode de faire, analogue à celui de Storck, a été conservé à peu près dans la pharmacopée anglaise (*British Pharmacopœia*, 1883), pour les extraits préparés avec les plantes fraîches, aconit, belladone, ciguë, jusquiame et laitue ; le suc exprimé est chauffé à 54 degrés, puis passé sur une toile pour séparer la matière colorante verte : il est ensuite porté à l'ébullition pour coaguler l'albumine, passé de nouveau et évaporé au bain-marie en consistance de sirop clair : on y ajoute alors, en la passant sur un tamis de crin, la matière colorante verte qui en avait été séparée, et l'on termine l'évaporation en agitant constamment, et à une température qui ne dépasse pas 60 degrés.

« 8° A purifier les extraits du commerce, suc d'acacia, d'hypociste, de réglisse, etc., en les coupant par tranches, les dissolvant dans l'eau chaude, passant ensuite la liqueur à travers un blanchet, et l'évaporant au bain-marie ;

« 9° A diviser les substances sèches, telles que les racines fibreuses, les bois, les écorces; à les faire macérer préalablement dans l'eau pour favoriser l'extraction de ce qu'elles renferment de soluble ;

« 10° A n'employer que la quantité strictement nécessaire de liquide, eu égard à la solubilité des substances employées, afin d'obtenir plus promptement, et sans altération, l'extrait ;

« 11° A évaporer à une douce chaleur toutes les liqueurs, quelle que soit la manière dont on les a obtenues, pour éviter les décompositions auxquelles elles sont exposées à une température trop élevée;

« 12° A procéder à cette évaporation dans un alambic au bain-marie, lorsqu'on veut empêcher que l'extractif ne parvienne à un degré d'oxygénation trop avancé ;

« 13° A prévenir l'altération spontanée qu'éprouvent les extraits trop mous, en les rapprochant au point de leur donner une consistance pilulaire, et à défendre ceux qui attirent l'humidité de l'air, en revêtant leur surface d'une couche de lycopodium ;

« 14° A ajouter aux extraits sur le point d'être achevés, et avant de retirer l'évaporatoire du bain-marie, quelques cuillerées d'alcool à 24 degrés, en agitant fortement le mélange; ils deviennent, par ce moyen, plus homogènes et plus susceptibles de se conserver sans moisir;

« 15° A éviter l'usage des évaporatoires en cuivre, parce qu'ils sont attaqués par l'acide à nu que renferment la plupart des extraits, jusqu'à ce qu'on puisse introduire dans l'économie domestique les vaisseaux de cuivre platiné, et faire disparaître de nos laboratoires ceux étamés ; le platinage au moyen du mercure étant moins coûteux, d'une plus grande durée et procurant une sécurité plus complète (1). »

A cette époque viennent se placer les expériences de Th. de Saussure (2).

Les expériences de ce savant tendaient à prouver que les extraits ne s'assimilaient point le gaz oxygène, et que l'action de ce gaz se borne à enlever à l'extrait du carbone et de l'hydrogène pour former de l'acide carbonique et de l'eau, ce qui semblait contredire l'opinion de Fourcroy et Vauquelin (3).

C'est pourquoi Berzélius proposa de changer le nom d'extractif, ou d'extractif oxydé, en celui d'apothème (dépôt) (4).

Comme conséquence de cette action de l'oxygène de

Théodore de Saussure. 1815.

(1) Nous ne croyons pas que cette idée de Parmentier ait jamais été mise à exécution ; nous ne nous expliquons pas du reste que, pour cet usage, l'étain ait jamais pu être remplacé d'une façon économique par le platine.

(2) *Sur l'altération des matières végétales par l'ébullition* (*Bibliothèque britannique*, t. LVIII, p. 158, 1815).

(3) A notre avis, ces résultats ne sont nullement contradictoires ; ils procèdent de données expérimentales différentes ; voilà tout.

Nous savons maintenant, en effet, que le tannin, dont la présence est signalée dans la plupart des extraits végétaux, absorbe l'oxygène avec dégagement d'acide carbonique ; il se forme en même temps de l'acide gallique. (*Dictionnaire de Wurtz*, t. III, p. 192, et Chansarel, Thèse, Montpellier, 1804.)

(4) *Traité de chimie*, t. V, p. 546, 1829-1833.

4

l'air, Berzélius était d'avis que, « pour avoir un extrait jouissant de propriétés efficaces, il faut se procurer une infusion ou une décoction aussi concentrée que possible, et faire plutôt l'abandon d'une partie de la substance active que d'étendre la liqueur par des eaux de lavage, et d'altérer par une évaporation prolongée les matières qui doivent se trouver dans l'extrait ».

Quoi qu'il en soit de ces diverses explications sur la réelle nature de l'extrait, l'attention était désormais portée sur l'action considérable qu'exerce l'air, pendant la concentration de l'extrait à feu nu ou au bain-marie.

Aussi voyons-nous deux professeurs de l'École de pharmacie de Montpellier, Figuier et Parmentier, proposer l'évaporation du liquide digesteur de la plante, non plus à l'air libre, mais dans un alambic au bain-marie (1), «... afin, disaient-ils, d'empêcher l'oxydation de l'extractif qu'il est utile de conserver dans les extraits ».

Malheureusement cet appareil, logiquement déduit, péchait par l'agencement, et l'évaporation était interminable ; il dut être abandonné.

Nous verrons plus tard la même idée reprise et perfectionnée. (Voir p. 97.)

Schrader (2), de Berlin, en 1809, ne place déjà plus l'extractif au rang d'une espèce chimique.

« C'est, dit-il, un principe immédiat des végétaux

____

(1) *Annales de la Société de médecine pratique de Montpellier*, p. 123, 1814.

(2) *Mémoire sur l'extractif et le principe savonneux* (Schrader, *Annales de chimie*, 1ʳᵉ série, t. LXXII, p. 290, 1809).

qui existe sous beaucoup de modifications. Il contient toujours de l'azote, très souvent de l'acide acétique libre, des muriates et une matière sucrée. »

Fourcroy et Vauquelin, les inventeurs de l'*extractif*, en vinrent à douter eux-mêmes, en 1810, de l'existence de ce corps (1).

Fourcroy
et
Vauquelin
mettent
en question
l'existence
de l'*extractif*.

De leurs travaux il résulte ce fait, que du tannin et des substances animales existent simultanément dans les végétaux, et qu'ils peuvent former une combinaison.

« Quoique nous n'ayons encore recherché la combinaison dont il s'agit que dans un petit nombre de végétaux, nous avons lieu de penser qu'elle est assez fréquemment répandue dans ces êtres. C'est elle qui quelquefois trouble les infusions végétales, ou s'en sépare sous la forme de pellicules plus ou moins colorées, lorsqu'on les fait bouillir ou évaporer. C'est à elle que nous paraissent être dus les sédiments qui se forment dans les infusions, à mesure qu'elles refroidissent, et qui ne se dissolvent ensuite que plus ou moins difficilement.

« C'est peut-être aussi cette matière qui, ainsi que quelques autres combinaisons de différents principes végétaux auxquels elle peut se trouver mêlée, a été prise depuis plus d'un demi-siècle pour un principe *unique*, qu'on a nommé *extrait de plantes*.

« Il serait très intéressant d'examiner avec soin, et sous le rapport que nous avons indiqué ici, les extraits qu'on prépare en pharmacie, et de rechercher si le nom d'*extractif*, adopté depuis 1787 pour désigner un prin-

____

(1) *Bulletin de pharmacie*, t. II, p. 241, 1810.

cipe homogène dans les plantes, doit rester dans l'état actuel de la science (1). »

Chevreul
1812,

Chevreul va plus loin. En 1812, il montre que le prétendu extractif du pastel contient au moins trois substances distinctes : un acide organique, une matière colorante jaune, une matière organique azotée.

En parlant des principes immédiats, Chevreul écrivait (2) :

«... Il en résultait un tel vague dans l'énoncé de leurs caractères, que l'on rangeait parmi ces principes toutes les matières que l'on trouvait n'avoir pas de ressemblance avec les principes immédiats bien définis, et qui n'avaient pas par elles-mêmes des propriétés bien distinctes.

« Ainsi, dès qu'une substance faisait un précipité avec la gélatine, on lui donnait le nom de *tannin;* dès qu'on obtenait une matière colorée qui ne cristallisait pas, qui donnait des pellicules par l'évaporation, qui précipitait plusieurs dissolutions métalliques et qui s'attachait aux étoffes, on lui donnait le nom d'*extractif.*

---

(1) Comme résultat pratique de ces recherches, Fourcroy et Vauquelin proposèrent les premiers le mordançage des tissus avec le tannin pour précipiter et fixer la matière colorante fauve des bois et écorces.

Il est curieux de noter, en passant, qu'à la fin du siècle dernier on préparait déjà les extraits de bois de teinture. Ce sont les Hollandais qui, les premiers, appelèrent l'attention sur la nécessité de diviser le bois pour en obtenir tout l'extrait. Nous lisons dans le mémoire de Rouelle, représentant du peuple, envoyé en 1793 en mission en Hollande, par le Comité de salut public : « C'est avec ces meules que les Hollandais réduisent en poudre le bois de santal, de Campêche, de Brésil, etc. (*Journal des Arts*, t. I, p. 304.)

(2) *Examen chimique des feuilles de pastel et du principe extractif qu'elles contiennent* (Chevreul, *Bulletin de pharmacie*, p. 257, 1812).

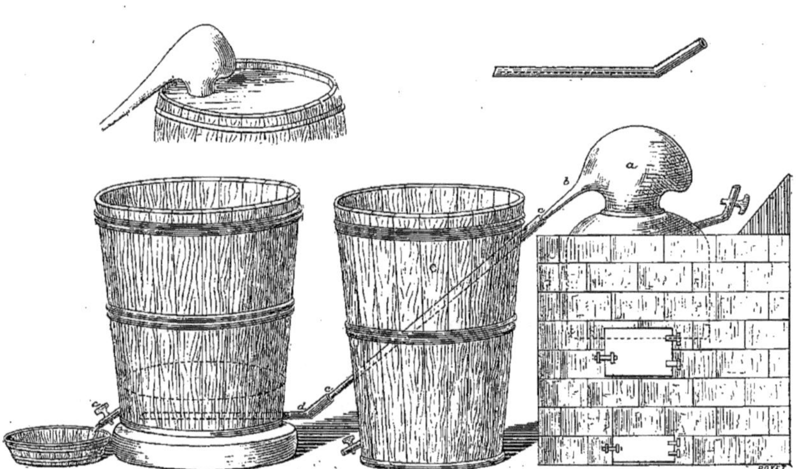

Fig. 3. — Appareil de Trommsdorf pour l'emploi de la vapeur comme moyen de chauffage.

— 55 —

« Dans ce présent mémoire je pense pouvoir assurer que l'extractif doit avoir le même sort que le tannin. »

C'est dans ce même mémoire que Chevreul pose, pour la première fois, les règles générales de l'analyse immédiate.

Il explique que dans l'analyse minérale, on peut comparer la somme des produits analysés avec la quantité de matière initiale, tandis que « dans l'analyse végétale, au contraire, il n'y a qu'un très petit nombre de cas où la balance puisse assurer que les produits sont égaux au poids de la matière à analyser, par conséquent il est toujours difficile d'avoir la certitude que l'on a obtenu tous les principes immédiats de la matière. »

La même année, nous voyons l'allemand Trommsdorf proposer un appareil qui marquait un progrès sensible ; il inaugurait, le premier, l'emploi du chauffage à vapeur en pharmacie (1).

Son appareil, fig. 3, décrit minutieusement dans son Journal, se composait d'un petit générateur à vapeur *a*, dont le tube de dégagement *ccd*, percé de trous à son extrémité, s'engageait à la partie inférieure d'un tonneau en bois. Les plantes étaient placées sur un double fond à claire-voie, fixé à quelques centimètres au-dessus du tube de dégagement de vapeur, et une certaine quantité d'eau était versée dans le tonneau. Le couvercle de ce tonneau était percé d'une ouverture circulaire sur laquelle on posait un vase en étain contenant une solution végétale obtenue dans une opération précédente ; pendant la digestion, la vapeur en excès chauffait la bassine et opérait la concentration de l'extrait.

Trommsdorf.
1812.

(1) *Journal der pharmacie,* t. XXI, p. 3, Leipsig, 1812.

Lorsque les plantes traitées contenaient des huiles essentielles on pouvait recueillir celles-ci en adaptant au couvercle du tonneau un chapiteau, à la place de la bassine à évaporation.

Remarquons que, dans les conditions où opérait Trommsdorf, la température du solvant (l'eau) ne pouvait dépasser 100 degrés.

La même année, Trommsdorf donnait également la description d'un fourneau destiné à la préparation des extraits pharmaceutiques (1).

Nous ne croyons pas devoir donner la description détaillée de cet appareil très compliqué et sans intérêt pour le lecteur.

Citons seulement la recommandation que faisait Trommsdorf de mettre les extraits dans de petits pots bien bouchés et de les chauffer ensuite pendant quelque temps à 100 degrés au bain-marie. Cette pratique, assurait ce pharmacien, permettait de conserver l'extrait pendant plus d'un an sans altération.

La méthode préconisée par Trommsdorf n'est autre que celle du français Appert appliquée aux extraits pharmaceutiques (2).

Rappelons que la méthode d'Appert consiste essentiellement à porter les sucs végétaux à une température égale à celle de l'eau bouillante dans des vases hermétiquement clos ; elle a pour but, ainsi qu'il résulte des

(1) *Journal der pharmacie*, t. XXI, 2ᵉ partie, p. 98, 1812.

(2) Les essais d'Appert datent de la fin du siècle dernier. Son commerce de substances alimentaires, conservées par sa méthode, est de quelques années postérieur (1797). *Art de conserver pendant plusieurs années toutes les substances végétales ou animales.* Appert, 1810.

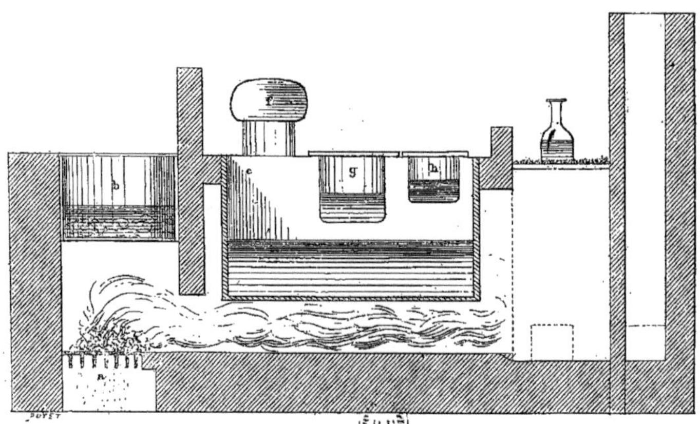

Fig. 4. — Appareil pour l'utilisation de la chaleur perdue pendant l'évaporation des extraits.

classiques expériences de Pasteur, la destruction des germes de toutes espèces existant dans les substances alimentaires ou apportés par l'air (1).

C'est également à cette époque qu'on créa en Allemagne le premier agencement pratique à l'effet d'utiliser la chaleur perdue dans les opérations pharmaceutiques en général et dans l'évaporation des extraits en particulier (2).

Voici quelle fut la disposition adoptée (fig. 4) :

Fourneau avec foyer *a*, dans lequel se trouvent aménagés les ustensiles suivants :

b, récipient pour décoctions;

g·h, bassines en cuivre étamé pour la concentration des extraits;

e, chaudière servant de cucurbite;

f, chapiteau, en communication avec un serpentin (invisible dans le dessin);

On préparait donc simultanément les décoctions, l'eau distillée et l'on concentrait les extraits; cette idée a été poursuivie par différents auteurs, ainsi que nous le démontrerons plus loin.

Cependant la question de l'extractif n'en restait pas moins fort obscure. La Société de pharmacie de Paris affecta alors en 1814 le prix Parmentier à la solution de ce problème (3). « La commission appelle l'attention des chimistes et provoque des recherches sur les pré-

____

(1) La température de l'eau bouillante (100 degrés) n'amène pas forcément la destruction de tous les germes; MM. Pasteur et Miquel ont démontré, il y a quelques années, la résistance vitale qu'offrent certains microbes à des températures s'élevant à 115-120 degrés.

(2) *Journal der pharmacie*, t. XXI, p. 98, 2e partie, 1812.

(3) *Bulletin de pharmacie*, t. VI, p. 142, 1814.

parations dites *Extraits pharmaceutiques* et principalement sur le principe immédiat des végétaux désigné sous le nom d'*extractif*, principe dont l'existence est encore problématique. »

En résumant tout ce qu'ont dit et écrit sur cette matière MM. Rouelle, Fourcroy, Deyeux, Vauquelin, Hermbstadt, Bouillon-Lagrange, Davy et Parmentier, et après avoir indiqué les divers ouvrages à consulter, la Société propose les questions suivantes :

« 1° Existe-t-il dans les végétaux une substance *sui generis* différente des matériaux immédiats?

« 2° Si l'extractif existe, quel moyen a-t-on de l'isoler et quels sont ses principaux caractères?

« 3° Quelles sont les substances auxquelles il est le plus souvent uni dans les extraits pharmaceutiques ? Dans le cas où l'extractif n'existerait pas, quelles sont les substances dont la réunion constitue les principaux extraits?

« 4° Si l'extractif existe, quels sont ses rapports et ses différences avec les principes colorants?

« 5° Quel rôle joue-t-il dans les arts chimiques dans lesquels on emploie des végétaux? »

Aucun prix ne fut décerné et la question fut remise au concours, ce qui n'amena point du reste de meilleur résultat (1).

Cependant les idées de Fourcroy et Vauquelin, de même que les expériences de de Saussure, devaient amener fatalement l'intervention du vide comme moyen de soustraire d'abord l'extrait à l'influence de l'oxygène

____

(1) *Journal de pharmacie*, t. III, p. 265, 1817.

et d'une surchauffe, et en second lieu d'activer considérablement l'évaporation du solvant.

Bien que sa proposition ne soit guère pratique, nous devons placer, le premier en date, l'essai fait par le professeur Janisch en Allemagne (1).

La solution végétale, préparée par la voie ordinaire, était versée sur une assiette que l'on plaçait sous la cloche de la machine pneumatique. La pompe était mise en action, et, pour activer le départ de l'eau, on posait l'assiette sur un vase contenant du chlorure de calcium; l'évaporation était censée s'opérer à 14 degrés.

Ce moyen, excellent pour dessécher quelques grammes d'extrait, devenait impraticable pour des quantités un peu fortes; néanmoins, au point de vue historique, nous avons dû noter cette tentative intéressante pour l'époque.

Au même moment (1819), Henry, dans un mémoire relatif à un « nouvel appareil pour l'évaporation des sucs et autres liquides au moyen de la vapeur d'eau (2) » insiste sur les avantages qu'on trouverait à l'emploi de la vapeur d'eau comme moyen rationnel de chauffage en pharmacie (fig. 5).

Janisch.
Essai
d'évaporation
dans le vide.
1818.

Henry.
Appareil
évaporatoire
chauffé
à la vapeur.
1819.

(1) *Neus Journal der pharmacie*, t. II, 2ᵉ partie, p. 482, 1818.
(2) *Journal de pharmacie*, p. 302, 1819, et Lecanu, t. I, p. 153. Nous avons trouvé dans le *Journal de pharmacie* de l'année 1816, t. II, p. 214, l'annonce de l'application de la vapeur aux opérations de la pharmacie en Angleterre. Henry avait eu connaissance du fait sans avoir eu sous les yeux les dispositions adoptées par les pharmaciens anglais. « Ne pouvant, dit-il, me procurer les dessins exacts, je me suis déterminé à le disposer de manière à ce qu'il présente plusieurs avantages. » Vu la publicité donnée à cette importante application de la vapeur, il est étonnant que Caventou ait cru faire une découverte en proposant de préparer plusieurs médicaments avec l'aide de cet agent de chauffage. (*Journal de pharmacie*, 2ᵉ série, t. VIII, p. 569, 1822.)

D'après lui, ces avantages sont :

1° D'évaporer le suc des plantes et les autres liquides provenant des macérations et infusions, sans qu'ils éprouvent une forte chaleur ;

2° De parer aux inconvénients de brûler les extraits ;

3° De fournir pendant l'évaporation une grande quantité d'eau distillée ;

4° De pouvoir adapter à cet appareil des vases distil-

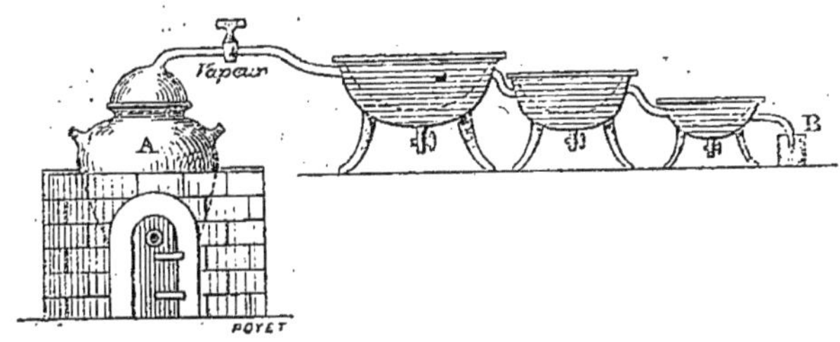

Fig. 5. — Appareil de Henry.

latoires, des filtres et des plaques de métal pour la dessiccation des plantes.

Il fait observer, en outre, à la fin de son mémoire, qu'il vaudrait mieux recourir à l'emploi d'une température de 30 degrés et mieux encore au vide de la machine pneumatique « ainsi que venait de le trouver un pharmacien de Moscou (1) ».

L'appareil établi par Henry (fig. 5) se composait d'une série de bassines à double fond et de diamètres plus petits au fur et à mesure qu'on s'éloignait de l'évaporateur.

Les doubles fonds communiquaient entre eux par des tubes en cuivre.

La vapeur fournie par le générateur A chauffait suc-

(1) Henry ignorait les essais de Janisch en 1818.

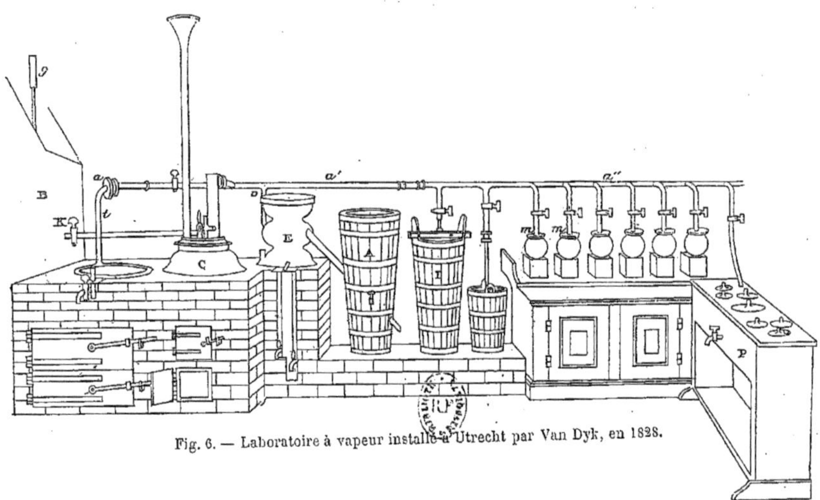

Fig. 6. — Laboratoire à vapeur installé à Utrecht par Van Dyk, en 1828.

cessivement les bassines, et, après avoir abandonné la majeure partie de son calorique latent, sortait finalement en B.

En ajoutant à cet appareil un alambic chauffé par le même générateur, Henry préparait en même temps de l'eau distillée.

L'appareil de Pelletier, d'après Lecanu (1), diffère de celui de Henry seulement en ce que la vapeur d'eau, au lieu de se produire sous la pression de l'atmosphère, et d'avoir un maximum de 100 degrés, se produit sous une pression plus forte, conserve dans tout son trajet la température supérieure à 100 degrés qu'elle avait acquise, et par suite la communique aux capsules d'évaporation. De même que dans la marmite de Papin, elle ne s'échappe qu'après avoir soulevé des soupapes chargées de poids, et la température peut, au gré de l'opérateur, être portée à 120, 130 et 150 degrés.

Pelletier. Appareil à vapeur comprimée.

A la même époque à peu près, nous retrouvons le système Henry perfectionné et appliqué sur une très large échelle en Allemagne.

Nous citerons l'installation de Dingler, d'Augsbourg, *pour extraire les produits pour guérir* (2).

Dingler. Sawiczewski. Van Dyk. 1817-1829.

Celle de Sawiczewskyi (3), et enfin celle de Van Dyk, apothicaire à Utrecht, dont la figure 6 montre le plan d'ensemble (4).

En voici les organes principaux :

C, générateur de vapeur;

(1) Lecanu, *Pharmacie*, t. I, p. 156.
(2) *Repertorium fur pharmacie*. Buchner, t. III, p. 137, 1817.
(3) *Id.*, *ibid.*, t. XXXI, p. 450, 1829.
(4) *Id.*, *ibid.*, t. XXIX, p. 94, 1828.

E, alambic à vapeur ;

A, serpentin de l'alambic E ;

I, serpentin à eau distillée ;

m m, vases pour infusions à la vapeur ;

P, bain-marie.

Van Dyk insiste sur ce fait curieux que la préparation des drogues pharmaceutiques se faisait par la vapeur, il y a plus de deux cents ans. Il cite, à l'appui, le *Nouveau Livre de distillation*, de Gualterus Ryff, dont la deuxième édition parut en 1667, et qui contenait beau-

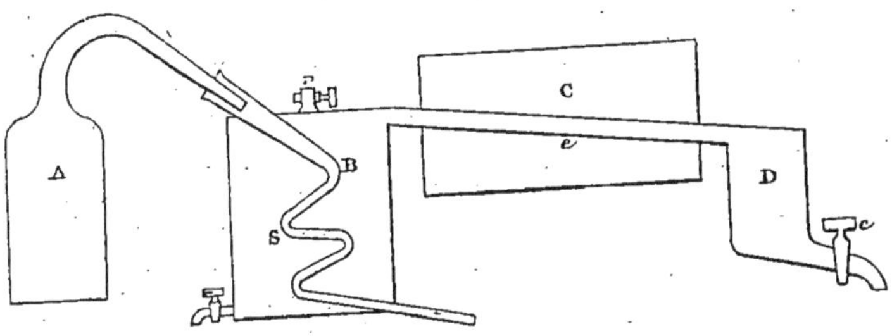

Fig. 7. — Appareil de Tennant.

coup de dessins et de descriptions d'appareils destinés à la préparation simultanée de l'eau distillée et des extraits par la vapeur (1).

En 1819, se placent les premiers essais de distillation et de concentration dans le vide, en pharmacie : nous n'en dirons que quelques mots.

Le premier appareil (fig. 7), celui de Tennant, est à

Tennant.
1819.

(1) Schon vor zweihundert Jahren wurden die Wasserdæmpfe zur Bereitung von Arzneimitteln angewandt. Das Neue Destillir-Buch von Gualterus Ryff, wovon 1667 die zweite Auflage erschien, enthælt viele Vorschriften und Abbildungen von Apparaten zur Bereitung von destillirten Wæssern und Extracten mittelst Wasserdæmpfe.

double distillation, avec un seul feu, suivant l'expression même de l'auteur (1).

A est une chaudière à moitié pleine d'eau que l'on fait bouillir ; la vapeur passe dans le serpentin S du récipient clos B, dans lequel se trouve le liquide à concentrer : celui-ci, sous l'influence de la chaleur latente cédée par la vapeur d'eau qui se liquéfie, entre en ébullition et chasse l'air par le robinet *r*. Lorsque l'ensemble BD est expurgé d'air, on ferme *r*, et la distillation continue sous une pression réduite de B vers D, en passant par le tube condenseur *e* contenu dans la bâche pleine d'eau froide C.

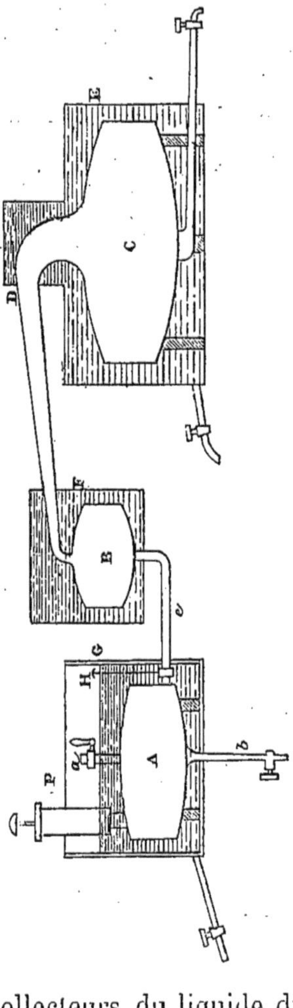

Le deuxième appareil (fig. 8) est dû à Tritton (2).

C est la chaudière dans laquelle on verse le liquide à distiller ou à concentrer.

B et A sont des récipients collecteurs du liquide distillé.

Fig. 8. — Appareil de Tritton.

Tritton.
1819.

(1) *Repertorium fur pharmacie*, Buchner, t. VI, p. 94, 1819.
(2) *Id., ibid.*, t. VI, p. 98, 1819.

P est la pompe pneumatique.

Le tube de communication *e* est pourvu d'un robinet à longue clé H, permettant d'interrompre la communication entre A et B, lorsqu'on veut faire la vidange de A, sans pour cela laisser rentrer l'air dans le reste du système.

C'est en 1820 que nous arrivons à la première application vraiment pratique du vide à l'évaporation des

Barry.
Premier
appareil·
1820.

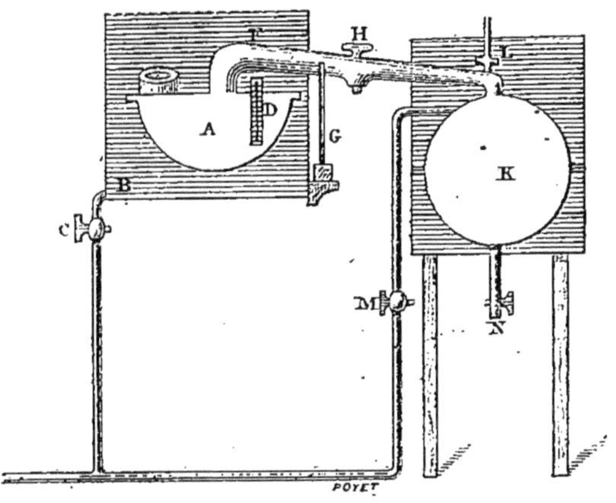

Fig. 9. — Premier appareil de Barry.

extraits pharmaceutiques ; nous trouvons, en effet, dans le journal de Trommsdorf (1), la description d'un appareil de Barry, de Londres, imaginé à l'effet de préparer les extraits sous pression réduite.

Cet appareil (fig. 9) se composait d'un vase A hémisphérique clos, en fonte, en communication par le tube conique F avec une boule en cuivre K. Le vase A, muni d'un regard et d'un thermomètre D, était fixé, par la base, à un bain-marie B, chauffé à la vapeur.

(1) *Neus Journal der pharmacie*, t. IV, p. 255, 1820, et Buchner, *Repertorium fur pharmacie*, t. XI, p. 316.

G est le baromètre servant à indiquer la dépression intérieure : la boule K est refroidie par la bâche pleine d'eau.

Les robinets C et M permettent l'introduction de la vapeur dans le bain-marie ou dans l'intérieur de l'appareil.

H est un robinet qui permet d'interrompre la communication entre A et K.

L sert, à volonté, à la purge ou à la rentrée de l'air, et N à l'évacuation de l'eau de condensation.

Voici comment fonctionnait ce système :

Par le regard, on introduisait d'abord la solution végétale dont on voulait tirer l'extrait, puis on fermait H. L étant alors ouvert, on injectait par M un courant de vapeur qui balayait l'air de cette portion de l'appareil. Ensuite, on fermait L et M, et l'on versait de l'eau froide sur la boule K. La vapeur se condensait et un vide se produisait ; on ouvrait H et une partie de l'air de la portion gauche se précipitait en K, d'où un vide partiel dans l'ensemble. On fermait de nouveau H et on recommençait la manœuvre autant de fois qu'il le fallait pour obtenir un vide suffisant.

Lorsque ce résultat était atteint, on laissait la communication établie par H et l'on chauffait A au bain-marie, tandis que K était refroidi énergiquement par des affusions d'eau froide.

La distillation du liquide aqueux avait lieu et, finalement, on recueillait l'extrait végétal dans le vase A.

Il est bien évident que, comparé aux appareils dont nous disposons à l'heure actuelle, l'appareil Barry ferait triste figure ; il ne nous a pas paru cependant inutile, pour l'histoire de notre art, de marquer cette étape dans la voie du progrès.

D'ailleurs, la Société de pharmacie de Londres lui fit bon accueil, ainsi que nous le constatons dans un compte rendu de la séance du 25 mai 1819 de cette Société.

Barry perfectionna son appareil ; nous retrouverons plus tard ces deux transformations.

En 1822, Romershausen, dont il sera question plu-

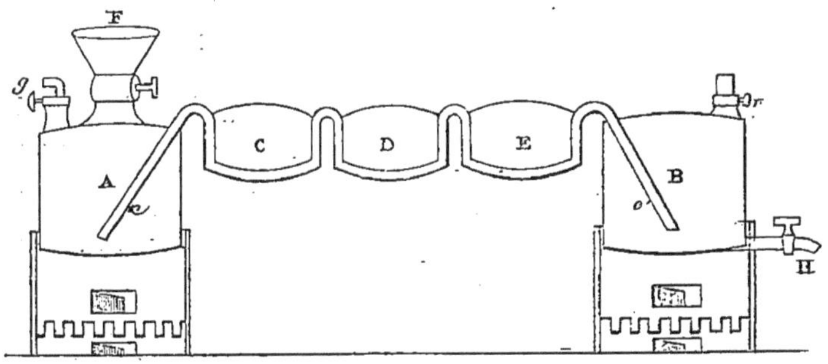

Fig. 10. — Appareil de Romershausen à va-et-vient d'eau chaude.

<table>
<tr><td>

Romers-
hausen.
Appareil
à va-et-vient
d'eau chaude.

</td><td>

sieurs fois dans cet ouvrage, propose d'évaporer les extraits à l'aide du bain-marie, mais avec va-et-vient de l'eau chaude (1).

</td></tr>
</table>

La figure 10 explique l'idée de Romershausen. A et B sont deux récipients clos, entre lesquels se trouvent placés trois évaporateurs C D E, à double enveloppe, en communication avec A par le tube e, avec B par le tube e'.

Supposons A aux trois quarts plein d'eau et les ouvertures F et g fermées ; si l'on chauffe à 100 degrés, la

(1) *Repertorium fur pharmacie*, Buchner, t. XIII, p. 378, 1822.

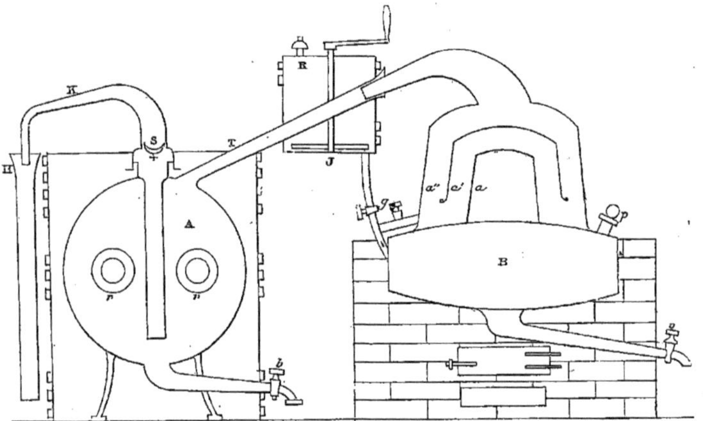

Fig. 11. — Appareil de Romershausen à pression réduite.

vapeur produite fera pression sur la surface du liquide et forcera ce dernier à passer successivement par le tube *e* et dans les doubles enveloppes des vases C D E.

Une même opération, mais en sens inverse, aura lieu si l'on chauffe B lorsque toute l'eau de A sera venue s'y accumuler, et ce mouvement de va-et-vient aura lieu jusqu'à ce que l'extrait contenu dans les vases C D E soit arrivé au point voulu d'épaississement.

Romershausen, la même année, fit construire un appareil à distiller et concentrer sous pression réduite, dont nous donnons la description sommaire (1) (fig. 11) :

Romers-hausen. Appareil à concentrer sous pression réduite.

B, chaudière chauffée à feu nu, surmontée de trois chapiteaux *a a′ a″* pour empêcher les projections;

A, récipient réfrigérant sphérique, placé dans une bâche tubulaire *rr* (la vue de *rr* est une coupe);

R, récipient muni d'un agitateur, pour chauffer le liquide à distiller, par la réfrigération des vapeurs venant de B et passant par T.

Le fonctionnement a lieu de la manière suivante :

On met en B la matière à concentrer ou à distiller et on emplit A complètement d'eau, puis on chauffe B. Lorsque le liquide de B est en ébullition, la vapeur chasse l'eau contenue dans A, par le tube à robinet *b*, que l'on a soin de tenir ouvert : évidemment, on doit le fermer un peu avant que les dernières portions du liquide ne soient sorties.

Le récipient A, vide d'eau et d'air, est alors refroidi extérieurement et intérieurement par le système tubulaire *rr*, et la distillation commence.

(1) *Repertorium fur pharmacie*, Buchner, t. XIII, p. 383, 1822.

Le liquide chauffé en R peut, à un moment donné de l'opération, être introduit en B par l'intermédiaire du tube à robinet J.

Poursuivons notre étude historique.

Virey.
1813.Virey, dans son excellent traité de pharmacie (1), et antérieurement dans un mémoire spécial sur les extraits (2), pose, en France, pour la première fois, la nécessité de l'emploi du vide et de la suppression de la chaleur dans l'évaporation des extraits.

Voici dans quels termes il exprime son opinion :

« Comme l'ébullition et la chaleur font perdre aux extraits vireux une grande partie de leurs propriétés délétères, au point qu'on peut avaler sans danger beaucoup d'extrait de ciguë très cuit, il convient de préférer un autre mode de préparation (3). Il paraît que le principe narcotique étant très azoté et avide d'oxygène, se précipitant par les dissolutions métalliques, surtout celles de plomb et de mercure, etc., se dissipe ou se décompose assez facilement alors. Aussi ces extraits sont moins actifs à proportion, que les sucs frais de leurs plantes. Nous avons donc pensé qu'en conservant sans altération ces sucs, en les concentrant à froid, ils ne perdraient pas leurs propriétés. »

Virey en conclut, sans paraître se douter qu'il répète

(1) Virey, *Traité de pharmacie pratique et théorique*, t. I, p. 288, Paris, 3ᵉ édition.

(2) *Nouvelle méthode pour préparer les extraits de plantes vireuses.* (*Bulletin de pharmacie*, 1ʳᵉ série, t. V, p. 61, 1813).

(3) Orfila démontra en 1823 que les décoctions de ciguë sont inactives tandis que l'extrait préparé à basse température a une action bien marquée sur l'économie (*Dict. des drogues*, Chevallier, 1827).

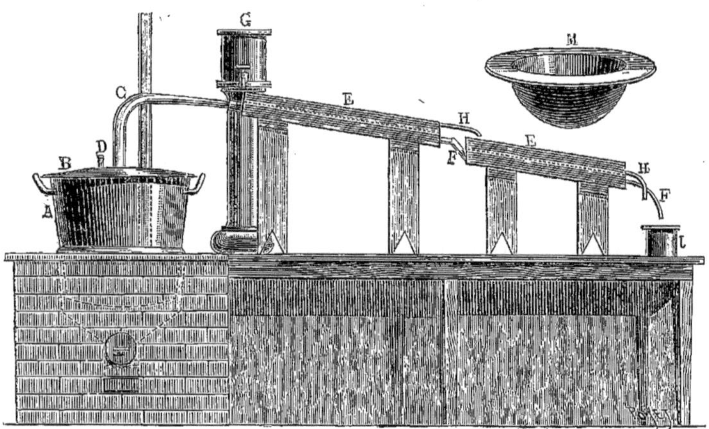

Fig. 12. — Appareil de Bernard Derosne.

l'expérience de Janisch, qu'il faut dessécher à froid les succs des plantes vireuses en les plaçant dans des capsules, sous la cloche de la machine pneumatique, audessus de l'acide sulfurique concentré.

Jusqu'à ce moment (1830), l'usage de la vapeur, bien qu'indiqué par Henry et Pelletier, n'avait pas reçu, du moins en France, d'application sérieuse en pharmacie. C'est à Bernard Derosne que revient l'honneur d'avoir conçu et exécuté pratiquement le premier appareil à évaporer les extraits avec l'aide de ce précieux agent de chauffage (1).

Bernard Derosne. 1830. Appareil de concentration à la vapeur.

Son système (fig. 12) se compose de deux vases parallélipipédiques E, E en cuivre, placés, comme le dessin l'indique, sur un plan légèrement incliné.

Chaque vase est séparé en deux parties égales par une cloison médiane métallique, formant d'un côté une double enveloppe pour l'introduction de vapeur et de l'autre côté, au-dessus, une portion ouverte destinée à l'évaporation. Le fond de la partie ouverte porte une série de lames en cuivre étamé, disposées en chicanes, dans le but d'augmenter la surface d'évaporation.

La vapeur part du générateur A, traverse le premier double fond, passe dans le second par le tube F et s'échappe à l'autre extrémité F, en partie condensée.

Quant au liquide médicamenteux à évaporer, il est placé dans le réservoir G, d'où il découle en filet mince sur le premier plan incliné; de là, après avoir circulé le long des chicanes, il se déverse sur le second plan in-

(1) *Journal de pharmacie*, 2ᵉ série, t. XVI, p. 578, 1830. Cet appareil à évaporer avait été appliqué primitivement par Derosne père à la concentration des sucs de canne et de betterave.

cliné; enfin, on le reçoit dans un récipient J par le tube H.
Sa concentration n'étant pas suffisante par une première
circulation, on reporte le contenu de J dans le réservoir G, et cela autant de fois qu'il est nécessaire pour
obtenir la consistance voulue. Cela fait, pour achever
l'évaporation, on enlève le couvercle B du générateur et
on le remplace par la capsule M dans laquelle on verse
l'extrait à terminer. L'évaporation, d'après Bernard Derosne, était de 6 à 7 kilogrammes d'eau à l'heure.

Modification à l'appareil Bernard Derosne.

Pendant longtemps, on a préparé par cette méthode
les extraits d'aconit, de belladone, de ciguë, de jusquiame, etc. L'obligation dans laquelle on se trouvait, de
reverser un grand nombre de fois le liquide insuffisam-
ment concentré dans le réservoir G, avait suggéré l'idée
du perfectionnement suivant, qui supprime, en effet,
toute manœuvre fastidieuse (1) (fig. 13).

C'était une table métallique P à double fond, munie
de lames placées en chicanes, comme dans l'appareil
Bernard Derosne, mais adaptée à une charnière O de
manière à pouvoir imprimer à l'ensemble un mouvement de bascule, qui faisait circuler de gauche à droite,
puis de droite à gauche, le liquide à évaporer.

Michael. Agitateur mécanique. 1831.

A la date de 1831 nous trouvons, chez les Allemands,
la description du premier agitateur mécanique (2).

Le but avoué de l'auteur (Michael) était d'empêcher
l'absorption de l'oxygène atmosphérique.

Nous ne voyons pas comment l'agitation pouvait retarder l'oxydation, elle la favorisait plutôt; en tout cas
la durée de l'opération était amoindrie. Son système

(1) Lecanu, *Pharmacie*, t. 1, p. 378.
(2) *Archiv der pharmacie,* t. XXXIX, p. 180, 1831.

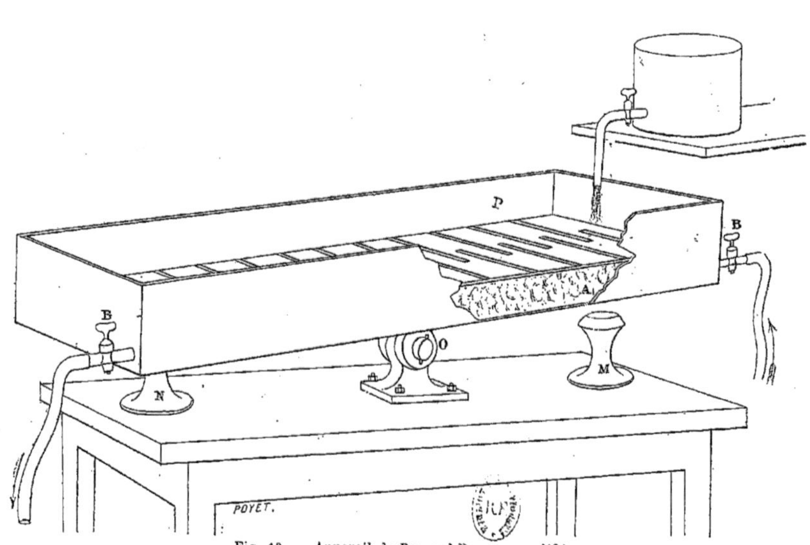

Fig. 18. — Appareil de Bernard Derosne modifié.

(fig. 14) consistait en un cercle métallique armé d'un certain nombre de palettes, lequel cercle fixé perpendiculairement à une tige métallique, recevait le mouvement de rotation sur lui-même au moyen de deux roues d'angle actionnées par une machine motrice quelconque.

Meissl, de Vienne (Autriche), en 1831, proposa un appareil à triple effet pour préparer les décoctions et évaporer simultanément les extraits (1) (fig. 15). La décoction se faisait dans l'alambic *e* : la vapeur

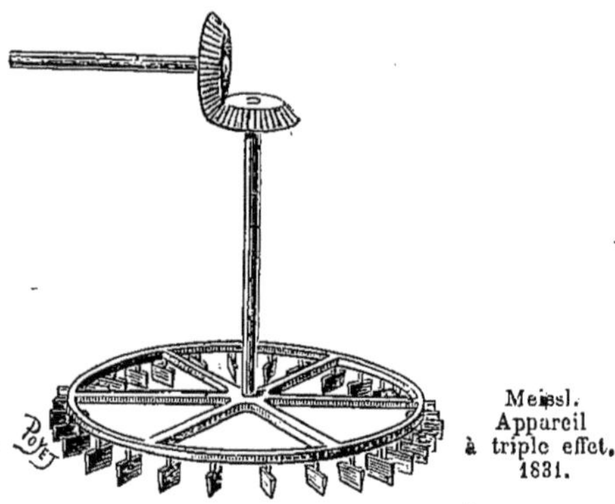

Meissl.
Appareil
à triple effet.
1831.

Fig. 14. — Agitateur Michaël.

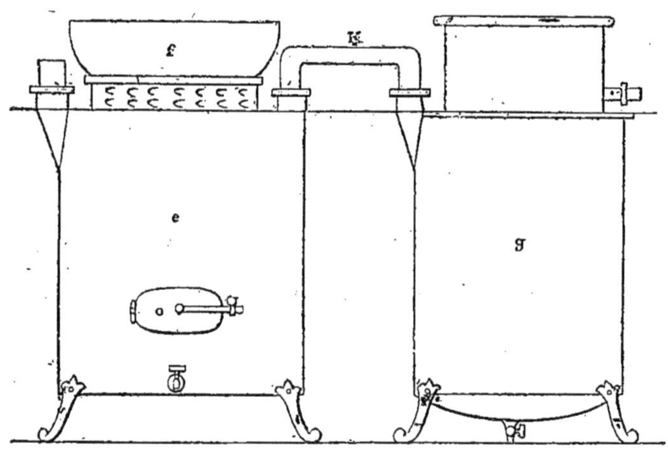

Fig. 15. — Appareil à triple effet Meissl.

d'eau provenant de l'évaporation servait à échauffer *f*, où se trouvait l'extrait, et l'eau condensée était recueillie

(1) *Journal de chimie médicale*, t. IX, p. 298, 1833.

6

par le robinet placé sous le condenseur évaporateur.

Dausse.
1835.

Dausse aîné, pharmacien à Paris, perfectionna l'appareil précédent : il sut lui donner un agencement beaucoup plus commode (1) (fig. 16).

A et E sont les deux pièces principales de l'alambic ;

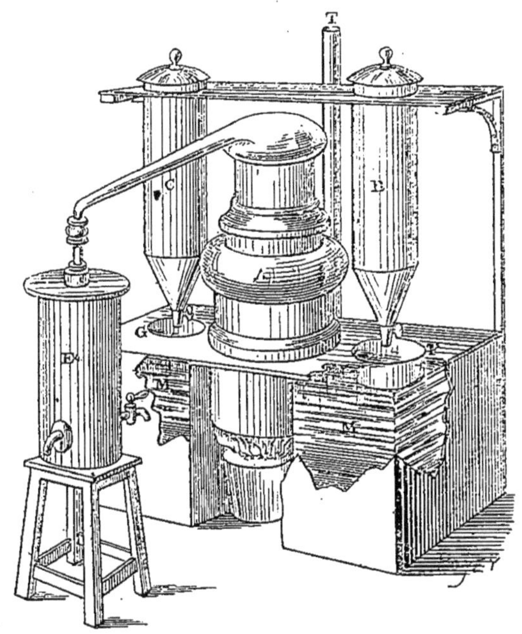

Fig. 16. — Appareil de Dausse aîné.

B et C représentent deux cylindres à déplacement ; G et F sont les deux vases évaporateurs pour la concentration des liqueurs. Les gaz et l'air chaud provenant du foyer, avant de s'échapper par T, échauffent jusqu'à l'ébullition l'eau du bain-marie M (2).

(1) *Journal de pharmacie et de chimie*, 2ᶜ séric, t. XXI, p. 369, 1835.

(2) L'utilisation raisonnée de la chaleur perdue dans les appareils évaporatoires ne date ni de Meissl ni de Dausse. C'est en 1812 qu'on imagina en Allemagne le premier agencement. (Voyez p. 59.)

Guillard, en 1836, préparait les extraits à froid, dans le but de les soustraire à l'action pernicieuse de la chaleur pendant leur évaporation (1). A cet effet il dirigeait, à l'aide d'un soufflet de forge, un courant d'air à la surface du liquide médicamenteux à évaporer, maintenu à la température de 12 à 13 degrés : ou bien, tout en maintenant la basse température du liquide, il soumettait ce dernier à une agitation continue en y faisant barboter l'air fourni par le soufflet (2).

Guillard n'est d'ailleurs pas l'inventeur du système dont nous venons de parler : à l'occasion de la publication de sa note, F. Boudet fit observer que cette méthode avait été antérieurement imaginée par Siret, pcur concentrer les sirops de raisins.

L'appareil de Siret consistait en un soufflet de forge qui lançait, par plusieurs pommes d'arrosoir, un courant d'air rapide à travers le liquide à évaporer, mais Siret chauffait le sirop en même temps qu'il le soumettait à la distillation, tandis que Guillard opérait à froid (3).

(1) *Journal de pharmacie,* 2e série, t. XXII, p. 272, 1836.

(2) Dès 1794, Montgolfier, l'illustre inventeur des aérostals, voulant concentrer des jus de fruits, dont la chaleur déterminait rapidement la fermentation, eut l'idée d'employer, à cet effet, l'air chauffé à 40°-50°, qu'il faisait passer à travers la solution.

Cette idée a été reprise par plusieurs inventeurs. En 1811, Curaudeau proposa de faire passer l'air, échauffé par un poêle, à travers une tour carrée traversée par des toiles métalliques, sur lesquelles se répandait le liquide.

En 1812, Parmentier essaya de lancer, au moyen d'un vase lenticulaire percé de trous, de l'air chauffé dans la dissolution à évaporer.

En 1829, Kneller prit un brevet en Angleterre pour concentrer les dissolutions de sucre au moyen d'air chaud lancé dans le liquide par un grand nombre de petits tuyaux. (*Dictionnaire Laboulaye.*)

(3) *Bulletin de pharmacie,* t. V, p. 358, 1813.

Desaguilier.
Évaporateur
sur le même
principe.

D'autre part, le docteur Balcells y Camps, sans indiquer de date précise, cite l'appareil de Desaguilier dont le principe était le même que celui de Siret et de Guillard (1). L'organe principal était un ventilateur dont les ailettes tournaient à quelques millimètres de la surface du liquide chauffé. L'appareil était couvert; près du niveau du liquide, se trouvaient des ouvertures latérales par où l'air entrait avec force; il en sortait au moyen d'un trou pratiqué dans le haut.

Hænle.
1835.

La même préoccupation de soustraire les extraits à l'action destructive de la chaleur se retrouve dans les appareils proposés par Hænle en Allemagne (2).

Le premier (fig. 17) se composait d'un vase en étain A, muni d'un couvercle faisant obturation hermétique. Un tube b à robinet, soudé à la paroi du vase, était en relation avec une boîte métallique B, terminée par un tube t à robinet r plongeant dans un vase D.

Ce système de tubes avait pour but de faire le vide dans A au moyen d'une chute de mercure.

A cet effet, on commençait par mettre le liquide à concentrer sur des assiettes c placées, les unes au-dessus des autres, dans une sorte de panier P, puis on versait du mercure dans la boîte B et le tube t; on bouchait a et on ouvrait b et r. Le mercure entraînait dans sa chute un volume d'air égal au sien. On répétait ainsi la manœuvre jusqu'à ce qu'il y eut un vide suffisant dans le vase A. Afin d'activer le départ de l'eau, on avait soin de mettre dans le support creux E de l'appareil une

(1) *Medios de obtener estractos medicinales con perfeccion por e doctor Balcells y Camps*, Barcelone, 1854, p. 53.
(2) *Repertorium fur pharmacie*, Buchner, t. 52, p. 47, 1835.

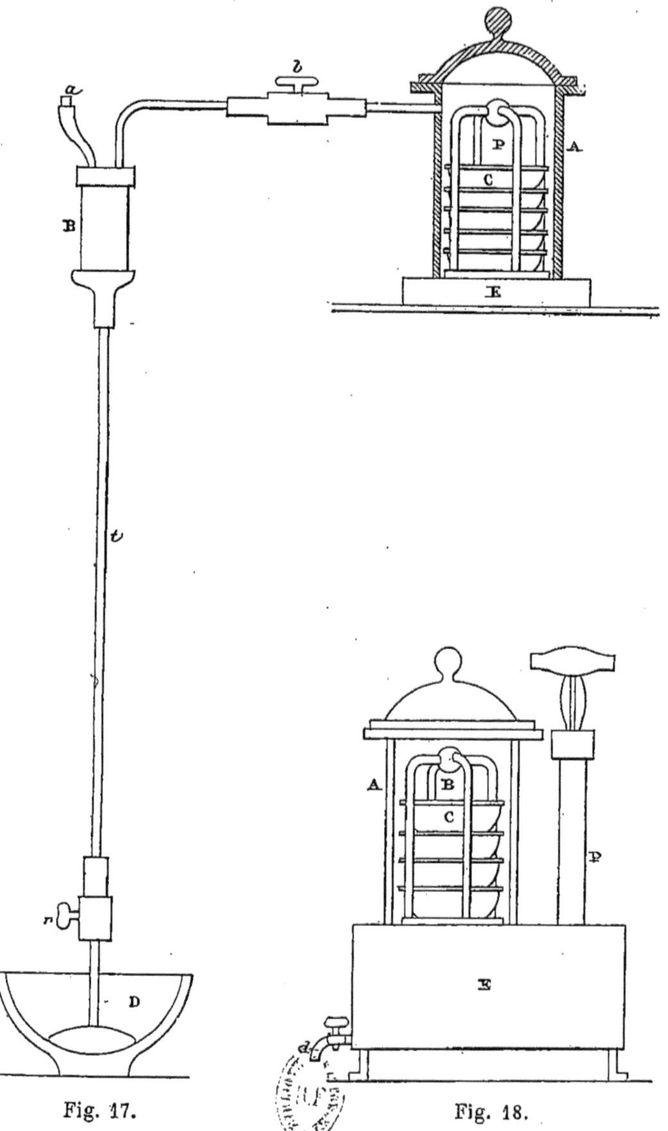

Fig. 17.   Fig. 18.

Appareils de Hænle pour concentrer les extraits sans l'emploi
de la chaleur.

certaine quantité d'acide sulfurique (1). Comme on le voit, l'évaporation avait lieu à la température ambiante.

Dans un autre agencement (fig. 18), Hænle avait remplacé la trompe à mercure par la pompe P.

Enfin, afin d'activer l'évaporation, il a décrit un troi-

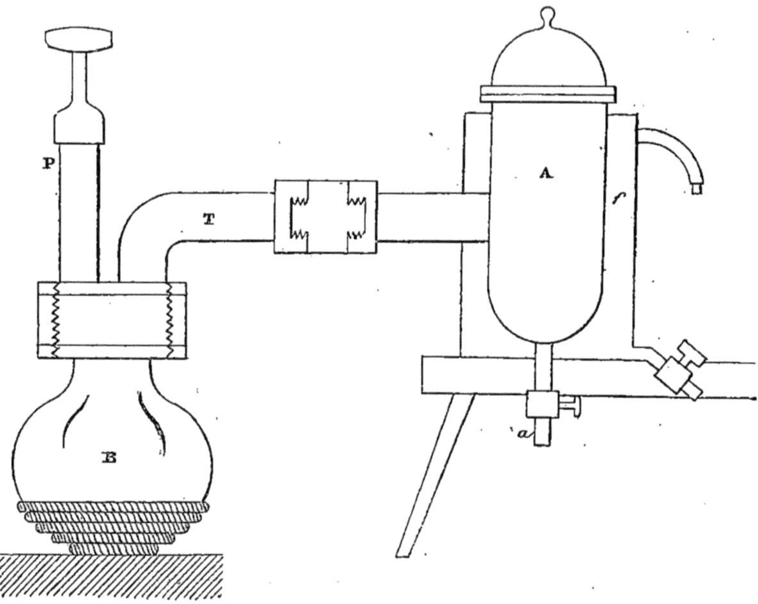

Fig. 19. — Appareil d'Hænle pouvant être chauffé.

sième appareil (fig. 19) avec pompe P, mais dont le vase A est entouré d'un manchon c où l'on peut verser de l'eau chaude.

Mohr, à la même époque, dans un mémoire sur les Mohr.
1830.

(1) Il est assez curieux de constater que la trompe à mercure est loin d'être d'invention moderne, comme on pourrait le croire. En effet, Hænle dit que la pompe à mercure qu'il propose est construite d'après les principes donnés par Marie-Clément Baader (tiré du *Journal de physique* de Laurent Hubner, p. 630, 1784).

extraits pharmaceutiques en général, résume tous les *desiderata* de la question (1).

Il préconise d'abord la lixiviation comme moyen normal d'obtention des solutions végétales, puis le fractionnement dans l'évaporation. Il pose en principe que l'on doit, pour préparer un bon extrait, l'évaporer incomplètement à feu nu, par petites quantités à la fois,

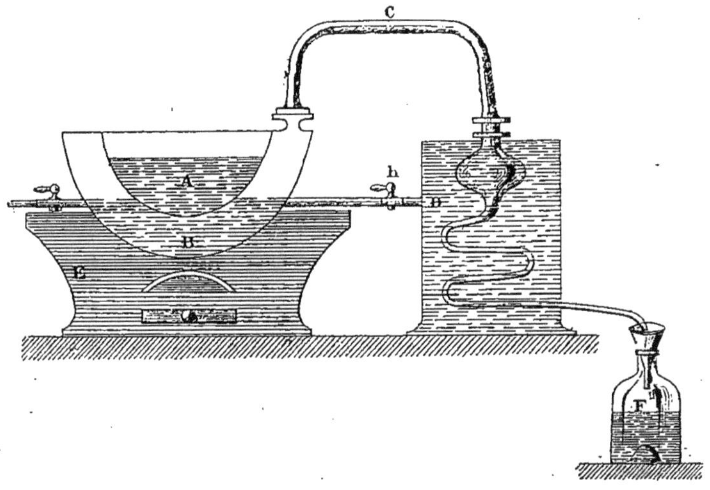

Fig. 20. — Appareil à double effet de Peyrier.

réunir ces fractions et achever la dessiccation en une seule masse.

Mohr conseille également d'agiter continuellement la masse à évaporer : son compatriote Michael avait, en vue du même objet, donné le dessin d'un appareil mécanique. (Voir p. 81.)

Dans une thèse soutenue à Paris en 1839 (2), Peyrier

(1) *Annalen der pharmacie*, t. XXXI, p. 295, 1839.

(2) Thèse présentée à l'École de pharmacie de Paris, 1839.

Un auteur allemand avait eu cette idée avant Peyrier. (Voyez p. 59.)

décrivit un appareil à double effet ayant pour but la concentration des extraits et la distillation simultanée de l'eau (fig. 20).

A est une bassine à air libre, à double enveloppe B, placée sur un fourneau E. La double enveloppe B communique avec le réfrigérant D par un tube coudé C.

L'extrait à concentrer est versé en A, et l'espace B est rempli d'eau jusqu'au robinet de trop plein placé à gauche du dessin. L'alimentation du bain-marie est faite à l'eau chaude par le tube à robinet *h* soudé au réfrigérant D.

La méthode de concentration des extraits par le vide ne prit pas rang en pharmacie sans soulever de vives critiques.

Henry et Guibourt, pour ne citer que les plus connus, s'élèvent avec force contre ce nouveau procédé (1).

Ils trouvent défectueux d'opérer l'évaporation dans le vide ou à l'étuve sur des assiettes; le premier procédé n'étant applicable que très en petit, comme dans les analyses chimiques, ou très en grand, comme dans le raffinage du sucre, et le second pouvant durer assez longtemps pour que les sucs s'aigrissent avant la fin de l'opération.

Ils ajoutent que l'un et l'autre de ces modes opératoires, ne détruisant pas la vie des germes organisés qui peuvent exister dans les sucs, ou qui y sont déposés pendant leur préparation, il n'est pas rare de voir les extraits préparés de cette manière se couvrir très vite de moisissures ou se remplir de larves d'insectes.

---

(1) *Pharmacopée raisonnée*. Henry et Guibourt, p. 139, 1847.

L'avenir n'a pas donné raison à Henry et Guibourt ; les extraits par le vide ont pris la place qu'ils doivent occuper en pharmacie, et leurs assertions, en apparence fondées, ne se sont nullement vérifiées.

Controverses sur l'emploi du vide. 1843-1845

D'ailleurs, les controverses sur l'emploi du vide et des basses températures furent nombreuses.

Meurer dit avoir trouvé que les extraits préparés par cette méthode ne présentaient aucun avantage sur ceux qu'il obtenait par l'ancien système d'évaporation du bain-marie.

Schneider s'élève avec force contre l'assertion de Meurer (1).

Nous lisons également dans la *Pharmacopée de Montpellier* (1845) (2) :

« ... L'évaporation au bain-marie est mauvaise en ce que la réduction du liquide se fait très lentement et que, par l'effet de la chaleur trop longtemps prolongée, la matière extractive est altérée très sensiblement. »

Et, par une déduction qui lui semble logique, Gay en vient à conclure « qu'il faut évaporer la liqueur à feu nu jusqu'à réduction au sixième de son volume, puis achever la concentration au bain-marie ».

Il est vrai qu'il ne repousse pas la concentration au bain de vapeur avec l'appareil d'Henry, ou bien celui de Bernard Derosne.

Lecanu. 1842.

Lecanu a décrit deux appareils évaporatoires, sur lesquels il est nécessaire de dire quelques mots : ils ont reçu à notre époque des perfectionnements tels, qu'ils sont mis encore en pratique, non seulement en phar-

(1) *Jahresbericht uber der pharmacie*, p. 318, 1843.
(2) Gay, *Pharmacopée de Montpellier*, t. I, p. 709, 1845.

macie, mais aussi dans la fabrication des extraits de bois de teinture (1).

Le premier appareil (fig. 21) représentait un cylindre A en cuivre, ouvert à ses deux extrémités et fixé au-dessus d'une bassine C.

Le liquide à évaporer s'écoulait bouillant du réci-

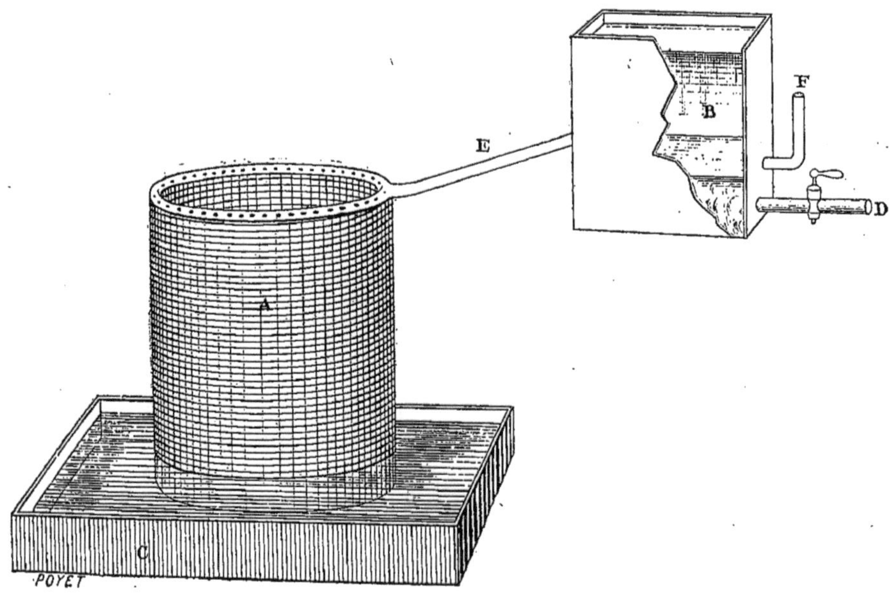

Fig. 21. — Appareil à toile métallique de Lecanu.

pient B sur les parois du cylindre, par l'intermédiaire d'un tube en couronne percé de trous : le chauffage se faisait à la vapeur.

On reversait le liquide de la bassine dans le réci-pient B, et on recommençait ainsi l'opération jusqu'à ce que l'extrait eût acquis la consistance voulue.

On avait proposé de remplacer la paroi pleine du

(1) Lecanu, *Pharmacie*, t. I, p. 158.

cylindre par une toile métallique ; on doublait presque par ce moyen la rapidité de l'évaporation.

Le second appareil (fig. 22), plus puissant que le précédent, se composait d'un cylindre métallique A, fermé aux deux bouts. Son axe horizontal reposait sur des coussinets portés par les chaises B B, et le mouvement de rotation était donné par un moteur quelconque, au moyen de la poulie C.

Le cylindre plongeait d'un tiers environ dans une bassine E pleine du liquide à évaporer ; ce dernier était chauffé à la vapeur par l'intermédiaire d'un double fond.

Il est facile de concevoir que la nappe mince du liquide bouillant, enlevée à chaque tour de cylindre, devait se concentrer rapidement.

Pour activer davantage l'évaporation, on eut l'idée d'insuffler de l'air, à la surface du liquide chaud, par

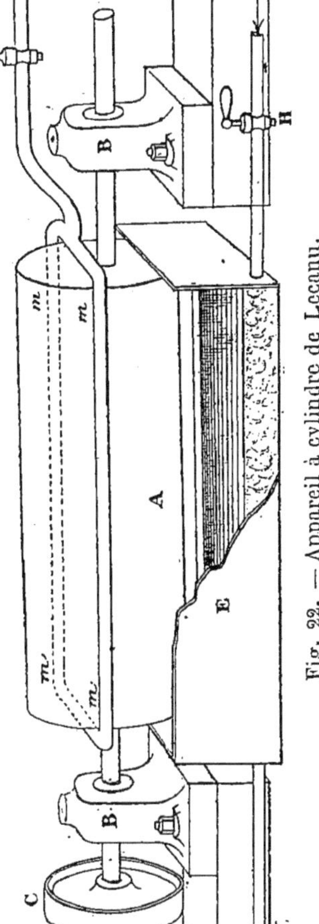

Fig. 22. — Appareil à cylindre de Lecanu.

un tube percé de trous *mm* entourant le cylindre.

Mentionnons, à la même époque (1841-1842), les tentatives des Anglais dans le même ordre d'idées, c'est-à-dire l'emploi de l'air comme moyen d'évaporation.

Voici d'abord l'appareil Twinberrow (fig. 23) (1) : soit

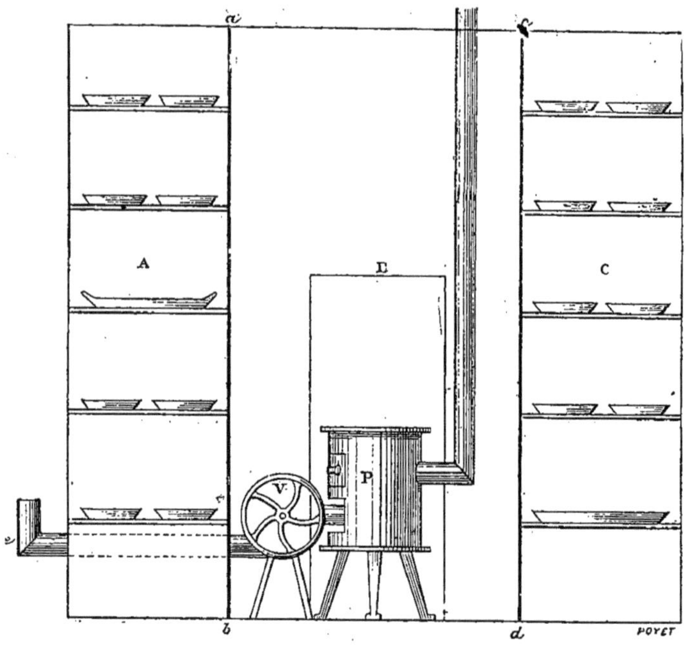

Fig. 23. — Appareil à ventilateur de Twinberrow.

une chambre divisée en trois compartiments A B C par une toile de chanvre ; la partie centrale B était destinée à contenir un poêle P, près duquel se trouvait un ventilateur V, mu à la main.

Twinberrow.
Appareil
à ventilateur
1841.

L'air extérieur, arrivant par *e*, s'échauffait au contact du poêle et se répandait dans les compartiments A et C, dans lesquels se trouvaient des assiettes remplies de

(1) *Pharmaceutical Journal*, 1re série, t. I, p. 592, 1841.

l'extrait et placées sur des étagères. Les séparations en toile de chanvre avaient pour but de retarder le départ de l'air avant son complet échauffement.

Hooper.
Appareil
à courant d'air
sec.
1842.

W. Hooper, dans un mémoire ayant pour titre : *On the preparation of extracts by spontaneous evaporation, assisted by a current of dry air* (1), signale les différences physiques observées dans les échantillons d'extraits de la même plante (ciguë par exemple), soi-disant préparés dans les mêmes conditions. Il est, dit-il, grandement à désirer de voir adopter un mode de préparation plus uniforme et mieux défini, et il propose un appareil qui a, sur l'évaporation à l'air libre, les avantages suivants :

1° Il augmente la vitesse du courant d'air qui produit l'évaporation ;

2° La vapeur d'eau, à mesure qu'elle se forme, est absorbée par de l'huile de vitriol ;

3° En chauffant l'air modérément, à son entrée dans la chambre, l'évaporation est encore accélérée ; mais, dans la saison chaude, l'application de la chaleur artificielle n'est pas nécessaire.

L'installation de Hooper (fig. 24) consiste en une armoire parfaitement fermée, dans laquelle se trouvent fixées des tablettes en bois. Comme le montre le dessin, ces tablettes sont disposées de telle façon que l'air, insufflé par le bas de l'appareil, passe de l'une à l'autre,

---

(1) *Pharmaceutical Journal*, t. II, p. 638, 1842.

En 1854, le docteur Balcells y Camps a décrit, sans donner de nom d'auteur, un appareil à peu près semblable à celui de Hooper. (*Medios de obtener los estractos medicinales con perfeccion*, p. 53, 1854.)

pour s'échapper enfin par la cheminée d'appel chauffée à l'aide d'une lampe. Au-dessous de la première planchette du bas se trouve une boîte M pleine d'eau bouil-

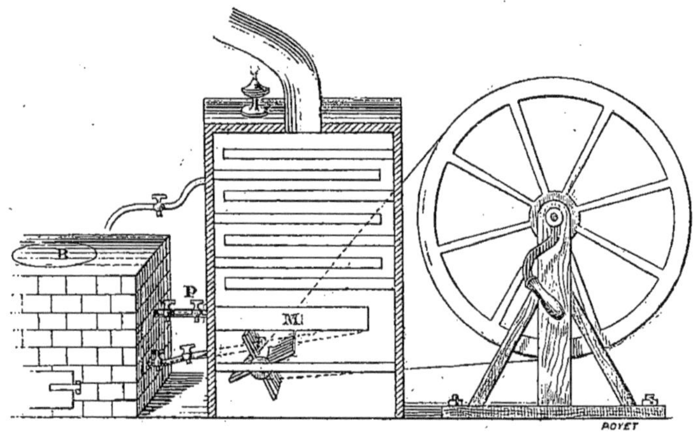

Fig. 24. — Appareil à courant d'air sec de Hooper.

lante, constamment renouvelée par un système réchauffeur P; l'air insufflé par V s'échauffe au contact de M, et passe successivement, de bas en haut, dans les compartiments de l'armoire.

Hooper plaçait, par exemple, sur les planchettesimpaires des plats en plomb

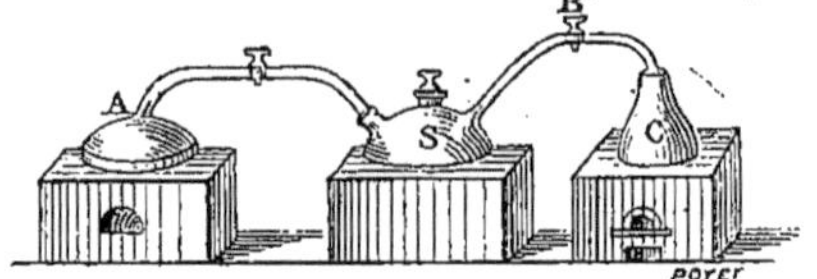

Fig. 25. — Premier perfectionnement de l'appareil de Barry.

contenant de l'huile de vitriol, sur les planchettes paires des plats en porcelaine pleins de l'extrait à évaporer (1). Sans la présence de l'huile de vitriol, il est évident que

(1) Nous avons trouvé une modification à l'appareil de Hooper. Elle consiste à imprimer aux planchettes un mouvement de va-ct-vient pour favoriser l'évaporation. (*Jahresbericht uber der pharmacie*, p. 318, 1843.)

les plats des dernières planchettes, loin de se dessécher, se seraient, au contraire, chargés d'humidité.

L'appareil à évaporation dans le vide de Barry (1) reçut à ce moment (1842) le perfectionnement suivant (fig. 25) :

A, vase hémisphérique en cuivre contenant l'extrait et plongeant dans une cuve métallique pleine d'eau servant de bain-marie.

S, sphère creuse en cuivre, munie à la partie supérieure d'un robinet d'échappement d'air, en communication avec A par un tube à robinet.

C, générateur de vapeur en relation avec S à l'aide du tube à robinet B.

La manœuvre est identique à celle du premier système de Barry : le robinet intermédiaire entre A et S étant fermé, on ouvre B ; la vapeur de C pénètre en S et chasse tout l'air par le robinet supérieur. Alors, on ferme B et on fait des affusions d'eau froide en S ; un vide partiel se produit ; on ouvre le robinet de gauche, une dépression a lieu dans l'ensemble de l'appareil.

Puis on recommence la même manœuvre, autant de fois qu'il est nécessaire pour ne plus avoir en A S qu'une portion d'air dont la force élastique soit égale à 50 millimètres de mercure. Cela fait, on ferme le robinet B, et, S étant refroidi énergiquement, on chauffe le bain-marie A jusqu'à ce que la dessiccation de l'extrait soit terminée.

Barry prétend avoir préparé ainsi des extraits à une température ne dépassant pas 30 degrés.

(1) Voyez p. 68.

Notons, pour mémoire (1) et d'après Lecanu :

1° L'appareil de Dausse, composé d'une série de vases peu profonds, chauffés à feu nu, mais pourvus du régulateur à eau chaude de Sorel, ayant pour but de régler automatiquement le tirage du foyer ;

Dausse. Appareil à régulateur.

2° Les nouvelles dispositions adaptées par Laffecteur pour les cornues ou alambics, afin de mettre l'extrait à l'abri du contact de l'air pendant l'évaporation.

Ce pharmacien conseillait d'adapter le bec de la cornue ou de l'alambic à la cheminée d'un fourneau en activité : Figuier et Parmentier (1804) avaient eu la même idée, mais sans l'aide du tirage (2).

Bernard Derosne présenta en 1842, à la Société de pharmacie de Paris, un appareil à concentrer les extraits dans le vide, peu connu des praticiens (3). Nous ne sommes pas certain que cet appareil ait reçu la sanction de la pratique : en raison néanmoins de la notoriété de son auteur, et du dispositif ingénieux adopté, nous le reproduirons ici dans son intégralité (fig. 26).

Bernard Derosne. Appareil dans le vide. 1842.

1, générateur à vapeur ;

2, chaudière close à double fond, dans laquelle les liquides sont évaporés à l'abri de l'air ;

3, serpentin double. Dans le tube intérieur passe la vapeur du liquide en ébullition dans la chaudière ; dans le tube extérieur circule l'eau froide qui sert à condenser.

(1) Lecanu, *Pharmacie*, t. I, p. 154 et 156, 1842.

(2) Voyez p. 50.

Postérieurement à Figuier, mais à une date indécise, Berzélius avait proposé d'évaporer les extraits à l'alambic muni de son réfrigérant, comme pour une distillation. Ce moyen a été indiqué dans la pharmacopée espagnole, 1847.

(3) *Journal des connaissances médicales et de pharmacologie*, t. X, p. 124, 1842.

BIBLIOTHÈQUE NATIONALE

7

a, regards pour observer la marche de l'opération ;

b, robinet pour introduire l'air dans l'appareil ;

c, ouverture pour enlever l'extrait ;

d, tuyau conduisant dans le serpentin condensateur la vapeur formée dans la chaudière ;

i', robinet et tuyau d'aspiration pour introduire dans la chaudière le liquide à évaporer ;

f, robinet recevant la vapeur du générateur et la transmettant dans la capacité de la chaudière pour en chasser l'air ;

g, robinet pour enlever les liquides du double fond ;

h, tubulure par laquelle entre la vapeur dans le double fond ;

j, double fond de la chaudière à évaporer ;

k, réservoir pour le liquide à évaporer ;

l, manomètre ;

m, robinet de vapeur du générateur ;

n, robinet servant à vider la boule ;

o, robinet d'introduction de vapeur de la boule ;

p, robinet établissant la communication de la boule avec le restant de l'appareil ;

q, tube en cuivre du manomètre ;

r, déversoir de l'eau ayant servi à la condensation ;

s, tuyau par lequel sort l'eau de la boule ;

t, tuyau communiquant avec un réservoir supérieur et amenant l'eau froide dans le serpentin ;

u, boule dans laquelle se rendent les vapeurs condensées ;

x, tuyau de prise de vapeur pour la boule ;

z, tuyau de retour de vapeur.

Voici maintenant la marche de l'appareil :

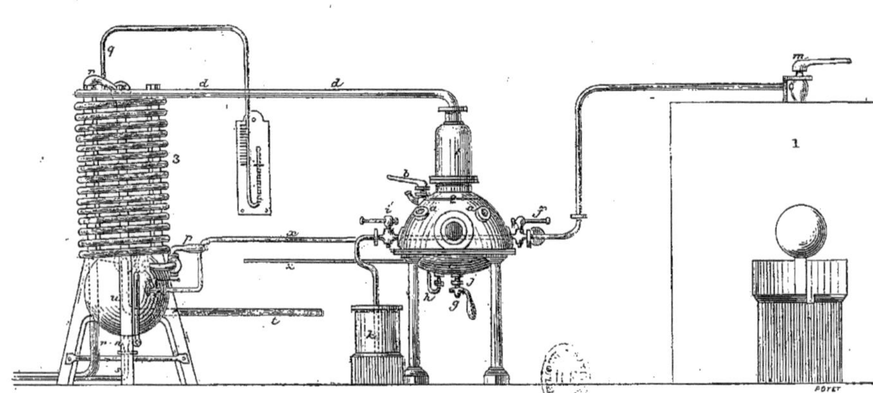

Fig. 26. — Appareil de Bernard Derosne pour évaporation dans le vide.

On commence par chasser l'air au moyen de la vapeur en ouvrant les robinets *m, f, n*, puis, cela fait, on ferme ces trois robinets. Après refroidissement, et, par conséquent, vide relatif, on ouvre *i'* de manière à permettre l'introduction du liquide *k* par différence de pression ; on ferme *i'* et l'on chauffe le double fond. L'extrait entre

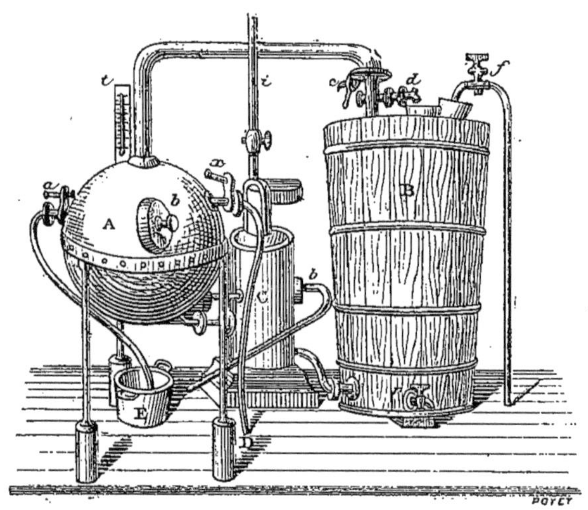

Fig. 27. — Second perfectionnement de l'appareil de Barry.

en ébullition, l'eau vient se condenser dans le serpentin et se réunit dans la boule *u*.

Cet appareil était sans doute imparfait ; les inévitables rentrées d'air, jointes à l'absence de pompe pour maintenir le vide, devaient le faire tomber assez rapidement à zéro et par suite enlever au système tout le bénéfice cherché.

Il marquait cependant un réel progrès ; il nous acheminait à l'appareil Barry (1), seconde transformation,

(1) Voyez p. 68 et 96.

dans lequel son auteur fait usage d'une pompe aspirante, mue mécaniquement pendant tout le temps de l'évaporation ; cette idée avait déjà été appliquée par Tritton (1819) et Hænle (1835), mais d'une façon fort restreinte, et la pompe qui faisait partie de leurs appareils devait être manœuvrée à la main.

Bien que cet appareil soit d'origine anglaise, nous n'en avons trouvé la description que dans un ouvrage de pharmacie italienne (1).

La figure 27 donne une idée assez exacte du dispositif adopté par Barry.

A, chaudière sphérique à double fond, dans laquelle on verse le liquide extractif à évaporer ;

b, orifice trou d'homme permettant d'enlever l'extrait lorsqu'il est fini ;

t, thermomètre ;

a, tube d'introduction du liquide à concentrer contenu dans E ;

D, tube d'entrée de vapeur dans A ;

C, pompe aspirante ;

(1) *Farmacologia italiana*. Orosi, p. 359, 1866.

La pompe, ajoutée par Barry, avait-elle simplement pour but d'extraire l'eau accumulée par la condensation, ou bien maintenait-elle en même temps le vide dans l'appareil ? Nous ne saurions le dire exactement ; toutefois, d'après Soubeiran et Gobley, Redwood se serait assuré que cet appareil ne fonctionnait bien qu'à la condition d'y entretenir le vide à l'aide d'une pompe, comme dans le système de Roth. (*Journal de pharmacie et de chimie*, 3e série, t. XXIII, p. 1, 1853.)

Nous n'avons trouvé nulle part l'appareil d'Ure, cité dans l'officine Dorvault comme ayant servi de type à ceux qui ont été imaginés plus tard : celui qui est représenté dans cet ouvrage est exactement l'appareil Barry, deuxième transformation, et tel que nous le reproduisons d'après Orosi.

B, tonneau refroidisseur du serpentin mis en relation avec A par un tube de grand diamètre;

b, tube d'évacuation de l'eau condensée et aspirée du serpentin par la pompe C;

d, robinet de barrage pour interrompre la communication entre A et B.

Comme dans les deux précédents appareils du même auteur, on commence, après avoir fermé la communication *c*, par chasser l'air au moyen d'un jet de vapeur injecté par D *x*, puis on arrête l'admission de celle-ci, en refroidissant A ; un vide partiel se produit; on ouvre alors *a* pour permettre au liquide E de monter dans l'évaporateur.

Les choses étant ainsi disposées, on chauffe la double enveloppe, on ouvre *d*, et la distillation commence. C'est à ce moment qu'on met la pompe C en action; elle a pour effet d'extraire l'eau condensée dans le serpentin refroidi et de maintenir le vide, bien que, comme nous l'avons déjà dit, son rôle ne soit pas défini clairement.

A propos du troisième appareil Barry, enregistrons l'appréciation du pharmacologiste anglais Redwood dans sa *Pharmacie pratique* (1) :

« M. Barry a, le premier, introduit l'usage de la *bassine à vide* pour épaissir les extraits, mais l'appareil qu'il a recommandé et pour lequel il a pris un brevet n'a pas été trouvé très pratique. Mon attention s'est portée sur ce sujet, il y a quelques années, et le résultat des expériences faites alors m'a donné la conviction que le système, si généralement employé mainte-

(1) *Practical Pharmacy*, by F. Mohr and T. Redwood. London, 1849, p. 71.

nant par les raffineurs de sucre pour la concentration de leurs sirops, pourrait être appliqué avec avantage à la préparation des extraits médicinaux. »

Redwood. Appareil dérivé de celui qui est employé dans les raffineries. 1849.

Comme conséquence de ses essais, Redwood propose l'appareil suivant, le premier, sans contredit, qui, par l'agencement général et par les proportions respectives des organes, ait donné des résultats véritablement industriels (1).

Le voici tel que le décrit Redwood (fig. 28) :

A, tuyau amenant la vapeur dans le double fond de l'évaporateur ;

B, double fond pour chauffer la matière ;

C, chambre d'évaporation de 75 litres de capacité environ ;

D, robinet de décharge pour l'extrait ;

E, trou d'homme ;

F, col de cygne pour conduire la vapeur d'eau pro-duite dans la chambre d'évaporation ;

G, tube de verre indiquant la marche de l'ébullition de l'eau dans l'évaporateur ;

H, tuyau de retour de vapeur du double fond ;

I et K, tube en cuivre avec ajutage perforé servant à injecter de l'eau froide, pour condenser les vapeurs provenant de C ;

---

(1) C'est au Français Roth, ne l'oublions pas, qu'est due l'idée de la concentration des sirops de sucre dans le vide. (Brevet n° 3339, 18 nov. 1826.)

Le premier appareil distillatoire dans le vide fut imaginé par l'illustre ingénieur Lebon, l'inventeur du gaz de l'éclairage. Il se servait alors du vide laissé par une colonne barométrique variant de hauteur suivant la densité des liquides. (Brevet n° 37, 11 septembre 1796.)

M N O, ensemble de la pompe à air, dont le corps se trouve plongé dans une bâche pleine d'eau;

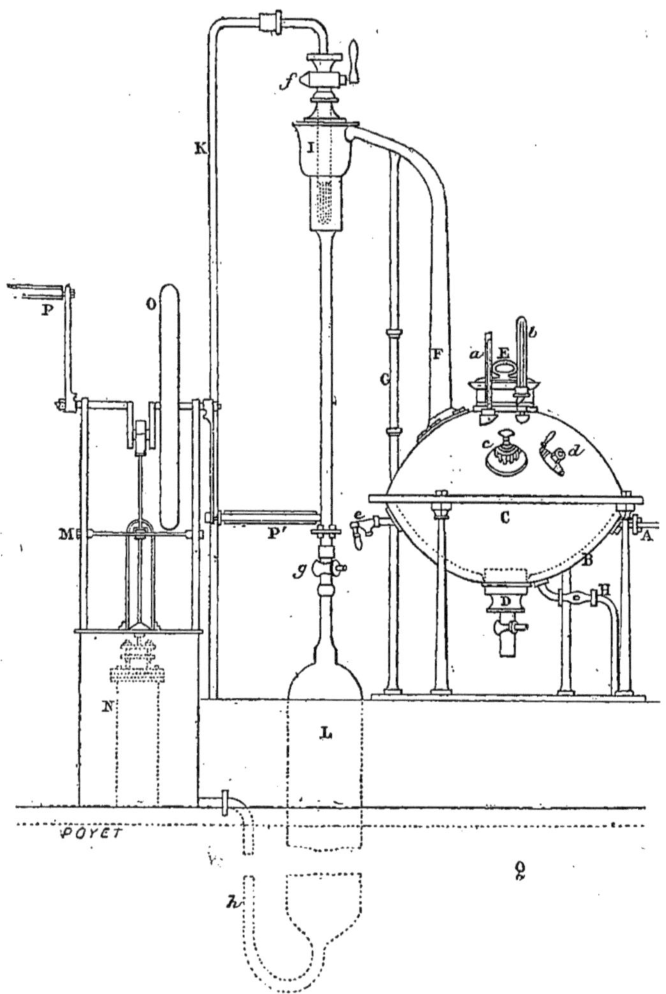

Fig. 28. — Premier appareil de Redwood.

L, cylindre condensateur en partie immergé dans une bâche d'eau froide Q;

a, thermomètre;

b, baromètre;

c, tâte-extrait, permettant de juger à tout moment de l'état de concentration de la matière;

d, robinet d'introduction d'air;

e, robinet de purge d'air du double fond;

f, robinet d'admission de l'eau dans le condenseur I;

g, robinet de communication entre la pompe et les autres organes de l'appareil.

Le liquide destiné à être concentré est d'abord introduit par le trou d'homme; ce dernier étant fermé, on chauffe le double fond et l'on met la pompe en mouvement.

Aussitôt le vide produit, l'ébullition commence; on ouvre le robinet *f*, et la distillation de l'eau se continue jusqu'à ce que l'extrait ait la consistance voulue.

On trouve dans l'ouvrage classique de Soubeiran et Regnauld (1) le dessin d'un appareil à évaporer les extraits pharmaceutiques, copié, est-il dit, sur celui qu'on emploie dans l'industrie pour la cuite du sucre.

L'absence de pompe pour maintenir le vide indique suffisamment que le système représenté est ancien et infiniment moins pratique que celui de Redwood.

Les grandes dimensions des appareils Bernard Derosne et Redwood comportaient des dépenses considérables; aussi, pour répondre aux besoins de moindre importance, a-t-on imaginé plusieurs appareils de dimensions réduites, pouvant évaporer les extraits dans le vide; nous allons les passer en revue rapidement.

(1) *Traité de pharmacie*, t. I, p. 551, 1885. Neuvième édition entièrement refondue par J. Regnauld.

Celui que Soubeiran et Gobley ont fait établir (1) se compose d'un vase métallique V, qui porte à sa partie supérieure une ouverture assez large, pouvant se fermer à l'aide d'un couvercle F (fig. 29).

L'évaporateur V présente sur le bord de son ouverture

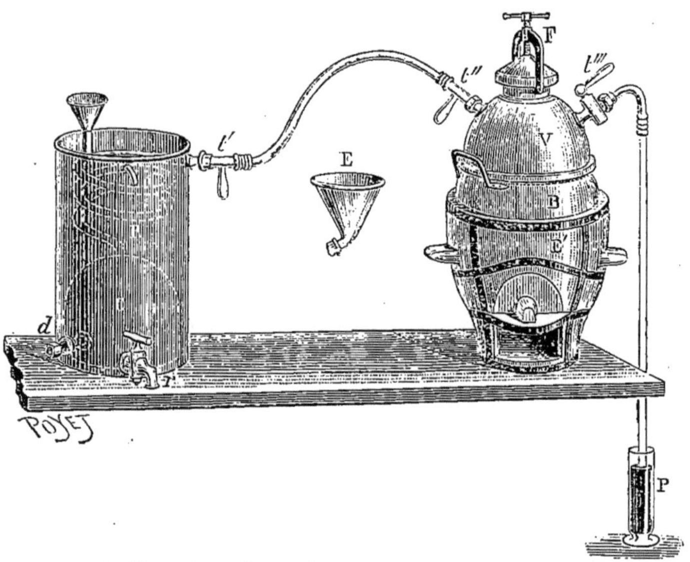

Fig. 29. — Appareil de Soubeiran et Gobley.

une rainure circulaire, dans laquelle vient s'insérer la partie saillante du couvercle F.

Dans cette rainure, on place un anneau obturateur préparé avec du chanvre trempé dans un mélange de caoutchouc et d'huile de lin cuite; on obtient ainsi une fermeture hermétique en serrant le couvercle au moyen de la griffe à vis (2).

(1) *Journal de pharmacie et de chimie*, 3ᵉ série, t. XXIII, p. 1, 1853.
(2) Un moyen plus simple de faire le joint hermétique consisterait à employer une couronne en caoutchouc vulcanisé, découpée au

A gauche de V, se trouve une tubulure t'' à laquelle est adapté un tube de caoutchouc, garni intérieurement d'une spirale en cuivre, et fixé par l'autre extrémité à la tubulure t' du réfrigérant R. Ce réfrigérant est semblable au serpentin de l'alambic ordinaire, avec cette différence que la partie inférieure du tube aboutit à un réservoir C, que l'on ferme au moyen du bouchon à vis d..

A droite de V, on peut voir dans le dessin un robinet à pas de vis t''' qui peut porter à volonté le tube P ou l'entonnoir E.

L'ajutage se prolonge par un tube de verre de 1 mètre de longueur, que l'on fait plonger à un moment donné dans un vase P plein de mercure.

Voici comment Soubeiran et Gobley indiquent le fonctionnement de leur appareil :

Dans l'évaporateur V, on introduit environ 500 grammes d'eau chaude, on ferme F et t''' et on laisse ouverte la tubulure d du réfrigérant.

Les choses étant ainsi disposées, V est posé sur un foyer E'; l'eau qu'il contient entre en ébullition, et la vapeur dégagée remplit l'appareil et sort par d; alors on ouvre en partie t'''; on ferme d, puis t''' et l'on enlève V en le renversant de telle façon que sa tubulure t'' se trouve dans la partie la plus basse; on met en même temps de l'eau dans le réfrigérant R.

Tout ce qui reste d'eau en V passe en C et le vide se produit dans l'appareil.

On pose V sur le bain-marie B et l'on visse en t'''

diamètre de la rainure en question. Pour prévenir l'adhérence du caoutchouc sur le métal, il suffit d'huiler légèrement les surfaces en contact.

l'entonnoir E, à l'aide duquel on introduit la solution médicamenteuse.

Dès qu'on ouvre doucement t''', le liquide pénètre en V; le robinet doit être fermé avant que la totalité du liquide n'ait pénétré dans l'évaporateur, afin d'éviter la rentrée de l'air.

Enfin, on dévisse l'entonnoir et on adapte, après l'avoir rempli d'eau, le tube P que l'on fait ensuite plonger dans le mercure. On ouvre lentement t''' et le mercure s'élève, indiquant ainsi la dépression intérieure.

Le feu étant maintenu sous le bain-marie et le réfrigérant refroidi, l'ébullition et la condensation continuent à marcher sans interruption.

La fin de l'opération est marquée par le refroidissement de la tubulure t'.

L'appareil de Grandval, pharmacien de l'Hôtel-Dieu de Reims, dont nous donnons plus bas la description, fut, à l'époque de son apparition, l'objet de discussions intéressantes et de rapports fort élogieux.

Néanmoins, la délicatesse de son maniement fut, dès le début, un obstacle à la généralisation de son emploi dans les officines.

Cette difficulté n'avait pas empêché Grandval de préparer de forts beaux produits et de montrer par là toute son habileté de manipulateur.

A propos de Redwood et de Grandval, nous sommes étonné que les publications françaises n'aient pas au moins fait mention du travail anglais, le meilleur de l'époque, sans contredit.

Redwood a vu de suite le parti que la pharmacie pouvait tirer de l'évaporateur à sucre. Sans doute, au sens restreint du mot, il n'a rien inventé, mais il a eu le mérite, grand à nos yeux, de faire une application nouvelle et heureuse d'un appareil déjà connu; l'industrie n'en demande pas davantage.

Revenons à l'appareil Grandval (1) : d'après la description qui en a été donnée, il se compose (fig. 30) de deux vases ovoïdes A A, de capacités différentes, savoir :

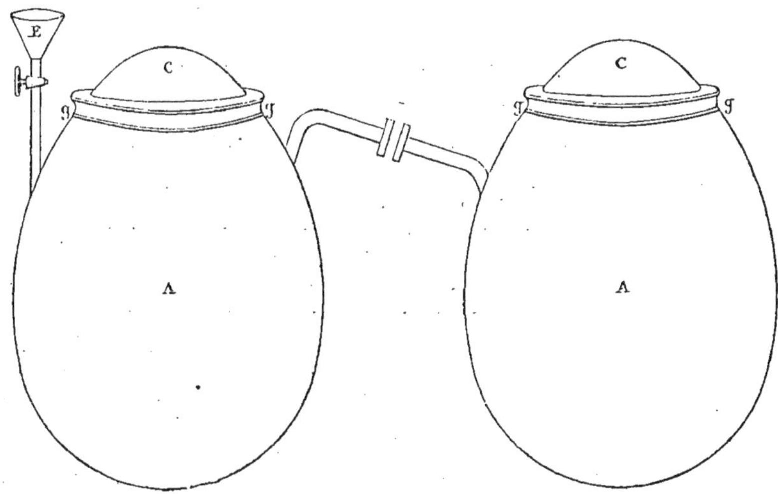

Fig. 30. — Appareil de Grandval.

8 litres pour le vase qui doit contenir l'extrait et 22 litres pour l'autre vase servant de réfrigérant.

Le vase à extrait (gauche) est formé de deux parties, A et C, qui s'appliquent exactement l'une sur l'autre et sont maintenues par des écrous, ou même un simple pas de vis; $g\,g$ est une gouttière qui permet le masti-

<hr>

(1) *Journal de pharmacie et de chimie*, 3e série, t. XV, p. 81, 1849.— Robinet, Gobley et Dublanc, *Rapport sur les extraits préparés dans le vide par l'appareil Grandval*, (Journal de pharmacie et de chimie, 3e série, t. XXI, p. 185, 1852). (Brevet n° 24646, août 1855.)

cage. A la partie supérieure existent trois tubulures ; l'une porte l'entonnoir à robinet E ; l'autre reçoit un tube de communication qui doit conduire la vapeur dans le réfrigérant, et enfin, la troisième est fermée par un bouchon de cuivre à vis.

Le vase réfrigérant a seulement deux tubulures, l'une servant à relier cette partie avec l'autre, la seconde (qu'on ne peut voir) porte un bouchon métallique à vis.

Lorsqu'on veut préparer un extrait, on met quelques litres d'eau dans chacun des deux vases et l'on porte à l'ébullition. Au moment où la vapeur sort avec force, on ferme avec un bouchon la tubulure du vase à extrait et on applique un siphon, qui plonge au fond du plus grand vase de droite et se trouve disposé de manière à fermer la tubulure dans laquelle il a été introduit. La pression de la vapeur force l'eau à monter ; dès que cette dernière est entièrement sortie du vase, on enlève le siphon et on ferme exactement l'ouverture ; l'appareil est prêt à fonctionner (1).

On verse alors dans l'entonnoir E l'extrait liquide qu'il s'agit de concentrer, et l'on ouvre doucement la clef du robinet ; le liquide s'écoule dans l'évaporateur. Ce dernier est placé dans son bain-marie et le condenseur est refroidi par un courant d'eau froide.

(1) Nous ne pouvons nous empêcher de faire remarquer, à nouveau, quelle dût être la dextérité de Grandval pour prévenir les rentrées d'air dans la manipulation qui vient d'être décrite. M. Gossart, pharmacien à Arras, allait plus loin dans sa critique (1849). Il concluait à l'impossibilité pour ainsi dire absolue de se servir de cet appareil pour le travail courant de l'officine.

Il proposait alors un alambic de son invention, à fermetures hermétiques, où le vide se faisait par la vapeur. (*Répertoire de pharmacie*, p. 209, 1848-49.)

La distillation commence aussitôt et dure, au dire de Grandval, jusqu'à dessiccation presque complète de l'extrait (1).

L'appareil de Grandval eut pour effet, non seulement d'appeler la critique, comme on l'a vu plus haut, mais encore de faire surgir d'autres systèmes ayant la prétention, justifiée d'ailleurs, d'être plus pratiques.

Notons, dans cet ordre d'idées, l'alambic de Huraut (2) (fig. 31), dont le perfectionnement apporté consistait dans l'adjonction d'un tube T communiquant, d'une part, avec la cucurbite A et, d'autre part, avec le bain-marie B. La vapeur d'eau traversant tout l'appareil entraînait tout l'air à l'extérieur ; lorsque la purge était jugée suffisante, on bouchait le tube de sortie *t* du serpentin et on continuait à chauffer. L'opération était censée avoir lieu dans le vide; nous disons censée, car il ne pouvait y avoir vide comparable à celui fait par une pompe.

L'emploi d'une pompe agissant d'une façon continue, pendant toute la durée de l'évaporation, avait suggéré à Redwood l'idée d'un appareil de laboratoire de dimensions réduites.

L'auteur dit s'en être servi avec avantage : nous trouvons, en effet, l'agencement général très pratique,

<hr>

(1) Lecoq, pharmacien à Saint-Quentin, vit à l'usage qu'on pouvait modifier avantageusement l'appareil Grandval. (*Journal de pharmacie et de chimie*, 3e série, t. XXIII, p. 31, 1853.) La description qu'il donne de son évaporateur perfectionné nous rappelle le système de Redwood (p. 104), mais il est moins commode que celui du pharmacien anglais, ce dernier faisant intervenir très utilement la pompe pneumatique pour entretenir le vide.

(2) *Journal de pharmacie et de chimie*, 3e série, t. XV, p. 179, 1849.

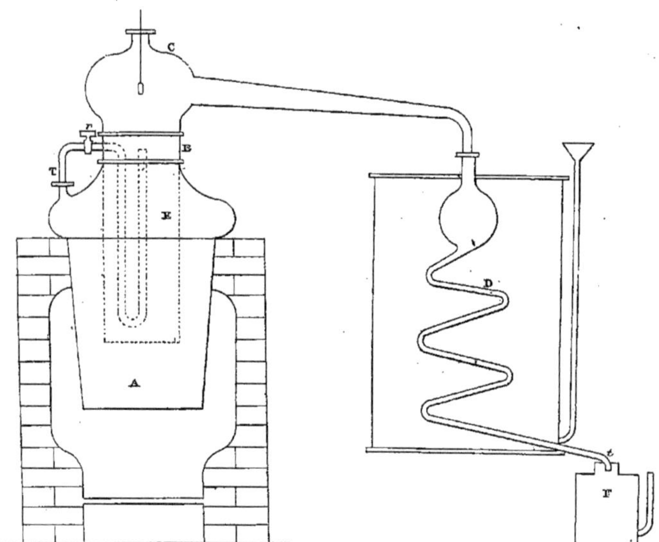

Fig. 31. — Alambic de Hurant pour évaporation dans le vide.

sauf l'obligation dans laquelle on se trouve de pomper à
la main.

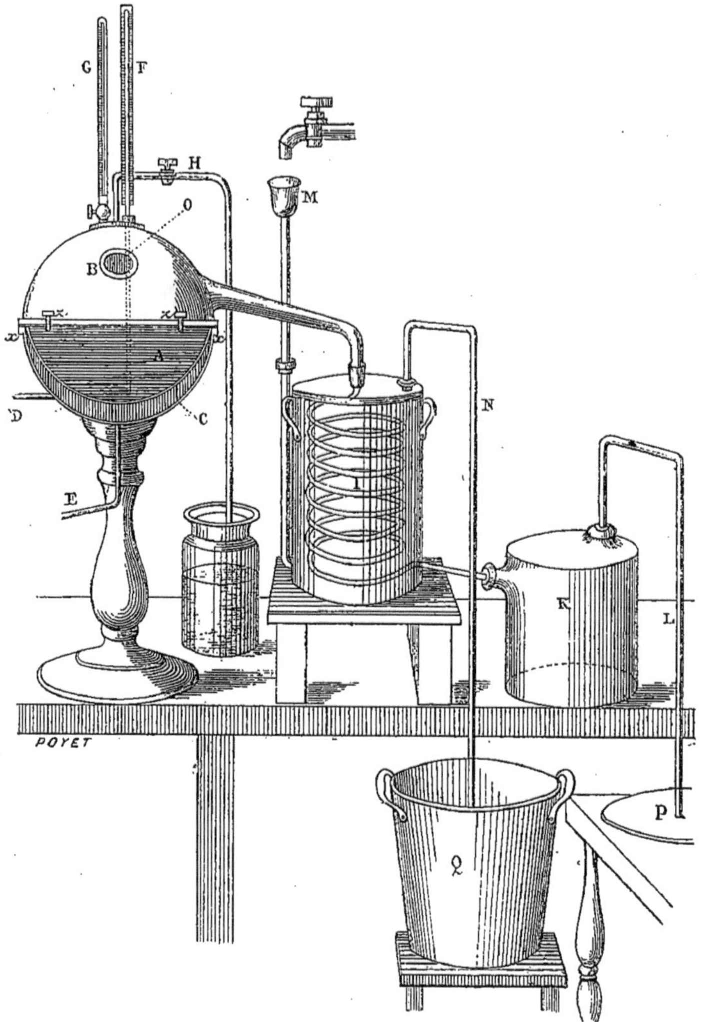

Fig. 32. — Appareil de laboratoire de Reedwood.

Voici l'appareil tel que le décrit Redwood dans son
Traité de pharmacie pratique (fig. 32) :

A est un vase métallique composé de deux hémisphères à rebords, pouvant s'appliquer exactement l'un sur l'autre : pour faire le joint, on interpose entre ceux-ci une couronne de caoutchouc vulcanisé pressée énergiquement par les serre-joints zz.

La calotte inférieure est à double fond C, pour permettre le chauffage à la vapeur D et E.

La calotte supérieure B est munie :

1° D'un regard O pour suivre la marche de l'opération;

2° D'un col joint par son extrémité opposée à un serpentin réfrigérant I;

3° D'un thermomètre F, d'un baromètre tronqué G ;

4° D'un siphon H, destiné à l'introduction du liquide.

L'extrémité inférieure du serpentin est en relation avec un flacon à deux tubulures K, lequel est lui-même relié par un tube L à la platine d'une machine pneumatique P.

Le mode opératoire est fort simple :

On fait d'abord le vide dans l'ensemble du système, puis, par différence de pression, on introduit le liquide par H. On chauffe ensuite en introduisant la vapeur dans la double enveloppe C, et l'on refroidit énergiquement I; la distillation a lieu très rapidement.

La disposition adoptée pour le vase évaporateur permet d'enlever très facilement l'extrait, lorsque l'opération est achevée.

Voici maintenant l'appareil que M. Laurent, pharmacien, et M. Egrot, constructeur, imaginèrent en 1856, et qui rend, même à l'heure actuelle, des services en pharmacie pour la concentration des extraits (1).

Il se compose (fig. 33) d'un évaporateur B en communication avec un vase supérieur FF condenseur, placé dans une cuve réfrigérante que l'on peut remplir d'eau froide ou vider à volonté.

La première opération, pour procéder à une concentration, consiste à chasser l'air de l'appareil ; à cet effet,

Laurent
et
Egrot.
Appareil
à
concentra'ion
dans le vide.
1856.

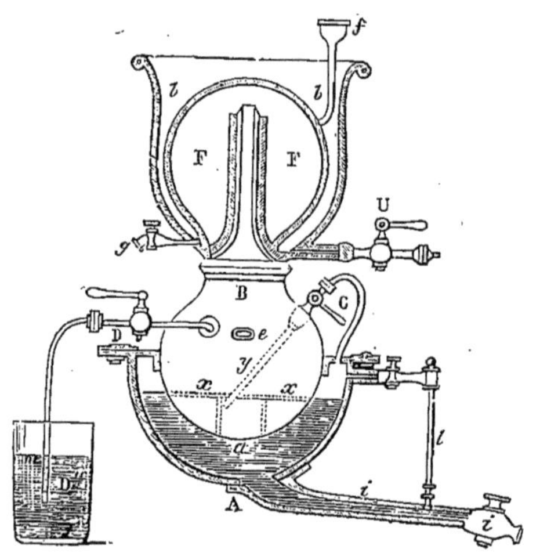

Fig. 33. — Appareil de MM. Laurent et Egrot.

on y introduit, par le tube *y*, de la vapeur provenant du bain-marie *a*. La vapeur remplit les récipients B et FF et chasse l'air par le robinet U. On la laisse s'écouler quelques minutes par ce robinet, pour être sûr que l'air est complètement expulsé. On ferme alors simultanément l'entrée et la sortie de la vapeur et on fait couler de l'eau froide autour de FF ; la vapeur se condensant, un vide se produit dans l'appareil.

(1) *Journal de la Société de pharmacie d'Anvers*, t. XII, p. 253, 1856. (Brevet n° 24614, 1855.)

Le liquide extractif à évaporer est introduit en B par aspiration à l'aide du tube à robinet D : il entre en ébullition et les vapeurs vont se condenser en FF, tandis que l'extrait épaissi reste en B, d'où on peut l'enlever facilement.

Signalons l'ingénieux évaporateur dans le vide que M. Berjot, pharmacien à Caen, a imaginé dans un but essentiellement pratique (1).

Cet appareil (fig. 34) consiste en un grand vase cylindrique B en cuivre étamé, terminé à chacune de ses deux extrémités par une partie hémisphérique ; le fond est à double enveloppe F pour le chauffage à la vapeur.

Dans le dôme se trouve un serpentin S à circulation de vapeur, ayant pour objet de maintenir dans cette partie de l'appareil une température suffisante, pour prévenir la condensation des vapeurs le long des parois, pendant la marche de l'opération.

Le vide se fait, comme dans l'appareil Redwood, à l'aide d'une pompe pneumatique P, manœuvrée à la main (2) ou actionnée par un moteur à vapeur.

La condensation des vapeurs se fait en C, mais le liquide est aspiré aussitôt par la pompe et rejeté au dehors.

Cet appareil, dont l'agencement général était un véritable progrès, fut l'objet d'un rapport très favorable à la Société d'encouragement, et son inventeur s'en est servi avec succès pour la préparation des extraits secs.

En 1863, M. Kessler présenta à l'Académie des sciences (3) un appareil d'évaporation industriel qui

(1) *Bulletin de la Société d'encouragement de Paris*, p. 142, 1861.
(2) Voyez p. 116.
(3) *Comptes rendus de l'Académie des sciences*, t. LVI, p. 94, 1863.

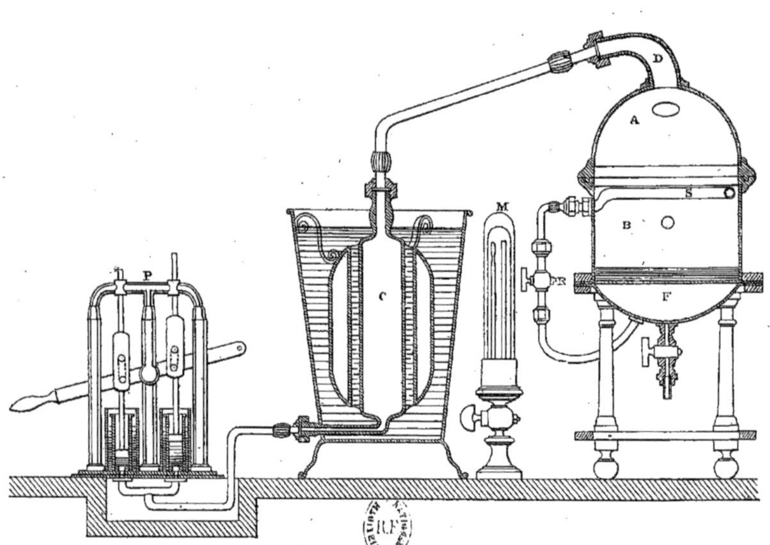

Fig. 34. — Évaporateur dans le vide de M. Berjot.

reçut plus tard, de la part de M. Pontier, pharmacien à Paris, des perfectionnements qui en permirent l'application aux opérations pharmaceutiques (1).

L'érorateur (2), comme l'appelait l'inventeur, se composait essentiellement d'une bassine munie à son bord supérieur d'une rigole déversant, par un tube, à l'extérieur; sur cette bassine s'adaptait un couvercle condenseur conique pourvu de revers verticaux permettant d'y placer un liquide à concentrer.

La vapeur d'eau se condensait sur le couvercle dont elle suivait la pente inclinée pour tomber liquéfiée dans la rigole et c'est la chaleur latente dégagée par la condensation de l'eau, qui, échauffant le couvercle récipient et le liquide qui y était contenu, concentrait celui-ci jusqu'au point voulu. Tel était le *simple effet*. Pour comprendre le *multiple effet*, il suffit de remarquer que si le couvercle condenseur est surmonté par un ou plusieurs vases-couvercles superposés en colonne, on aura une série dont chaque plateau fera l'office de condenseur vis-à-vis de celui qui lui est immédiatement inférieur. L'expérience a démontré qu'on ne pouvait aller au delà de six plateaux.

Les changements apportés par M. Pontier ont permis, comme nous le disions plus haut, de faire de l'érorateur un appareil d'officine (fig. 35). Cet appareil étant à fonctions multiples, nous ne nous occuperons que de ce qui touche à la préparation des extraits; dans ce cas spécial, l'évaporateur est à double effet et le fond du bain-marie B, de convexe qu'il était, devient concave.

(1) *Union pharmaceutique*, p. 274, 1865.
(2) De *ex*, départ, et *ros, roris*, rosée.

L'eau est mise dans la bassine A, le liquide extractif dans le bain-marie B que l'on recouvre avec un plateau condenseur C.

Le tube 1,1 conduit l'eau distillée condensée au réfrigérant.

Le tube 2,2 permet de recueillir un hydrolat médicinal.

Sans insister plus longtemps sur les avantages pra-

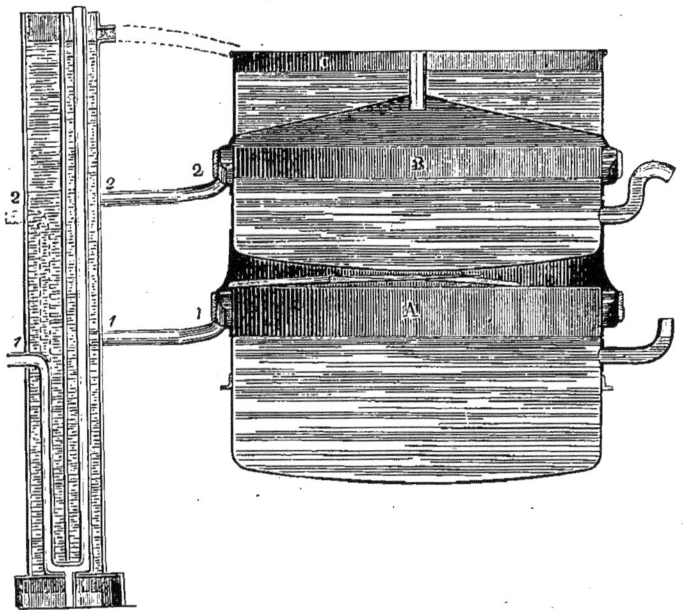

Fig. 35. — Erorateur Kessler-Pontier.

tiques de l'érorateur Kessler-Pontier, nous ferons seulement observer que, dans les conditions où se sont placés les inventeurs, la concentration d'un extrait doit être obtenue gratuitement, l'eau distillée produite payant le combustible.

Immédiatement après l'érorateur, nous mentionnerons un appareil, beaucoup plus récent, qui, comme lui, fonctionne à l'air libre, et qui est dû à M. Kauffeisen, pharmacien à Dijon (1).

Cet habile praticien a très heureusement modifié un évaporateur d'origine allemande, destiné spécialement à la concentration rapide, et sous un petit volume, des extraits pharmaceutiques.

Kauffeisen.
Evaporateur
d'officine.
1883.

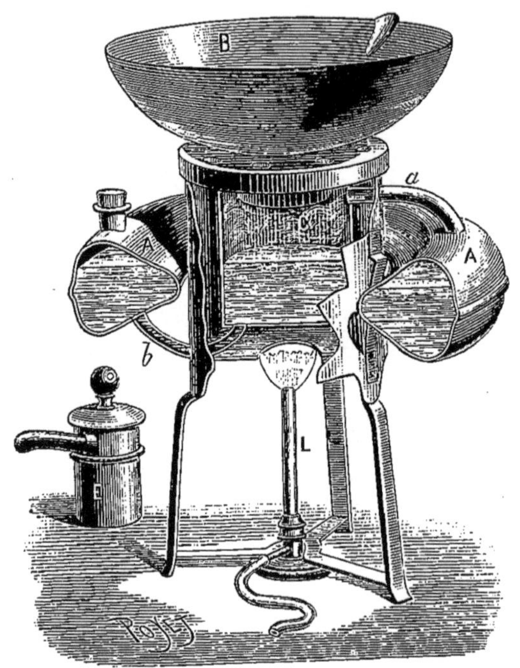

Fig. 36. — Évaporateur de M. Kauffeisen.

Il se compose (fig. 36) d'une chaudière de faible contenance C et d'un manchon circulaire AA servant à la fois de réservoir et de réfrigérant.

Ces pièces sont reliées par deux tubes : le premier *a*, à la partie supérieure, conduit, lorsque la chaudière est

(1) *Société des pharmaciens de la Côte-d'Or* (*Bull.* n° 2, p. 29, 1888).

couverte, la vapeur produite dans le manchon où elle se condense, l'autre *b*, à la partie inférieure, sert à alimenter la chaudière, avec l'eau du manchon et à maintenir le niveau d'eau dans le système.

Sur la chaudière peuvent se placer, en la fermant hermétiquement, divers ustensiles, des disques de diamètres différents pour y poser des capsules plus ou moins grandes, etc.

La presque totalité de la chaleur produite est reçue et utilisée par le vase évaporateur, et l'on peut, d'après M. Kauffeisen, évaporer à 85 degrés 5 litres de liquides en douze heures, avec une dépense de gaz de 25 centimes.

Exposition universelle. 1878. L'Exposition universelle de 1878 ne nous montre, au sujet des extraits pharmaceutiques, rien que nous ne sachions déjà.

Le rapporteur, M. Ferrand, en fait de matériel pour les extraits, cite avec éloge l'appareil à vide de Grandval père (1).

« ... A l'aide de cet appareil, Grandval père a pu, le premier, produire industriellement et livrer au commerce ces extraits dont son fils a exposé de beaux spécimens. M. Grandval réclame pour son père la priorité de la fabrication et de l'introduction dans le commerce. »

Nous avons dit ce que nous pensions du système Grandval (1849); l'appareil ayant dû subir, depuis cette époque, de notables perfectionnements, il est fâcheux que le rapporteur, s'il a eu l'occasion de le voir, n'en ait pas donné la description.

____

(1) Ferrand, *Rapport du Jury international*. Groupe V, classe 47, p. 285.

Il aurait pu également rappeler les appareils d'évaporation si intéressants de M. Chenaillier exposés la
même année.

Chenaillier.
Evaporateur
à lentilles.
1878.

Les applications de l'évaporateur Chenaillier sont
nombreuses : outre la pharmacie, où il a trouvé une
place honorable, la fabrication des extraits de bois,
celle de l'extrait de châtaignier, si délicate, celle des
glucoses, de la glycérine, des colles de gélatine, ont
mis largement ce puissant appareil à contribution.

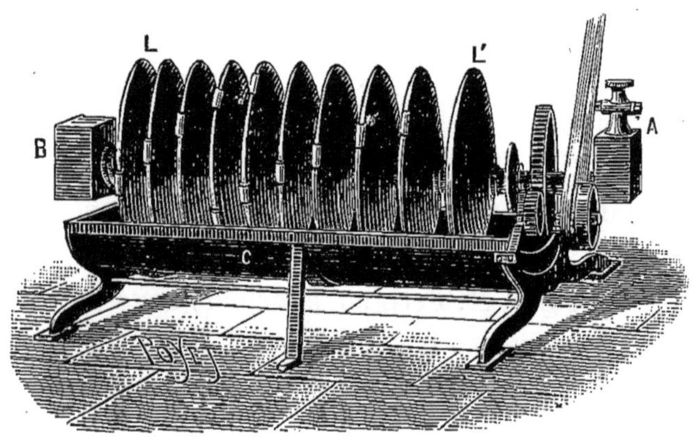

Fig. 37. — Évaporateur à lentilles de Chenaillier.

Le principe sur lequel repose le fonctionnement du
système n'est pas nouveau (1), mais M. Chenaillier, par
un habile agencement, en a décuplé la puissance.

Soit une série de dix lentilles métalliques creuses
(fig. 37), emboîtées à la suite les unes des autres, sur
un axe unique, couché horizontalement sur deux coussinets. Cet axe est creux et peut, par l'intermédiaire de
la boîte A, distribuer la vapeur à chacune des lentilles;

(1) Voyez p. 92.

le retour de vapeur se fait par la boîte de gauche B.

L'ensemble des lentilles reçoit son mouvement de rotation par la commande et les roues d'engrenage figurées sur le dessin.

A chacune des lentilles est soudé un petit godet, qui, à chaque tour de roue, lorsqu'il est en bas, vient se remplir de la solution contenue dans la cuve, et la déverse à la surface de la lentille, lorsqu'il occupe la partie supérieure.

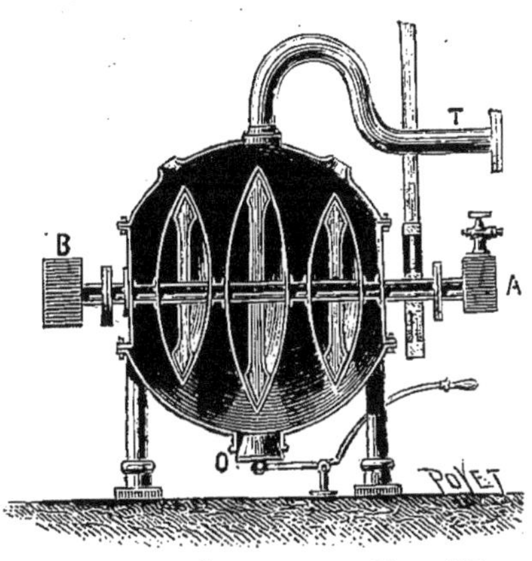

Fig. 38. — Évaporateur Chenaillier fonctionnant dans le vide.

On conçoit qu'avec une pareille surface de chauffe, l'évaporation marche rapidement ; les appareils à grandes dimensions peuvent réduire en vapeur 700 litres d'eau à l'heure. Comme à tous les systèmes d'évaporation à l'air libre, on peut adresser à l'appareil Chenaillier le reproche d'oxyder l'extrait ; aussi l'inventeur a-t-il eu l'idée d'enfermer les lentilles dans un vase sphérique clos, où le vide peut être fait (fig. 38).

Dans ce cas, l'enlèvement de la matière épaissie nous semble difficile à exécuter, surtout si l'on a affaire aux extraits secs ou de consistance pilulaire. Nous préférons de beaucoup, comme facilités de manœuvres, l'évaporateur dans le vide décrit plus loin, page 134 (1).

(1) Avant Chenaillier, Rigaud, de Lyon (4 septembre 1862, Brevet

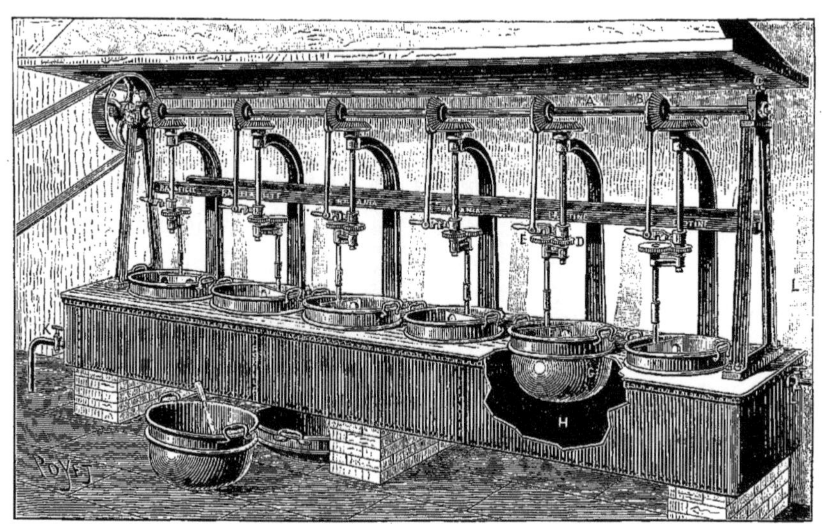

Fig. 39. — Appareil pour la concentration des extraits au bain-marie. (Usine de Courbevoie.)

Après avoir passé en revue les différents appareils qui ont été proposés ou employés pour la concentration des extraits, nous allons donner la description de ceux que nous avons fait établir dans notre usine de Courbevoie, et qui fonctionnent, les uns à l'air libre, les autres dans le vide.

Pour le premier que nous avons fait construire, nous nous sommes rappelé celui que nous avions vu en usage à la Pharmacie centrale des hôpitaux; mais au lieu de chauffer les bassines directement par la vapeur sous pression et, par conséquent, à une température supérieure à 100 degrés, nous les avons placées dans un bain-marie, en munissant chacune d'elles d'un agitateur mécanique. Nous nous trouvions ainsi dans les conditions de l'évaporation telle qu'elle se pratique dans les pharmacies, et la figure 39 représente les dispositions que nous avons adoptées.

Soit une bâche en tôle LHK, en partie remplie d'eau, chauffée par un serpentin de vapeur qui la traverse de L en K sans s'y mélanger; le dessus de cette bâche est percé d'ouvertures pour recevoir six bassines en cuivre étamé, qui plongent en partie dans l'eau, et dans chacune d'elles se meut un agitateur animé : 1° d'un mouvement de translation autour de l'axe qui porte la roue d'angle C; 2° d'un mouvement de rotation simultané au

n° 55424), avait imaginé un appareil à concentrer les extraits, à bâches mobiles et indépendantes.

Pour avoir une idée du système Rigaud, on peut se reporter à la page 92 (fig. 22). Le cylindre A est creux et chauffé intérieurement à la vapeur. La bâche E est montée sur des roues, ce qui permet de l'enlever et de la remplacer par une autre contenant soit le même extrait, soit un extrait d'une autre nature.

premier, et produit par les deux roues d'engrenage D et E. Si l'on veut rendre un des agitateurs immobiles, tout en laissant fonctionner les autres, un déclanchement permet de désengrener la roue E.

Ce double mouvement, sans provoquer la moindre projection, engendre dans le liquide une agitation en tous sens très favorable à l'évaporation, qui se fait ainsi à une température facile à régler et ne dépassant jamais celle de l'eau bouillante.

Un peu plus tard, et pour répondre aux besoins du laboratoire consacré spécialement à la fabrication des alcaloïdes sous la direction de M. Moreaux, nous avons fait installer l'appareil représenté par la figure 40.

Destiné à l'évaporation de liquides facilement altérables, il diffère du précédent en ce que l'eau de la bâche n'arrive jamais au-delà de 60 degrés; les bassines, d'une contenance de 5 litres seulement, ne plongent pas dans l'eau ; elles sont chauffées simplement par la vapeur qui s'en dégage et la température ainsi atteinte est suffisante pour que leur contenu puisse, sans être agité, être amené en consistance d'extrait dans une journée de travail ; les liquides évaporés de cette façon ne foncent pour ainsi dire pas en couleur, et l'extraction de leurs principes immédiats en est rendue d'autant plus facile.

Enfin, nous avons un troisième appareil, destiné à l'évaporation rapide à l'air libre des extraits peu altérables dans ces conditions, chicorée, gentiane, réglisse, par exemple. La figure 41 en donne le dessin.

A est un cône tronqué en cuivre étamé, creux, chauffé intérieurement par une introduction de vapeur G, et

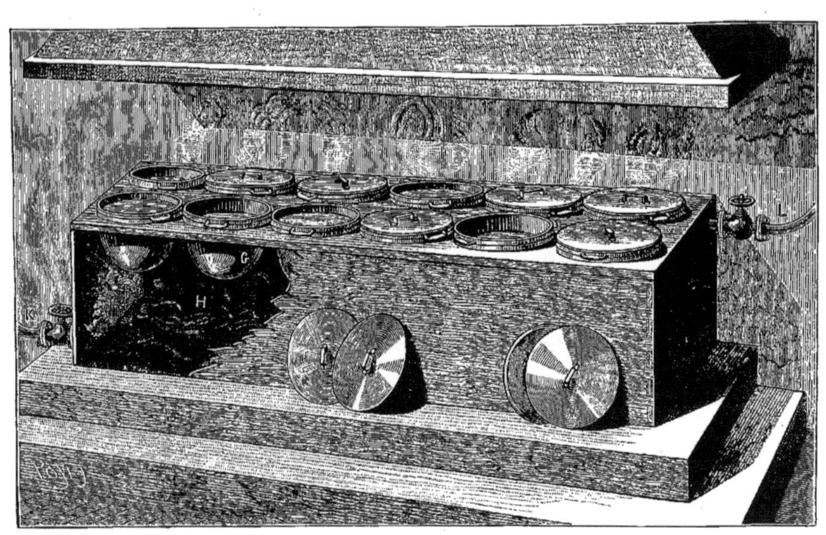

Fig. 40. — Appareil évaporateur à température modérée. (Usine de Courbevoie.)

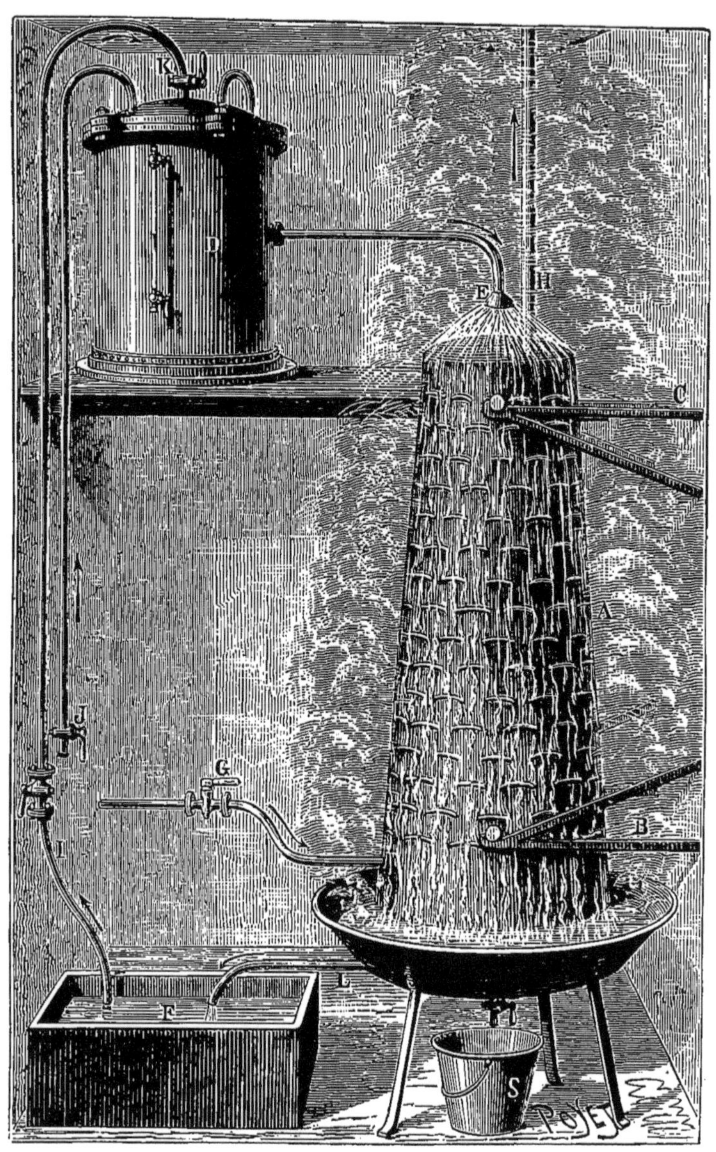

Fig. 41. — Appareil évaporateur à tronc de cône. (Usine de Courbevoie.)

placé verticalement au-dessus d'un récipient muni d'un tube déverseur **L**.

F est une cuve destinée à contenir le liquide extractif que l'on monte dans le réservoir D, par l'effet du vide fait dans celui-ci.

Pour mettre l'appareil en action, on chauffe le tronc de cône et on laisse couler lentement par la pomme d'arrosoir E, une pluie fine de la liqueur végétale à concentrer. Des chicanes, soudées sur la surface du cône, font obstacle à la libre circulation du liquide et augmentent d'autant l'effet cherché.

Le liquide, en partie évaporé, tombe en F, d'où on le remonte en D pour recommencer l'opération, et ainsi de suite jusqu'à concentration suffisante; une cheminée d'appel, non figurée dans le dessin, enlève d'une façon continue la vapeur d'eau formée autour du cône.

Tout en nous occupant de l'installation de nos appareils d'évaporation à l'air libre, notre attention se portait également sur l'emploi du vide comme moyen rationnel d'éviter, dans la mesure du possible, l'altération causée par l'action simultanée de l'air et de la chaleur.

Nous connaissions, mais moins complètement qu'aujourd'hui cependant, les efforts tentés dans cette direction, et nous avions été à même de constater que la concentration dans le vide des liquides extractifs présente des particularités, des difficultés, pourrionsnous dire, que n'offrent point à des degrés égaux la cuisson des jus sucrés et celle des extraits tinctoriaux, pour ne parler que de ces deux sortes de produits industriels.

Dès le début de nos recherches, nous avions été

frappés de ce fait que, dans tous les appareils connus, l'action graduée de la chaleur sur les solutions végétales ne pouvait s'obtenir avec précision : tantôt le double fond, chauffé directement, était amené à une température qui détruisait partiellement les éléments actifs qu'il est important de conserver, et communiquait aux extraits le *goût de cuit* de ceux qui sont obtenus à l'air libre; tantôt, pour éviter ce grave inconvénient, on avait recours au bain-marie, qu'on n'était pas non plus arrivé à régler d'une manière satisfaisante, surtout dans les appareils de la grande industrie.

Appareil fixe. Nous nous sommes efforcé de remédier à ces défauts et le premier appareil que nous avons fait construire (1) (1875) comprend (fig. 42) :

1° Un évaporateur A;

2° Un réservoir cylindrique B, destiné à retenir les parties liquides qui pourraient être entraînées pendant les ébullitions tumultueuses;

3° Un second réservoir C, muni intérieurement de disques perforés, ayant pour effet de diviser en pluie l'eau qui sert à condenser les vapeurs; cette eau, aspirée par l'effet du vide, est amenée par le tube N plongeant dans un puits.

L'évaporateur A, d'une capacité de 1 000 litres environ, est cylindrique, et terminé, haut et bas, par des calottes hémisphériques à double enveloppe; ces trois organes principaux sont reliés, A et B par le gros tube S; B et C par le tube col de cygne U. L'aspiration de la

(1) Cet appareil a figuré à l'Exposition universelle de 1878, dans un tableau gravé représentant une vue d'ensemble de notre usine, et en particulier de l'atelier des extraits.

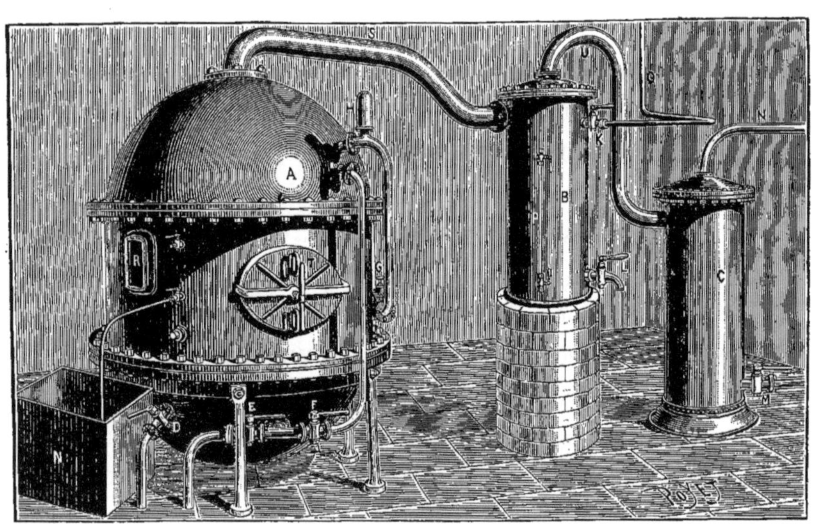

Fig. 42. — Appareil fixe pour évaporer dans le vide. (Usine de Courbevoie.)

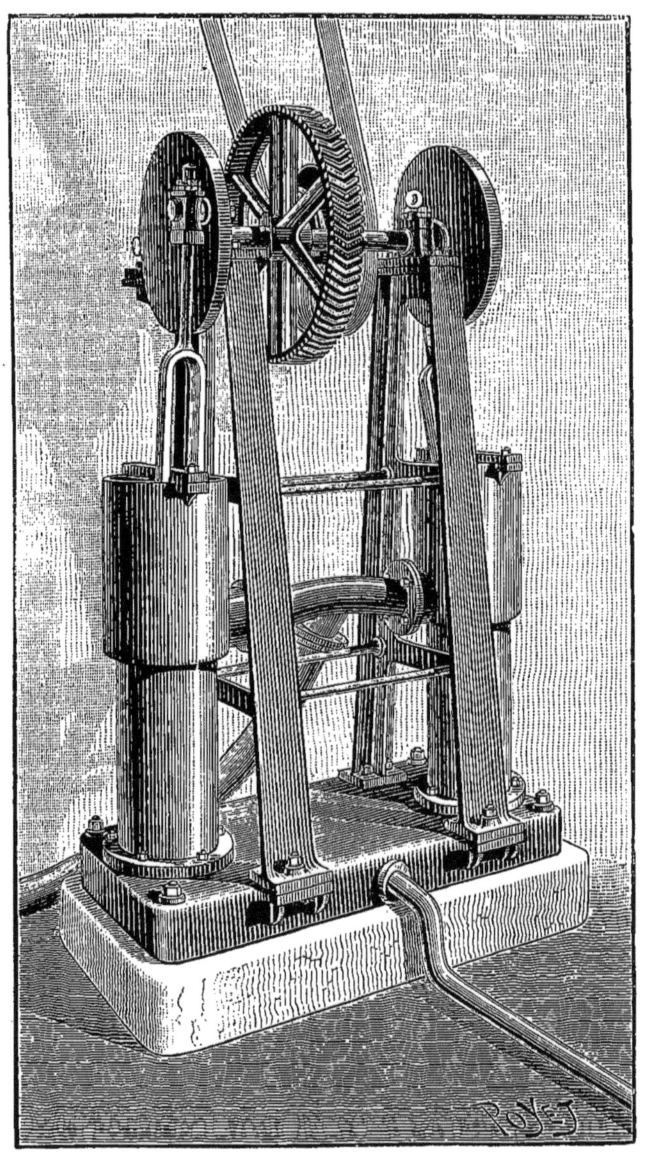

Fig. 43. — Pompe de l'appareil fixe. (Usine de Courbevoie.)

pompe à vide (fig. 43), qui entraîne en même temps les vapeurs condensées et l'eau ayant servi à la condensation, se fait par le conduit à robinet M.

Les organes accessoires sont :

N, récipient contenant le liquide à concentrer;

G, tube à robinet pour l'introduction de la vapeur dans le double fond supérieur;

F, robinet à trois voies pour le retour de la vapeur, déjà en partie refroidie, dans le double fond inférieur;

E, robinet d'introduction de l'eau froide injectée par une pompe non visible dans le dessin;

D, retour de vapeur du double fond inférieur;

R, regard en verre permettant de suivre la marche de l'opération;

T, trou d'homme pour l'enlèvement de l'extrait terminé.

Le fonctionnement de l'appareil est facile à concevoir : le vide est d'abord fait dans les trois récipients, puis 150 litres environ du liquide à concentrer sont introduits en A. On chauffe en réglant, au moyen des robinets F et E, l'arrivée simultanée de la vapeur et de l'eau froide, et la matière peut ainsi être amenée pendant tout le temps de l'évaporation à une température constante, accusée par un thermomètre plongeant dans la calandre.

L'ébullition commence bientôt, avec condensation de la vapeur dans le récipient C, et jusque dans les cylindres de la pompe (fig. 43); pour assurer l'étanchéité parfaite de cette dernière, les cylindres sont remplis d'eau et les pistons se meuvent sous une couche d'environ 20 centimètres de liquide.

On n'a plus ainsi à craindre l'échauffement des

pièces, quelles que soient la durée et la vitesse de la marche; un trop-plein, tube en forme de T coudé, placé au milieu du bâti qui relie les deux corps de pompe, rejette l'excès d'eau dans une bâche ou dans un puisard.

Au fur et à mesure de la diminution du liquide dans l'évaporateur, on en fait pénétrer de nouvelles quantités jusqu'à ce qu'on ait obtenu 25 à 30 kilogrammes d'extrait, que l'on enlève pour recommencer une nouvelle opération.

Remarquons, en passant, que le chauffage du dôme de l'évaporateur A a uniquement pour but d'empêcher la condensation des vapeurs avant leur passage dans le conduit S (1).

L'appareil que nous venons de décrire a été également appliqué avec succès à la concentration des eaux mères du sulfate de quinine par M. Taillandier, d'Argenteuil, dès 1879 et plus tard en 1881 par M. Armet de l'Isle ; il constitue un progrès évident sur ce qui avait été fait auparavant, mais nous avons trouvé à son emploi deux défauts principaux : 1° la forme sphérique du fond et la profondeur de l'évaporateur A sont de sérieux empêchements à l'enlèvement rapide et facile de l'extrait, surtout s'il est complètement desséché; 2° la masse du liquide n'étant pas agitée, la surface seule se trouve réellement soumise à l'action du vide, et, vers la fin de l'opération, la matière épaissie se recouvre d'une croûte résistante qui ne laisse passer que difficilement les bulles de vapeur: il devient alors nécessaire de chauffer davantage, et le

(1) Nous avons déjà noté une disposition analogue dans l'appareil Berjot (voir page 118). Nous n'en avions pas connaissance en faisant construire le nôtre.

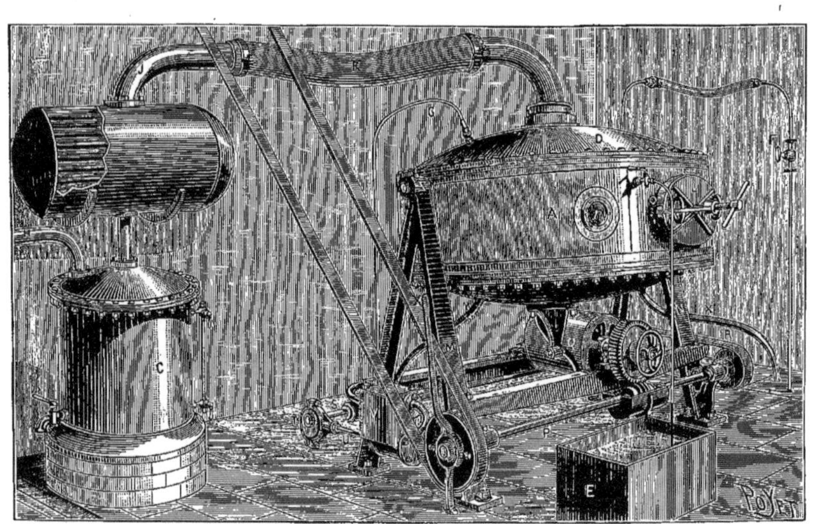

Fig. 44. — Appareil oscillant pour évaporation dans le vide. (Usine de Courbevoie.)

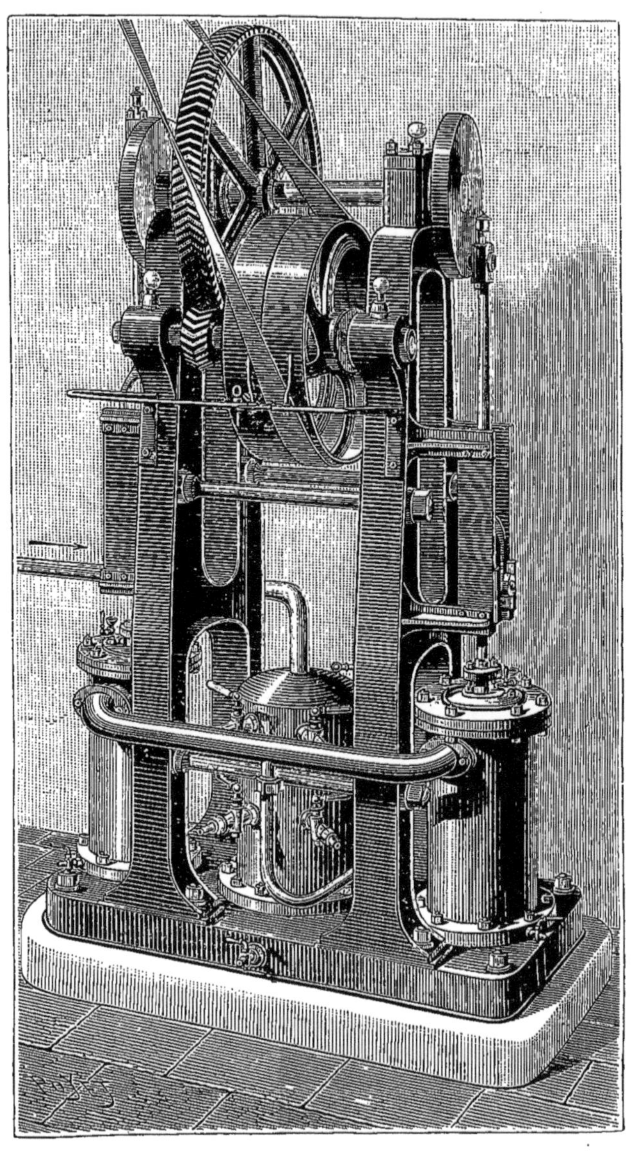

Fig. 45. — Pompe de l'appareil oscillant. (Usine de Courbevoie.)

but que l'on poursuit, évaporer à une basse température et à l'abri du contact de l'air, ne se trouve pas complètement atteint.

Pour obvier à ces inconvénients, nous avons dû apporter de notables changements dans les dimensions et l'agencement des divers organes et nous avons fait construire un appareil oscillant qui fonctionne dans notre usine depuis environ deux ans; en voici la description (fig. 44):

A est un évaporateur cylindrique en cuivre étamé, à fond plat, d'une capacité de 700 litres et dont le diamètre est égal à quatre fois la hauteur; il est muni, aux extrémités d'un même diamètre, de deux larges trous d'homme L (un seul est vu dans la figure), pouvant être fermés hermétiquement par un plateau serré sur une couronne de caoutchouc à l'aide d'une vis à griffes.

Le dessus et le dessous de l'évaporateur sont à double enveloppe : celle du dessus D est chauffée par une prise de vapeur F, dont le retour est en G; celle du dessous, par une circulation d'eau chaude amenée par la pompe V, et, sur le trajet du tube de retour X, conduisant l'eau dans une bâche non représentée dans le dessin, se trouve un thermomètre qui donne d'une façon précise le degré de chaleur du bain-marie.

L'eau d'alimentation de la pompe est maintenue à la température voulue au moyen d'un mince filet de vapeur.

L'évaporateur A est porté sur un axe Z, reposant sur les deux bâtis M N, et le mouvement d'oscillation autour de cet axe est obtenu de la manière suivante: à la double enveloppe inférieure est solidement fixée une pièce métallique, dont l'extrémité la plus basse vient s'engager dans une rainure pratiquée dans la came Q, laquelle reçoit son mouvement de rotation de l'axe P, armé à mi-longueur d'une vis sans fin. Le volant, placé en avant de la roue d'engrenage, est destiné à la mise en marche, ou à l'arrêt de la came, et cela indépendamment du mouvement de la pompe V.

L'évaporateur est surmonté à sa partie supérieure par un très large tube coudé, communiquant par un caoutchouc K avec un réfrigérant tubulaire J, à grande surface de refroidissement (400 tubes) : ce condenseur, refroidi par un courant d'eau, est en communication, par sa partie inférieure, avec le collecteur C qui permet de mesurer la quantité d'eau évaporée.

Le vide est produit et maintenu par la puissante machine pneumatique (fig. 45), mise, au moyen du tube H, en communication avec le réservoir C.

Deux regards en verre R, placés en face l'un de l'autre, permettent de suivre l'opération, et l'introduction du liquide a lieu par le tube à robinet qui plonge dans la cuve E ; enfin, pour éviter la condensation qui se produirait le long des parois verticales de l'évaporateur, il est revêtu d'une chemise en bois, semblable à celle dont on enveloppe les pistons de machine à vapeur.

Ce nouvel appareil nous a donné les meilleurs résultats, surtout pour la préparation des extraits secs, et son fonctionnement est des plus simples : toutes les ouvertures étant bouchées, on fait le vide, puis on y introduit 80 litres environ du liquide à évaporer et l'on chauffe en faisant arriver de la vapeur dans la calotte supérieure et de l'eau à 80 degrés dans celle du dessous. La machine pneumatique étant mise en marche, on fait en même temps fonctionner l'oscillateur (1), lequel, basculant d'avant en arrière, entretient dans le liquide un mouvement de va-et-vient qui renouvelle constamment les surfaces, et rompt à tout instant la pellicule qui tendrait à se former, comme cela se produisait dans notre premier appareil.

Cette agitation incessante augmente considérablement la rapidité de l'évaporation, qui, dans les conditions que nous venons d'énoncer, atteint facilement le chiffre de 50 litres à l'heure sans que le thermomètre placé à l'intérieur de la calandre marque plus de 35 à 36 degrés; l'alimentation du bain-marie avec de l'eau presque bouillante, à 95 degrés par exemple, a surtout pour effet d'accélérer l'évaporation, mais la température intérieure ne dépasse pas 38 degrés.

Dans le cours de nos expériences, nous avons pu, à la basse température de 30 degrés, évaporer 20 litres à l'heure, résultat que nous n'aurions pas obtenu dans notre appareil fixe, et nous sommes ainsi parvenu à concentrer des liqueurs aromatiques en leur conservant tous leurs principes odorants.

L'enlèvement de l'extrait terminé se fait avec la plus grande facilité : s'il est de consistance molle, après avoir fait rentrer l'air, on ouvre un des trous d'homme et, par un mouvement de l'oscillateur, on déverse tout le contenu de l'appareil dans un vase placé au-dessous : s'il s'agit d'un extrait de consistance pilulaire, ou tout à fait sec, les deux trous d'homme sont ouverts simultanément et

______

(1) Les oscillations peuvent être graduées de huit à vingt à la minute ; nous nous en tenons généralement au premier de ces chiffres.

la matière est raclée vivement pendant qu'elle est encore chaude.

Nous dirons maintenant un mot de notre machine pneumatique (fig. 45) : elle est à deux corps de pompe, fixés sur un même socle creux; l'aspiration se fait suivant le sens indiqué par la flèche et par l'intermédiaire du réservoir à vide placé entre les deux montants du bâti. La moyenne des coups de piston est de vingt à la minute pour chaque corps de pompe, et le volume d'air, ou de vapeur, enlevé est de 1 120 litres par minute.

Les organes de cet instrument, bien proportionnés et solidement établis, supportent aisément un travail continu, sans échauffement sensible, à condition toutefois que le graissage des cylindres soit entretenu soigneusement et fait à la glycérine, de préférence à toute substance grasse ou hydrocarburée.

En résumé, l'emploi de ce nouvel appareil nous permet d'obtenir, à une température qui n'est pas susceptible de les altérer dans leur constitution intime, des extraits qui possèdent à un degré marqué l'odeur et la saveur des substances dont ils sont tirés; de plus, au lieu de présenter la couleur brune, plus ou moins noirâtre, des extraits préparés au bain-marie, ils sont translucides, d'un blond rougeâtre, et leurs solutions, presque limpides et à peine colorées, indiquent le peu d'altération subie par la matière organique.

Appareil à distiller et et dessécher dans le vide.

L'arsenal des laboratoires d'analyses, ou de recherches exclusivement scientifiques, est aujourd'hui très complet pour ce qui concerne les appareils relatifs à la distillation et à la dessiccation dans le vide. Citons, entre

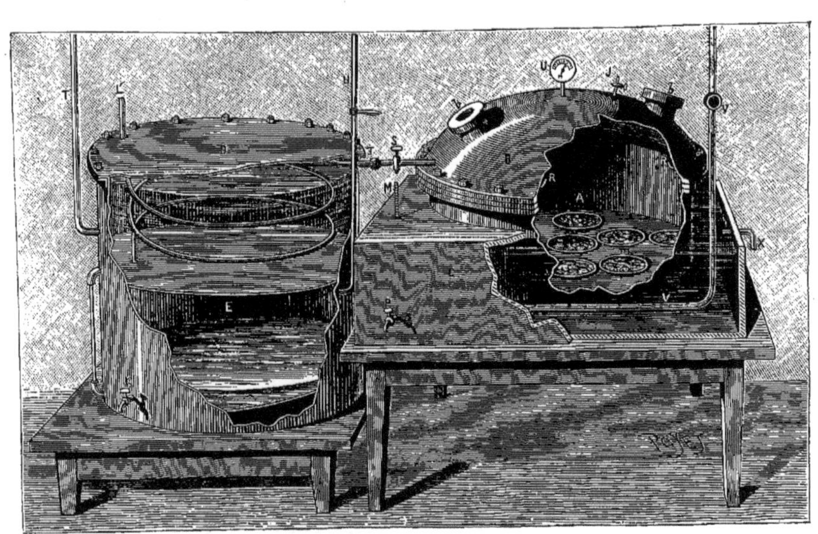

Fig. 46. — Appareil à distiller et dessécher dans le vide. (Usine de Courbevoie.)

autres, la cloche à dessécher et l'exsiccateur de M. Chancel, de Montpellier.

Mais ces appareils, excellents s'il s'agit de petites quantités à manipuler, deviennent incommodes et tout à fait insuffisants dès qu'on s'adresse à des quantités un peu fortes de matières solides très hydratées, ou bien à des corps, solides ou liquides, dissous dans un véhicule (alcool, carbures, etc.), qu'il s'agit de récupérer par mesure d'économie.

C'est qu'en effet, parallèlement à nos préparations courantes d'alcaloïdes végétaux, nous avons en outre nos recherches d'analyse végétale qui exigent, on peut dire dans tous les cas, une dessiccation à basse température (de 30 à 60 degrés) et à l'abri de l'air.

Ces besoins nous ont amené, avec le concours de M. Albert Bonière, un des chimistes de notre usine, à imaginer un appareil, dont les dimensions et l'agencement général répondissent au but spécial cherché.

Bien que le présent ouvrage soit circonscrit à l'histoire des extraits médicinaux, nous avons pensé néanmoins qu'une description de ce nouvel instrument de travail ne serait pas déplacée à la suite de nos appareils évaporatoires.

La figure 46 représente un récipient cylindrique A en cuivre étamé, de 50 litres de capacité, dont le diamètre est égal à quatre fois la hauteur, et qui est muni d'un couvercle B, formant joint avec A, par une couronne de caoutchouc et une série de boulons.

Ce couvercle porte : 1° deux regards bb; 2° un manomètre U; 3° une gouttière RR, soudée sur la paroi interne au ras du tube de communication TS, et ayant

pour but de recueillir, pendant la marche de la distillation, le liquide (eau, alcool, etc.) provenant des matières mises en œuvre.

Le vase A repose, par une cornière, sur le couvercle
du bain-marie C dont X est le trop-plein, V le réchauffeur à vapeur, et M le thermomètre.

A est en relation avec le condenseur E par le tube à
raccord T, formant joint hermétique avec l'extrémité
opposée du serpentin en étain ou en plomb D, lequel
peut, suivant le cas, être refroidi avec de l'eau ordinaire,
de la glace ou enfin un mélange réfrigérant. L'extrémité
libre du serpentin débouche dans un compartiment E,
où le vide est fait par le tube H.

Ce dispositif permet de concevoir à première vue que
l'appareil peut servir successivement à la distillation
ou à la dessiccation.

Dans le premier cas la matière liquide ou semi-liquide
est versée en A, et, en raison du vide produit en E, la
distillation a lieu naturellement à une température inférieure à celle du point d'ébullition du liquide qu'il
s'agit d'enlever.

Si le liquide à distiller est acide, il est mis dans une
terrine ou un vase en porcelaine baignant dans un bain
de paraffine ou d'huile (1) et le récipient A sert de second
bain-marie.

Pour dessécher les corps cristallisés ou amorphes,
ceux-ci sont mis dans des plats qu e l'on pose directe-

____

(1) Inutile de dire que la paraffine, pour cet usage particulier,
doit être préalablement débarrassée, par un chauffage prolongé
dans le vide, de tous les carbures volatils qu'elle contient presque
toujours.

ment sur le fond de l'évaporateur (voir la figure) ou sur un faux fond en bois percé de trous, élevé de 10 centimètres par des pieds et au-dessous duquel on place une matière desséchante quelconque (chlorure de calcium, chaux, etc.).

Cet appareil nous rend de grands services dans l'extraction des alcaloïdes et des produits analogues, dont le nombre augmente de jour en jour.

DEUXIÈME PARTIE

MÉTHODES ET APPAREILS POUR LA PRÉPARATION DES SOLUTIONS EXTRACTIVES.

Nous avons, dans notre première partie, décrit les différents modes et appareils usités pour la concentration des extraits; nous nous occuperons maintenant de la préparation des solutions médicamenteuses destinées à les fournir. Nous ne discuterons pas les avantages ou les inconvénients des diverses méthodes qui peuvent être employées, décoction, digestion, infusion, macération, lixiviation, etc.; cette question est traitée *ex professo* dans les ouvrages classiques auxquels nous avons déjà renvoyé le lecteur, et nous continuerons notre étude au point de vue historique seulement.

Les anciens pharmaciens ne semblent pas avoir attaché une grande importance à rechercher la meilleure manière d'extraire la partie active des substances médicamenteuses, ni s'être rendu compte des raisons pour lesquelles l'infusion ou la macération devaient, dans certaines circonstances, être préférées à la décoction. Le comte de la Garaye est le premier qui ait imaginé un procédé spécial, ayant pour objet de supprimer l'action de la chaleur, et auquel il donna le nom de trituration; nous nous y sommes arrêté longuement (1), nous n'y

(1) Voir page 16 et suiv.

reviendrons donc pas et nous exposerons au contraire, avec quelques détails, les idées du célèbre chimiste Macquer, qui avait certainement une vue très exacte, pour l'époque, de la différence à établir entre les cas où il est bon de s'aider de la chaleur, et ceux où l'on doit éviter d'y avoir recours.

« On donne, dit-il (1), le nom de décoction à l'action de faire bouillir une substance dans l'eau... Il est évident d'abord qu'après une longue et forte décoction, l'eau ne peut se trouver chargée que des principes qui n'ont pas assez de volatilité pour s'élever (2) au degré de chaleur de l'ébullition.

« Il suit de là qu'il ne faut point soumettre à la décoction les plantes ou autres matières qui contiennent des principes volatils, quand on veut que l'eau se trouve chargée de ces mêmes principes ; dans ce cas, il ne faut faire qu'une simple infusion *à froid*, ou à une chaleur moindre que celle de l'ébullition et dans des vases clos.

« La décoction devient nécessaire quand les matières à traiter sont solides et d'un tissu compact et serré, parce qu'alors l'eau ne pourrait extraire facilement les principes sans le secours de l'ébullition.

« ... On peut établir comme une règle générale, qu'il ne faut employer l'ébullition ou la décoction que quand elle est absolument nécessaire, c'est-à-dire, quand on ne peut tirer les mêmes principes, et en même quantité, par la simple infusion, même à froid si cela se peut, attendu que les principes prochains des végétaux sont la plupart si délicats et si susceptibles d'altération et de décom-

(1) Macquer, *Dictionnaire de chimie*, 1778, 2ᵉ édition, *passim*.
(2) S'évaporer.

position, que souvent la chaleur la plus douce change beaucoup leur nature et leurs propriétés.

« … L'infusion est une des principales opérations de l'analyse par les menstrues, de même que la décoction, dont elle peut être regardée comme le premier degré…

« Ce sont singulièrement les plantes aromatiques et autres matières végétales ödorantes qu'on soumet à l'infusion, quand on veut conserver le principe de leur odeur dans lequel consiste leur vertu, et qui est toujours volatil au point de se dissiper et de se perdre par la chaleur de l'ébullition. On doit, pour conserver encore mieux ces principes volatils, n'employer que la moindre chaleur nécessaire à l'extraction, et faire ces infusions dans des matras ou autres vaisseaux qu'on peut fermer exactement.

« La digestion est une opération qui consiste à exposer les corps à une douce chaleur, dans des vaisseaux convenables et pendant un certain temps.

« … On se sert aussi de la digestion pour amollir et ouvrir certains corps destinés à subir des opérations ultérieures…

« La macération consiste à faire tremper à froid les corps dans quelques liqueurs pour les ramollir, les pénétrer, les ouvrir ou même en dissoudre quelques principes. Cette opération est essentiellement la même que la digestion ; elle n'en diffère qu'en ce qu'elle se fait sans le secours d'aucune autre chaleur que celle qui règne naturellement dans l'air.

« On préfère la macération à la digestion, toutes les fois que la chaleur est inutile ou nuisible à l'opération qu'on veut faire. Par exemple, lorsqu'on fait tremper les matières végétales aromatiques dures et ligneuses dans le dessein de les ramollir et de les ouvrir, pour en tirer ensuite plus facilement l'huile essentielle; cela doit se faire à froid par la macération et non par la digestion, attendu que la plus légère chaleur est capable de faire dissiper en grande partie l'esprit recteur (1) qu'on doit toujours conserver le plus qu'il est possible, puisqu'il améliore l'huile essentielle et en augmente la quantité. »

Quelles étaient les idées de Macquer sur l'extrait pharmaceutique?

« Les extraits, dit-il, sont des substances séparées des végétaux par le moyen de l'eau.

« Pour faire l'extrait d'une substance végétale, on la fait infuser ou bouillir, suivant sa nature, dans une suffisante quantité d'eau, pour entraîner tous ceux de ses principes que ce menstrue est en état de dissoudre.

« Si la matière végétale est succulente ou aqueuse par elle-même, alors on n'a pas besoin de la soumettre à la décoction et à l'infusion : on en exprime le suc qui contient toute la matière de l'extrait, parce que l'eau, que contient naturellement la plante, tient lieu de celle qu'on emploie pour l'infusion et la décoction.

« On fait ensuite évaporer l'infusion, la décoction, ou le suc de la plante, jusqu'à ce que ces matières soient réduites à une consistance plus ou moins molle ou ferme; car il y a des extraits auxquels on ne donne qu'une consistance de pâte; on les nomme extraits mous;

---

(1) L'esprit recteur était, suivant les chimistes et pharmaciens de cette époque, un principe très atténué, très subtil et très volatil, dans lequel résidait particulièrement l'odeur de tous les corps qui en sont pourvus.

il y en a d'autres qu'on fait évaporer jnsqu'à siccité ; ces derniers se nomment extraits secs ou solides.

« Comme les extraits doivent ressembler, le plus qu'il est possible, au végétal même dont ils sont tirés, on ne doit les faire évaporer qu'à une chaleur douce et au bain-marie, parce qu'une forte chaleur altère toujours beaucoup les principes délicats et fort composés des végétaux. Mais pour éviter les inconvénients d'une évaporation prolongée pendant un trop long temps, ce qui pourrait occasionner une fermentation dans la matière de l'extrait, il est à propos d'accélérer cette opération le plus qu'il est possible ; on y parvient facilement en distribuant la liqueur sur un assez grand nombre de vaisseaux plats et évasés et en la réduisant de cette façon presque toute en surface. C'est de cette manière que M. le comte de la Garaye préparait ce qu'il nommait ses *sels essentiels,* qui ne sont que des extraits solides, mais les meilleurs et les plus parfaits que l'on puisse avoir. »

Macquer discute avec beaucoup de sagacité la composition immédiate de l'extrait et ajoute en forme de *desideratum :*

« ... Il paraît même que si l'on voulait faire des extraits qui possédassent réellement le plus qu'il est possible des propriétés et des vertus des plantes, on ne devrait pas se contenter de faire l'extraction par l'eau seule, mais qu'il faudrait aussi la faire par l'esprit de vin et confondre ensemble les substances extraites par ces deux dissolvants. »

Macquer en conclut, avec raison, qu'il serait désirable que des recherches chimiques missent en lumière les différences dans les résultats obtenus par l'emploi de divers menstrues appliqués à un même végétal.

Il appelle cette nouvelle méthode, l'*analyse par les menstrues* (1), méthode qui n'est autre du reste que l'analyse immédiate des végétaux par les solvants neutres, généralisée par Chevreul en 1813, à propos de son mémorable travail sur les corps gras.

Citons intégralement la conclusion de l'article de Macquer, si remarquable par la profondeur des vues.

« ... Les différences qu'on a entrevues dans les extraits faits à l'aide de différents dissolvants, n'ont guère encore, jusqu'à ces derniers temps, influé dans la pharmacie que par quelques extraits qu'on a prescrit de faire avec le vin, le vinaigre, et autres menstrues différents de l'eau pure.

« Mais combien ne faut-il pas encore de travail et de recherches pour connaître clairement la nature et la quantité de principes prochains des végétaux et des animaux, qui se trouvent dans les extraits qu'on en fait, ou qu'on en peut faire par différents menstrues ; ainsi que les nouvelles combinaisons, ou séparations de ces substances, qui se trouvent mêlées et confondues dans les extraits, et qui doivent toujours varier beaucoup, suivant la nature de l'excipient ou dissolvant, et à raison du degré et de la durée de la chaleur qu'on emploie pour amener les extraits à leur consistance ? »

Jusqu'à cette époque, trois opérations, la macération, l'infusion et la décoction, étaient mises en œuvre dans

(1) Rouelle le chimiste fut, d'après Macquer lui-même, l'instigateur de la méthode d'analyse par les menstrues ; nous n'avons rien trouvé dans les écrits de Rouelle qui prouve l'assertion de Macquer.

les officines pour la préparation des extraits médicinaux. Les appareils étaient des plus simples et con-
sistaient, dans la généralité des cas, soit en récipients
de grandeurs variées, disposés pour la décantation (macération, infusion), soit en vases métalliques, chauffés
à feu nu ou au bain-marie (décoction).

Mais ces procédés nécessitaient des manipulations
longues qui occasionnaient souvent des altérations
graves dans les liqueurs concentrées, et entraînaient,
malgré l'emploi de la presse, une perte sensible de produit.

C'est alors que nous voyons apparaître, pour la première fois en pharmacie, la lixiviation méthodique des
végétaux, connue depuis longtemps dans la brasserie
écossaise, et employée avec succès pour le lessivage des
matériaux salpêtrés.

Les matières étaient disposées par couches plus ou
moins épaisses dans des vases cylindriques, et lavées
par des quantités successives d'eau qui, par filtration à
travers la masse, entraînaient toutes les parties solubles.

Tel fut le filtre de Paul de Genève (1) pour la préparation des eaux minérales artificielles (fig. 47).

Paul
de Genève.
1811.

A B C étaient des vases clos, pleins de la matière
minéralisante, communiquant entre eux par des tubes,
et traversés successivement de bas en haut par de l'eau
ordinaire contenue dans la cuve E.

De nombreux obstacles vinrent s'opposer à l'application pure et simple de ce procédé en pharmacie : l'inconvénient principal résidait dans ce fait, que beaucoup
de matières végétales se gonflaient sous l'influence de

(1) *Bulletin de pharmacie*, 1re série, t. III, p. 322, 1811.

l'eau, et opposaient, au bout de très peu de temps, un obstacle invincible à son passage. Lorsque les matières n'étaient pas susceptibles de se gonfler, il arrivait souvent que l'épuisement, pour être complet, exigeait des quantités d'eau telles que l'opération devenait impraticable.

Comte Réal. Filtre-presse 1816.

C'est ce que comprit parfaitement le comte Réal qui en 1816, fit, le premier, l'application raisonnée d'un

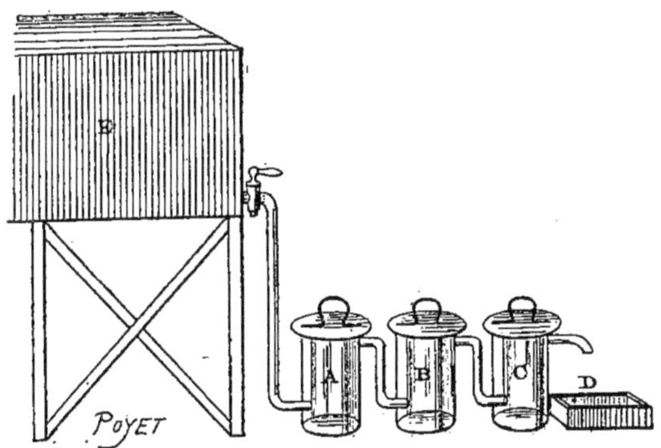

Fig. 47. — Filtre de Paul de Genève pour la préparation des eaux minérales artificielles.

principe physique connu, *dans le but d'épuiser les végétaux avec le moins de solvant possible* (1).

L'appareil inventé par Réal a provoqué trop de controverses pour que nous n'en donnions point une description détaillée et complète. Il a d'ailleurs été, il faut bien le dire, le point de départ de la méthode de déplacement, employée couramment aujourd'hui.

Son filtre-presse, comme il l'appelait, repose sur un

(1) *Journal de pharmacie*, 1re série, t. II, p. 163 et 471, 1816, et *Bulletin de la Société d'encouragement de Paris*, t. XV, p. 202, 206, 1816.

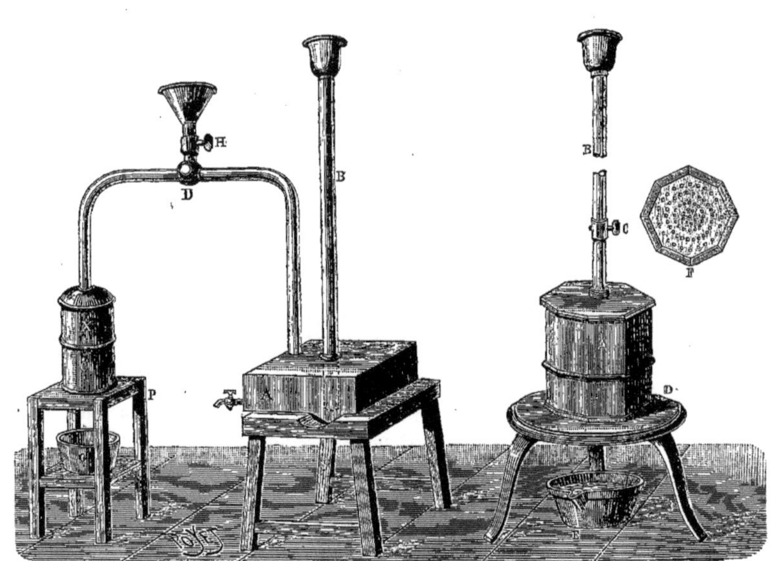

Fig. 49. — Filtre-presse Réal
fonctionnant avec le mercure.

Fig. 48. — Filtre-presse Réal
fonctionnant avec l'eau.

principe établi par Pascal et qui s'énonce ainsi : la pression exercée par un liquide, sur le fond du vase qui le contient, est égale au poids d'une colonne de ce même liquide, ayant pour base la surface du fond, et pour hauteur sa distance au plan de la surface libre.

Cet appareil (fig. 48) consiste en un cylindre métallique A, monté à vis sur une base de même matière D qui sert de réservoir, et porte un petit robinet d'écoulement qui ne se voit pas dans le dessin.

Le cylindre est séparé de la base par un diaphragme perforé F, qui, se vissant sur cette base, s'adapte, par un pas de vis également, au cylindre qui le surmonte ; à la partie supérieure est fixé un chapiteau creux, dont le fond, criblé de trous, reçoit une douille sur laquelle est soudé un tuyau de plomb B, muni d'un robinet C, et communiquant avec un réservoir plus ou moins élevé au-dessus de l'appareil.

L'intérieur du cylindre est divisé en plusieurs compartiments par des diaphragmes mobiles, lorsque la nature de la matière ou la force de la pression rend cette précaution nécessaire.

Lorsqu'on veut faire usage de cet appareil, la substance végétale sur laquelle on opère, et qui doit être réduite en poudre très fine, est détrempée d'abord avec le dissolvant, eau ou alcool, de manière à en former une espèce de pâte. On la laisse en cet état assez longtemps pour que les matières solubles soient bien ramollies ; puis on l'introduit dans le cylindre, en la tassant d'une façon uniforme. Enfin on place le chapiteau sur le cylindre et on établit la communication de l'appareil avec le réservoir supérieur : cette communication établie, le liquide vient presser sur le mélange contenu en A, et chasse devant lui le dissolvant chargé des principes solubles.

Pour obtenir un effet utile, Réal donnait une hauteur de 15 à 20 mètres à la colonne d'eau, ce qui devenait peu pratique ; aussi avait-il imaginé, en second lieu, le dispositif de la figure 49.

Filtre-presse Réal modifié. — C était le cylindre filtre-presse agencé comme ci-dessus (fig. 48) : son chapiteau était en communication par le tube D, armé d'un entonnoir E à robinet H, avec une boîte de fonte A complètement close, surmontée d'un tube B de 2 mètres de hauteur seulement.

Le fonctionnement est facile à concevoir ; supposons C plein de la pâte végétale à épuiser : on remplit d'abord la boîte A de mercure à ras du tube B, et l'on remplit d'eau le tube de communication D ; puis l'on verse du mercure par l'entonnoir du tube B. Il est évident que, pour une même pression exercée en C, la hauteur de la colonne liquide en B devra être treize fois et demi moindre que la hauteur de celle de la figure 48, le rapport des densités du mercure et de l'eau étant entre elles comme 1 : 13,5.

Le filtre Réal fut l'objet de nombreuses discussions, non seulement en France, comme nous le verrons par la suite, mais encore en Allemagne ainsi qu'en témoignent les mémoires publiés sur cette matière dans les ouvrages de pharmacie de ce pays (1).

Deux perfectionnements sérieux furent proposés : nous en dirons quelques mots avant d'aller plus loin :

(1) *Repertorium fur pharmacie*, Buchner, t. III, p. 88, 1817 ; t. XLVI, p. 74, 79, 1833.

Hofrath Wurzer, de Marbourg (1), trouvait que l'eau s'écoulait trop facilement, et à trop basse température, du filtre-presse, et, conséquemment, n'épuisait qu'imparfaitement les matières soumises à son action; aussi entourait-il d'abord le digesteur A (fig. 50) d'une double enveloppe *f*, dans laquelle on pouvait verser de l'eau plus ou moins chaude; il adaptait ensuite au tube de pression un robinet à trois voies *r*, permettant, ou bien de rendre la communication complète entre le liquide du réservoir et le digesteur A, ou bien de régler la pression par un quart de tour de la clef du robinet, en forçant une partie du solvant à se déverser par le tube latéral *t*.

Rodolphe Brands de son côté critiquait, avec quelque raison d'ailleurs, le prix élevé de l'appareil (2); il indiquait alors le moyen d'arriver au même résultat en prenant un simple seau en bois *dd* (fig. 51), muni dans sa partie médiane d'un fond *b*, percé de trous, et en haut d'un fond *a*, sur lequel venait s'adapter le tube de pression L.

Pour charger le filtre, on enlevait les deux cercles *dd*, on écartait légèrement les douves du seau de manière à enlever le fond *a*, et l'on introduisait, dans l'intervalle compris entre *a* et *b*, la matière à épuiser, après l'avoir fait préalablement macérer dans le dissolvant pendant douze ou vingt-quatre heures; on remettait le fond *a* en place, on bouchait les trous *t*, et l'on opérait l'épuisement, comme il vient d'être dit à propos du filtre-presse Réal.

Hofrath
Wurzer
perfectionne
le filtre Réal
1819.

Rodolphe
Brands
propose
une
disposition
plus pratique.
1819.

(1) *Repertorium fur pharmacie*, Buchner, p. 230, 1819.
(2) *Id., Ibid.*, t. VII, p. 234, 1819.

En dehors du filtre-presse actuel qui n'est, il faut

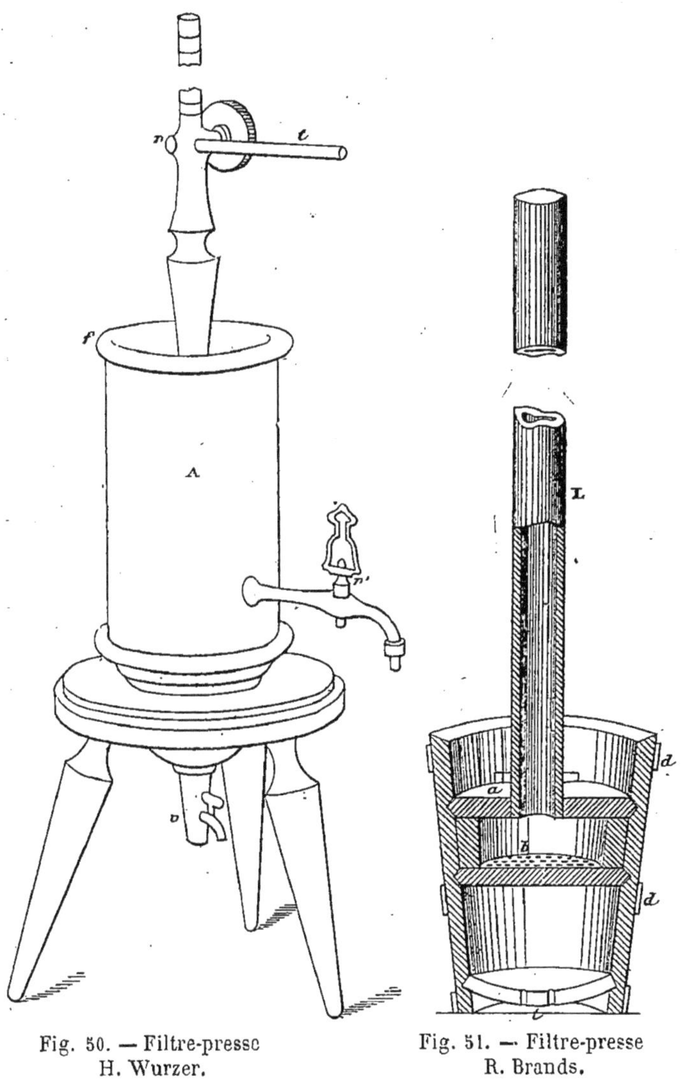

Fig. 50. — Filtre-presse
H. Wurzer.

Fig. 51. — Filtre-presse
R. Brands.

bien le dire, que l'appareil Réal très perfectionné, nous
devons signaler encore comme dérivés de ce dernier :

1° Le filtre Westphal, copie de l'original, sans change-ment bien notable (1);

2° L'appareil plus intéressant de Loysel, qui lui a donné le nom de *percolateur* (2).

Il se compose :

D'un récipient cylin-drique (fig. 52) divisé en compartiments d'é-gale capacité a, b, c, d, etc., par des faux fonds percés de trous, afin d'éviter le tasse-ment de la matière sous l'effet de la pres-sion, vice signalé dans l'appareil Réal;

D'un tube t, criblé de petits trous, éta-blissant la communi-cation entre les divers compartiments;

D'un vase de dé-charge B et d'un ro-binet de vidange P;

D'un tube T chargé

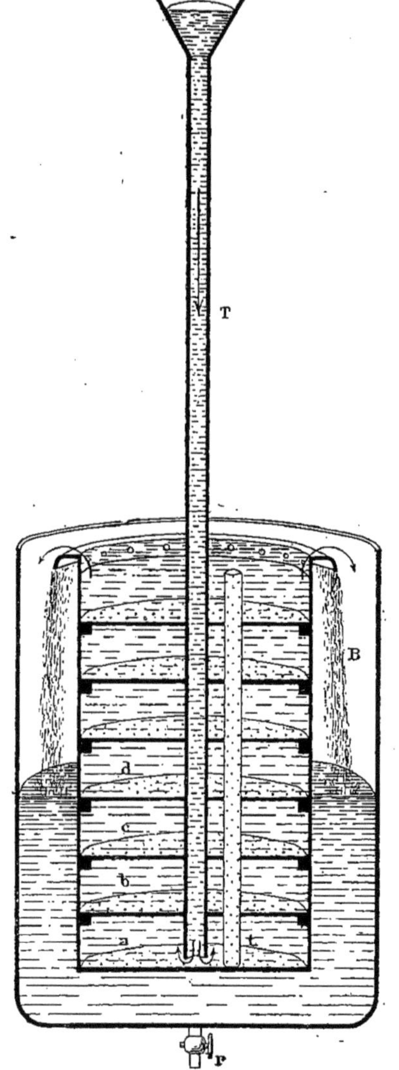

Fig. 52. — Percolateur Loysel.

(1) Brevet n° 62748, 1864.
(2) Brevet n° 20893, 1854. Loysel est l'inventeur du mot *percolateur*, dont l'usage a prévalu depuis cette époque.

d'amener de bas en haut le liquide digesteur (chaud ou froid) :

Le fonctionnement est indiqué par la description même, nous n'insisterons donc pas davantage.

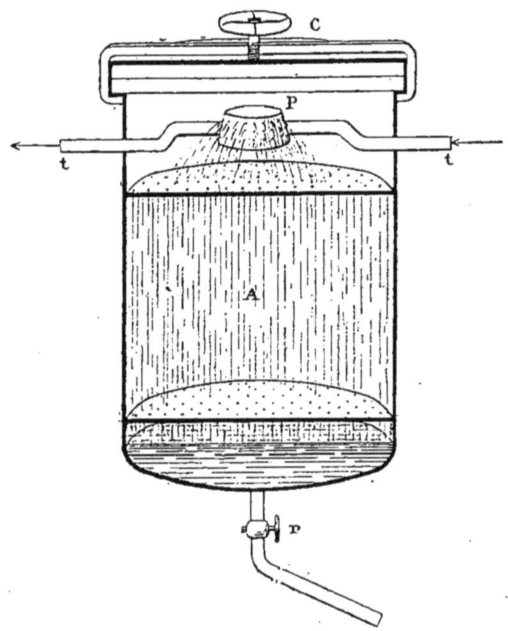

Fig. 53. — Extracteur Vidal.

Extracteur
Vidal.
1855.

3° L'extracteur Vidal s'éloigne un peu plus de la forme de l'appareil Réal, mais fonctionne toujours au moyen de la pression (fig. 53) (1).

Soit un vase cylindrique A, à fermeture hermétique C, traversé, horizontalement de part en part, par un tube *tt* soudé, dans sa partie médiane, à une pomme d'arrosoir P : la matière à épuiser est placée en A entre les deux faux fonds percés de trous; le liquide solvant

(1) Brevet n° 23946, 1855.

arrive à pression par P, séjourne un temps suffisant et est finalement refoulé au moyen d'un jet de vapeur par *tt*.

Cet appareil servait à Vidal pour préparer en grand le suc de réglisse.

Cadet (1), dans son rapport à la Société d'encouragement, après avoir donné la description du filtre Réal, et rappelé le principe de physique sur lequel il était fondé, ajoutait que les Anglais avaient fait précédemment une application de ce même principe à la purification des huiles (2).

« Au moyen, dit-il, d'un appareil qu'ils nomment *levier hydraulique,* et qui est formé d'une caisse de fonte surmontée d'un long tuyau, ils forcent l'huile à traverser une couche épaisse de charbon, qui lui sert de filtre et la purifie. »

Il émettait l'avis que le dispositif adopté par le comte Réal était appelé à rendre des services dans la préparation des extraits, en raison de ce qu'il permettait d'obtenir des solutions très concentrées, et, par conséquent, de diminuer l'action nuisible de la chaleur pendant l'évaporation.

Cadet poussa plus loin son examen du procédé du comte Réal : il prépara lui-même des extraits de belladone, de jusquiame, de ciguë, d'aconit, etc., dont il reconnut la supériorité sur ceux qu'il avait pu obtenir par la méthode ordinaire, et voici comment il s'exprime à ce sujet :

« Avant d'adopter (3) l'usage du filtre-presse pour

Cadet.
Examen
et essai
du
filtre-presse
Réal.

(1) Charles-Louis Cadet de Gassicourt, né en 1769, mort en 1821.
(2) *Journal de pharmacie,* 2ᵉ série, t. II, p. 165, 1816.
(3) *Id.,* p. 468 et 470, 1816.

la préparation des extraits pharmaceutiques, il est très
important, il est même absolument nécessaire d'appeler
l'attention des médecins sur les propriétés médicinales
des extraits préparés par cet appareil. Il n'y a pas de
doute que la température moyenne, que l'on emploie
pour l'évaporation du liquide, ne conserve aux extraits
des propriétés que leur aurait enlevées l'ébullition. Ces
médicaments sont plus énergiques, plus purs, plus efficaces qu'ils n'étaient par leur ancien mode de préparation; ils ne doivent point se prescrire aux mêmes doses,
et, certes, il serait bien dangereux de faire prendre à un
malade la même quantité d'aconit ou de belladone
qu'on lui aurait ordonnée, quand on ne préparait ces
extraits que par décoction de la plante ou du suc. »

Tout en faisant ainsi l'éloge du procédé, il n'en admettait pas l'emploi dans les officines en raison des manipulations longues, compliquées, minutieuses qu'il né-
cessitait, et aussi à cause du prix élevé de l'appareil,
ainsi que de sa facile détérioration. Il prétendait même
avoir obtenu des solutions végétales aussi concentrées,
et donnant par évaporation la même quantité d'extrait,
en faisant simplement macérer la substance médicamenteuse dans l'eau pendant six heures et la soumettant
ensuite à une pression énergique et prolongée (1). »

Dans le cours de ses essais, Cadet fit une remarque
qu'il trouva *fort singulière*. « Une poudre végétale,
épuisée de principes solubles, et détrempée avec de l'al-

---

(1) Cadet, on se le rappelle. est l'auteur de la méthode de *macération fractionnée*, qui était employée avec succès avant la lixiviation, et est encore citée dans les *Traités de pharmacie* comme pouvant être très utile en certaines circonstances.

cool rectifié, est mise dans l'appareil Réal : on fait agir dessus la colonne d'eau. Cette eau ne se mêle point avec l'alcool; celui-ci passe le premier, au même degré aréométrique qu'il avait avant l'expérience. »

Cette observation venait corroborer celle qu'avait faite précédemment Vauquelin : cet illustre chimiste avait vu qu'en versant sur du sable de l'eau de mer et ensuite de l'eau douce, il n'y avait point mélange des deux liquides, qui, au contraire, filtraient successivement (1).

Pour répondre aux diverses critiques faites de son appareil, et remédier aux inconvénients signalés dans son emploi, Réal, de concert avec Hoyau, rapporteur de la commission nommée par la Société d'encouragement, lui fit subir plus tard le changement suivant (fig. 54) :

A représentait la partie filtrante déjà décrite, à la partie supérieure de laquelle était vissée en *m* une pompe foulante B surmontée d'un réservoir C; un levier L, à contrepoids P, permettait de graduer la pression, et de l'exercer d'une manière continue sur la matière à épuiser.

Réal
et Hoyau
perfectionnent
le
filtre-presse.

(1) *Instructions sur la fabrication du salpêtre,* par Vauquelin et Trusson, commissaires du salut public dans le département d'Indre-et-Loire, an III de la république, 1795.

Laboulaye, dans son *Dictionnaire des arts et manufactures,* article DÉPLACEMENT, dit, sans cependant citer le mémoire ou l'ouvrage auquel il fait allusion : « La méthode de déplacement ou de lessivage méthodique est due à Lavoisier, ou du moins ce grand esprit sut dégager des pratiques empiriques la formule de cette méthode. C'est à propos du lessivage des matériaux salpêtrés, que Lavoisier a défini ce moyen d'obtenir le maximum d'effet utile avec le minimum de l'élément destiné à le produire. »

C'est en vertu de ce principe que Charles Derosne institua, en 1811, sa méthode de clairçage des sucres; un sirop très blanc était versé sur la base de la forme à sucre renversée et chassait devant lui le sirop coloré qui imprégnait les cristaux.

Waites.
Pompe
à
extraction.
1860.

Waites a donné plus récemment, à l'idée de Réal et Hoyau, une forme plus pratique, et susceptible, à notre

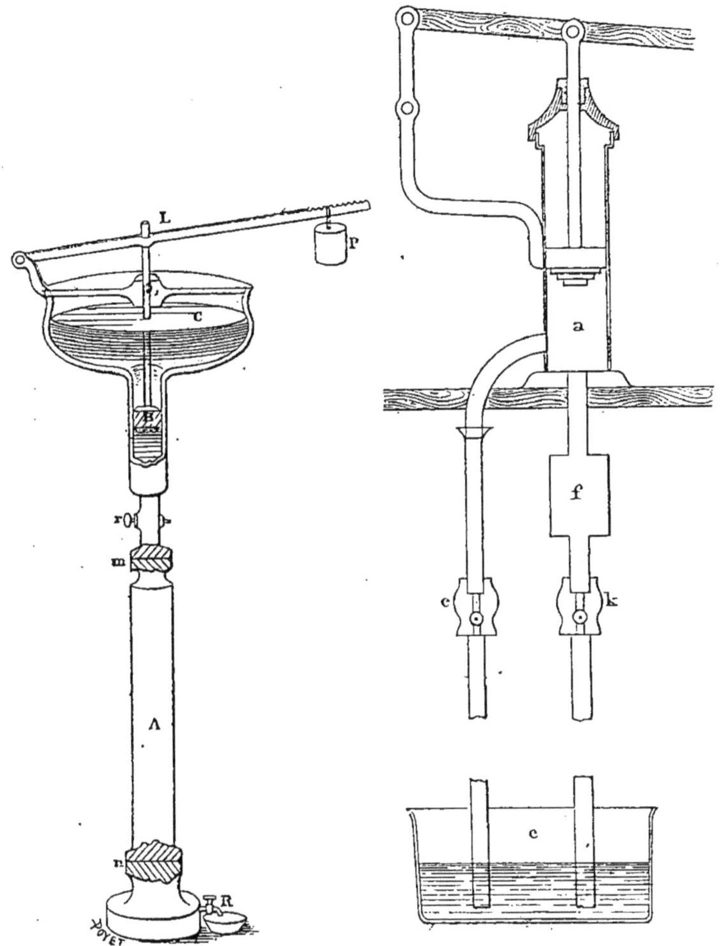

Fig. 54. — Filtre-presse perfectionné
de Réal et Hoyau.

Fig. 55. — Pompe à extraction
de Waites.

avis, de rendre, même actuellement, des services dans des cas particuliers, par exemple, lorsque les matières se gonflent beaucoup par l'eau et laissent difficilement passer le liquide (1).

La pompe dont il est l'inventeur (fig. 55) n'a pas de soupapes ; elles sont remplacées par les robinets *e* et *k* ; la plante à épuiser se met dans le récipient *f*, et le solvant (eau froide ou chaude, alcool, éther) dans le vase *c*. Le piston aspire le liquide par *e* et le refoule par *k* en le forçant à traverser la matière en *f*, et cela jusqu'à épuisement total.

La même année, Signoret, pharmacien à Paris, proposa *un lixiviateur sous pression élevée*, qui n'était, comme le fit observer de suite Boudet, qu'un perfectionnement apporté au filtre Réal (2) ; nous ne croyons pas nécessaire de le décrire autrement.

Signoret.
Lixiviateur
sous pression
élevée.
1860.

Pendant que Réal perfectionnait son filtre-presse, Romershausen, physicien allemand, dont nous avons déjà plusieurs fois cité le nom, inventa un appareil à épuiser les végétaux qu'il appela *presse à vapeur* (3) (fig. 56). Son système consistait en deux petites chaudières *c* et *b* communiquant entre elles par un tube à robinet. La chaudière *c* était elle-même en relation par le tube à robinet *e* avec une cuve en bois *d*, dans laquelle on plaçait la matière à épuiser *r*.

Romers-
hausen.
Presse
à
vapeur.

Pour mettre en marche, on établissait la communication entre *c* et *b*, et on remplissait d'eau *c* aux trois quarts ; on fermait *f*, on remplissait également *b* et l'on chauffait. Lorsque *c* était en pression, on ouvrait *e* et le liquide bouillant passait en *d*. On vidait la décoction

(1) *Pharmaceutische Centralhall*, B. 2, S. 28, 1860.
(2) *Répertoire de pharmacie*, p. 372, 1860-61.
(3) *Dictionnaire Laboulaye*. Extraits. Edition 1886.

chaude par *n*, puis on recommençait la manœuvre en
faisant passer de *b* en *c* l'eau déjà chauffée par le calorique perdu : on agissait à nouveau comme ci-dessus

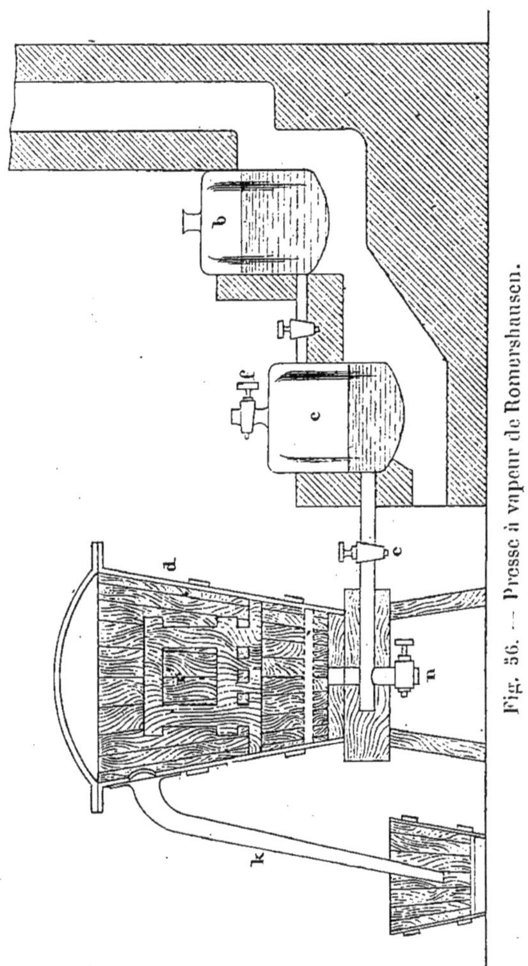

Fig. 56. — Presse à vapeur de Romershausen.

jusqu'à épuisement complet, et, lorsqu'il s'agissait de
traiter des matières aromatiques, le tube de trop plein *k*
était remplacé par un serpentin refroidi.

Mentionnons, en passant, l'essai de Grammaire, phar- Grammaire.
macien à Paris : ce praticien eut l'idée de faire servir 1820.
l'autoclave (marmite de Papin) à l'obtention des décoctions destinées à la préparation des extraits (1). Il fit
à ce sujet de nombreuses expériences pour isoler ce

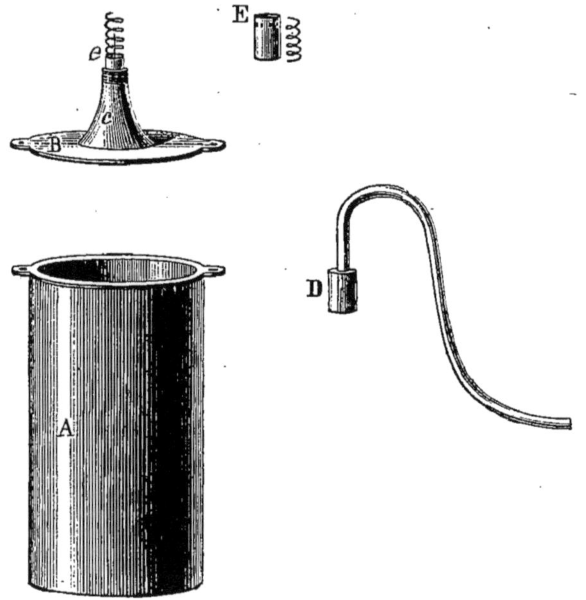

Fig. 57. — Digesteur à soupape de Chevreul.

qu'il appelait encore à cette époque l'*extractif*. Ses
essais portèrent sur la mousse de Corse, le lichen d'Is-
lande, la salsepareille, etc., mais sans avoir de résultats
sérieux.

Chevreul voulut aussi utiliser la marmite de Papin Chevreul.
dans la préparation des extraits, et, en vue d'obtenir des Digesteur
à
dissolutions plus concentrées ou de mieux épuiser les soupape.

(1) *Journal de pharmacie*, 2ᵉ série, t. VI, p. 315, 1820.

substances, il proposa de la modifier comme suit (1) (fig. 57).

A est un cylindre creux en cuivre sur le rebord supérieur duquel vient s'adapter le couvercle B; celui-ci présente un renflement *c* portant un orifice conique fermé par un bouchon *e*, auquel est adapté une tige métallique qui sert de guide à un ressort à spirale.

La partie cylindrique du renflement *c* est filetée de manière à recevoir le second bouchon creux E percé de trous latéraux. Lorsque ce dernier est en place, le ressort bandé force *e* à fermer exactement l'ouverture du couvercle; mais, si la pression intérieure de la vapeur d'eau dépasse un point donné, le ressort cède, *e* se lève et l'excès de vapeur s'échappe par les trous de E.

S'il est utile de recueillir les gaz et les vapeurs condensables, on pose sur E l'ajutage D en forme de capuchon, auquel est soudé un tube abducteur relié avec un récipient refroidi.

Cadet
de Vaux.
1823.

C'est à Cadet de Vaux que revient le mérite d'avoir démontré scientifiquement le mauvais côté de la décoction : on pensait alors que cette méthode, tout en détruisant certains principes volatils, fournissait plus de produit que la macération et l'infusion. Cadet de Vaux, par de nombreuses expériences exécutées au Val-de-Grâce, montra nettement ce qu'il fallait penser de cette assertion sans fondement sérieux.

Il concluait que, d'une manière générale, la macération et l'infusion fournissaient plus de produit actif que la décoction (2).

(1) Le Canu, *Traité de pharmacie*, t. I, p. 119, 1842.
(2) *Journal de pharmacie*, 2ᵉ série, t. IX, p. 283, 1823.

Quelques années auparavant, Cadet-Gassicourt et Deslauriers avaient fait remarquer l'importance qu'il y aurait à déterminer exactement l'action épuisante et successive de l'alcool et de l'eau dans la préparation des teintures alcooliques (1) : « Il n'y a, disaient-ils, aucune règle sûre pour obtenir constamment le même produit parce qu'on n'emploie pas toujours l'alcool au même degré, à la même température et sur des substances de nature identique. »

Cadet-
Gassicourt
et
Deslauriers.
1817.

Ils concluaient :

1° A la dessiccation préalable des végétaux à épuiser ;

2° A l'emploi à froid de l'alcool à 36 degrés comme premier liquide épuisant ;

3° A l'emploi de l'eau pour achever le départ de toutes les matières solubles ;

4° Au mélange des deux solutions dans des proportions telles que tous les principes solubles restassent dissous (2).

Courdemanche, pharmacien à Caen, fit, quelques années plus tard, exactement les mêmes observations, sans toutefois citer le travail aussi intéressant que consciencieux de Cadet et Deslauriers (3).

Courde-
manche.
1825.

Il est vrai que Courdemanche visait l'emploi *successif* de l'eau et de l'alcool pour préparer les extraits solides : l'extrait alcoolique et l'extrait aqueux devaient être mé-

---

(1) *Journal de pharmacie,* 2ᵉ série, t. III, p. 402, 1817.

(2) Ce travail est relatif aux teintures alcooliques et non aux extraits ; nous le citons néanmoins pour bien marquer l'importance (reconnue depuis) qu'il peut y avoir dans le choix des solvants, leur application raisonnée et la détermination des conditions dans lesquelles doit se faire cette application.

(3) *Journal de chimie médicale,* t. I, p. 54, 1825.

langés après évaporation dans le vide ou sur une substance avide d'eau, la chaux, par exemple.

Payen, à la Société de pharmacie de Paris, fit remarquer, en parlant du travail de Courdemanche, que des
produits manufacturiers étaient déjà obtenus par la va-
porisation dans le vide et la filtration accélérée par le
même moyen.

Cette observation du savant professeur nous amène à
parler des différents appareils d'épuisement dont il est
l'inventeur (1), et qui servent de lien entre le filtre-
presse Réal et la méthode par déplacement de Boullay
père et fils.

A notre avis, justice suffisante n'a pas été rendue à
Payen ; ses appareils, fort bien conçus pour l'époque,
semblent être ignorés de ceux mêmes qui avaient réellement intérêt à établir les antériorités.

Boullay (2) n'en souffle mot dans ses divers mémoires
sur la question, et pourtant il y avait quelque mérite de
la part de Payen à inventer des appareils, dont quelques-
uns sont encore de nos jours en usage dans les laboratoires.

M. Ch. Gallois, dans son excellente thèse (3), cite
Payen, mais ne fait pas ressortir suffisamment, à notre
avis, ce qu'avaient d'original et de vraiment pratique
les cinq dispositifs décrits par ce chimiste (4).

(1) *Journal de chimie médicale*, 1ʳᵉ série, t. II, p. 67, 1826.
(2) Par Boullay seul nous comprenons, bien entendu, le père et
le fils.
(3) *De la lixiviation*, thèse Charles Gallois, p. 13, 1885.
(4) Dans une note publiée dans le *Journal de chimie médicale*,
t. I, p. 225, 1835, Guibourt reconnait à Payen le mérite d'avoir, le
premier, appliqué le déplacement aux opérations de la pharmacie.

Il avait surtout en vue de substituer à l'appareil Réal, qui eut peu de succès en France, comme nous l'avons déjà dit, un système basé sur le même principe, mais d'un agencement moins dispendieux. C'est ce que M. Ch. Gallois nous semble avoir méconnu lorsqu'il dit : « Payen, le premier, en 1826, montra que la pression n'était pas indispensable pour réussir l'opération (filtre-Réal). »

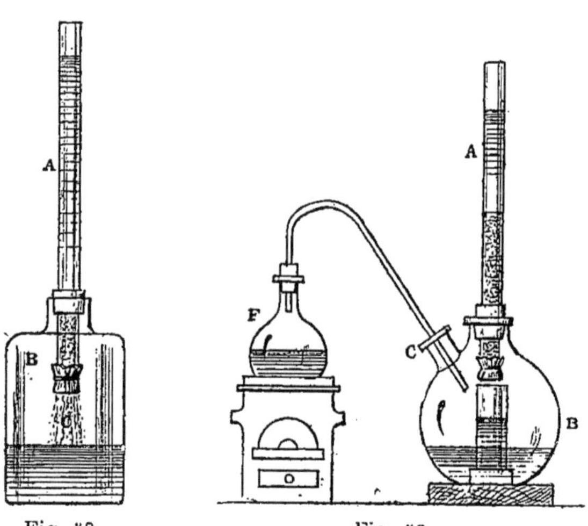

Fig. 58.   Fig. 59.
Appareils d'épuisement de Payen.

Dans certains cas, sans doute, la pression n'était pas indispensable (épuisement par l'alcool ou l'éther); dans d'autres, au contraire, et c'étaient les plus nombreux, Payen s'ingéniait à trouver les moyens de hâter la filtration, très lente ou même impossible, lorsqu'on s'adresse à l'eau et aux corps réduits en poudre.

Son appareil type (fig. 58) était un tube en verre étroit A, fermé en B par un double de papier à filtrer, soutenu par un morceau de toile ficelée.

On mettait la substance en poudre jusqu'à mi-hau-

teur, et le liquide solvant, eau, alcool, éther, par dessus :
ce tube était maintenu vertical, à l'aide d'un bouchon
percé, dans le goulot d'un flacon C.

Le liquide agissait par son propre poids, pénétrait la
masse et filtrait lentement. « On obtient de cette manière, disait Payen, les solutions les plus fortes avec le
moins de liquide possible. »

Mais il arrivait souvent que la filtration, par tassement

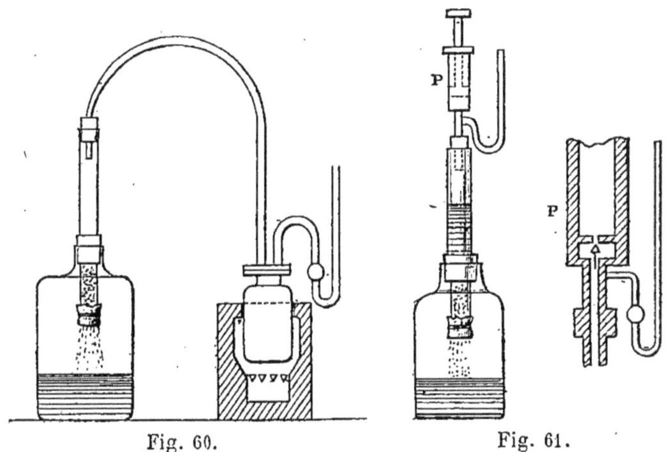

Fig. 60.Fig. 61.

Appareils d'épuisement de Payen.

de la matière, ou devenait trop lente, ou cessait complètement : dans ce cas, Payen indiquait (fig. 59) de
fixer hermétiquement le tube dans l'une des deux tubulures du ballon B au moyen d'un bouchon bien ajusté ;
dans la seconde tubulure on faisait arriver un jet de
vapeur d'eau. Après expulsion de l'air, on enlevait le
tube et l'on bouchait C : la condensation s'opérant, un
vide partiel avait lieu ; de là, poussée par le haut du
tube A.

Cette pression, par le haut, pouvait également être

obtenue (fig. 60) par un jet de vapeur à deux ou trois atmosphères.

Lorsque l'emploi de la vapeur n'était pas possible (épuisement par l'alcool ou l'éther) on adaptait une petite pompe foulante à l'extrémité supérieure du tube A (fig. 61).

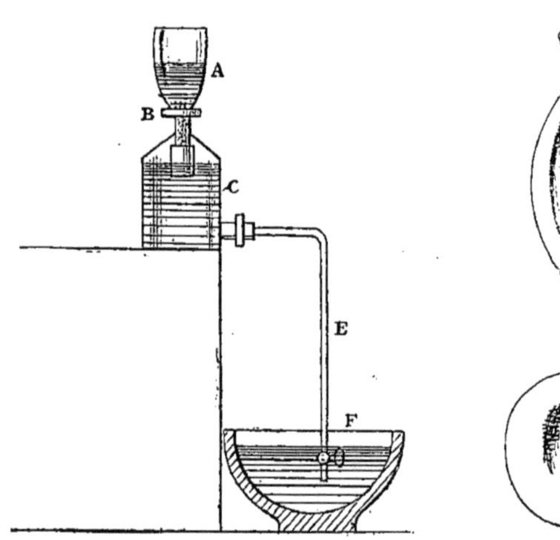

Fig. 62. — Appareil
de Payen fonctionnant par le vide.

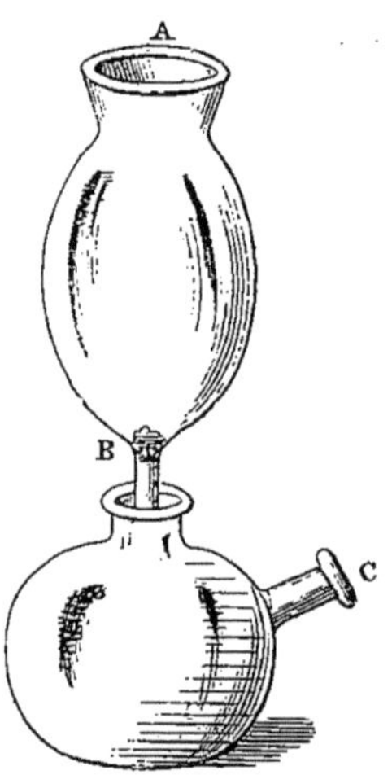

Fig. 63.
Extracteur Voget.

Enfin, à la place de la pompe il indiquait aussi le vide (fig. 62).

L'allonge A à épuisement était ajustée dans le col B d'un flacon C à écoulement d'eau; par l'effet du départ de l'eau, une dépression avait lieu en C et le liquide filtrait dans un petit godet suspendu sous l'allonge (1).

Payen avait bien marqué que ce procédé d'épuisement était surtout efficace *parce que le liquide était*

____

(1) Payen ajoute dans son mémoire : « Il y a un an que les principes de ces dispositions ont été appliqués à un appareil breveté par Payen et Bayvet dans la fabrication du sucre. »

éliminé au fur et à mesure de son action épuisante sur la matière; Boullay ne dira pas autre chose en 1833.

Deux Allemands, s'inspirant évidemment des idées de Payen, proposèrent, sans nommer le chimiste français, deux appareils calqués sur ses extracteurs.

1° Voget (1) employait, pour les petites opérations d'officine, un récipient en verre à deux tubulures (fig. 63).

La tubulure supérieure recevait à frottement la douille d'une allonge, dans laquelle on introduisait la poudre à épuiser humectée, puis le liquide solvant. A l'aide de la bouche on soufflait par le haut de l'allonge ou bien on aspirait par la tubulure latérale. Le vide pouvait également être produit comme dans l'appareil Payen (fig. 62).

2° Schweinsberg prenait un flacon dans le goulot duquel il fixait, par un bouchon de liège, un tube de verre conique faisant office de digesteur (2) : à part la forme du tube, c'est la reproduction de la figure 58 de Payen.

Avant de parler des recherches de Boullay sur le déplacement, nous dirons quelques mots de la presse de Beindorf très appréciée en Allemagne (3) à l'époque où elle parut et de la pompe de compression de Ruckert pour filtrer les solutions extractives (4).

La figure 64 représente le premier appareil tel que nous le trouvons dessiné par l'inventeur; il est constitué par un levier B prenant son point d'appui à la char-

(1) *Archiv des apoteker vereins*, t. XXIX, p. 204, 1829.
(2) *Id.*, t. XXXIII, p. 56, 1830.
(3) *Repertorium fur pharmacie*, Buchner, t. XXXIII, p. 441, 1830.
(4) *Id.*, *Ibid.*, t. XXXIV, p. 397, 1830.

nière D et actionnant le piston P qui presse sur la matière semi-liquide versée dans le panier perforé *c* (vu en C sur la table T).

Le filtre de Ruckert (fig. 65) se composait d'une pompe pneumatique refoulant de l'air par le tube T dans

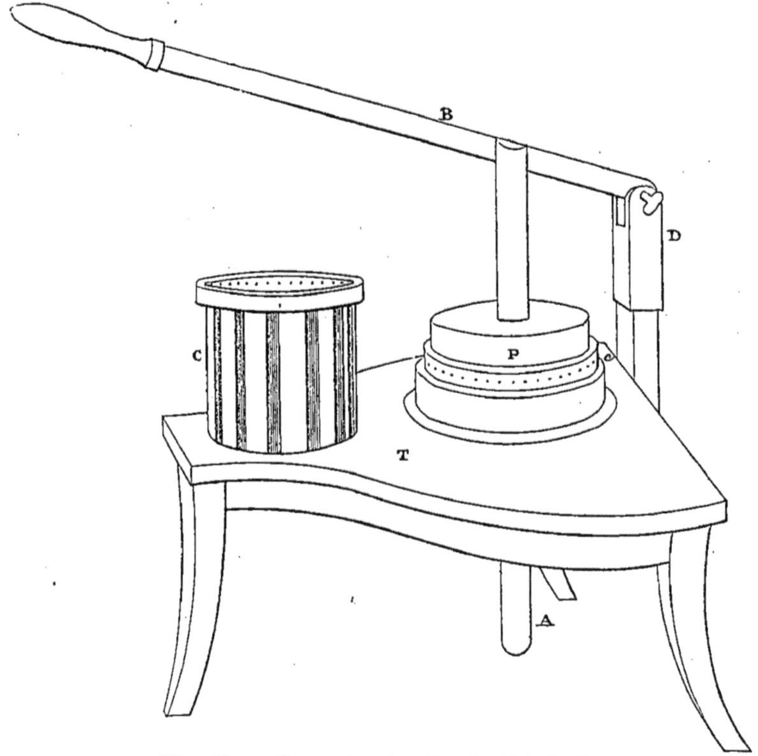

Fig. 64. — Presse à extraction de Beindorf.

un récipient A hermétiquement clos, et dont le fond était percé d'un orifice central.

La matière filtrante consistait en une série de rondelles de papier à filtrer B, maintenues fixes par une platine D à écrous *rr*, percée de trous pour laisser passer le liquide sous l'effort de la pression exercée par l'air comprimé.

Les travaux de Boullay eurent pour point de départ le filtre-presse de Réal, mais ils nous semblent également être une suite logique des idées et des appareils

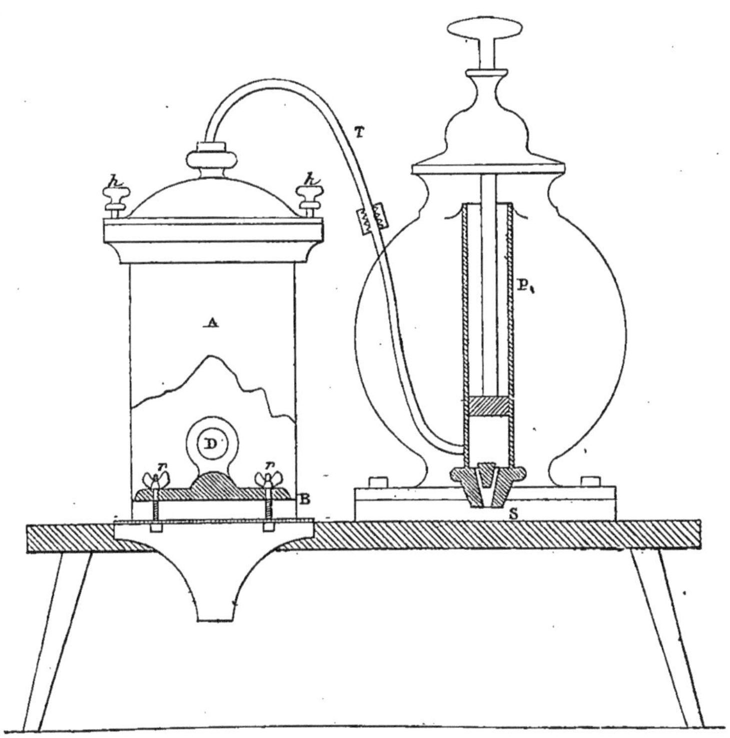

Fig. 65. — Pompe-filtre de Ruckert.

de Payen; cependant dans les mémoires qu'il présenta à la Société de pharmacie :

1° Sur le filtre-presse de Réal, son mode d'action, ses inconvénients, etc. (1);

(1) *Journal de pharmacie*, 2ᵉ série, t. XIX, p. 281, 1833.

2° Sur les premières applications de la méthode de déplacement, en prenant pour type le quinquina, etc. (1);

3° Sur la méthode de déplacement, applications particulières, appareils, etc. (2);

Tout en relatant les travaux de ses devanciers, il omet complètement, ainsi que nous l'avons déjà dit, de citer le mémoire de Payen qui avait certainement les relations les plus marquées avec la nouvelle méthode (3).

Il comble d'éloges, au contraire, la cafetière à la Dubelloy, « l'une de ces inventions rares, dit-il, qui atteignent le but et sont parfaites du premier coup. Cet appareil si simple, qui a précédé celui de M. Réal, n'en diffère que par la pression, c'est-à-dire qu'il en possède tous les avantages sans en avoir les inconvénients... Cet appareil sera notre modèle toutes les fois qu'il faudra opérer en vase clos. »

Tout en reconnaissant au filtre Réal l'excellence du principe sur lequel il repose, Boullay critique l'agencement adopté par l'inventeur, cause, selon lui, de la défaveur avec laquelle il a été accueilli (4).

(1) *Journal de pharmacie*, 2ᵉ série, t. XIX, p. 393, 1833.

(2) *Ibid.*, 2ᵉ série, t. XXI, p. 1, 1835.

(3) Le *Pharmaceutical Journal* (t. I, p. 61) disait en 1841 : « Cette méthode de déplacement est pratiquement connue depuis longtemps en Allemagne et employée depuis longtemps aussi en France et ailleurs pour préparer le café, mais plus particulièrement, sur une large échelle, à Edimbourg et dans d'autres parties de l'Ecosse, dans les célèbres brasseries d'ale. »

Rappelons, à nouveau, que le lessivage des matériaux salpêtrés, établi sur des bases scientifiques par Lavoisier dans ses grands travaux sur la poudre, fut l'objet d'une brochure répandue à profusion en France. Vauquelin en était l'auteur, 1793.

(4) Fait curieux, le filtre Réal, à peine connu en France, jugé peu favorablement dans des rapports présentés aux Sociétés savantes, était apprécié tout différemment en Allemagne, ainsi que

Il discute les expériences de Cadet, conclut à l'inuti-
lité de la pression dans le filtre, et comme conséquence,
indique de prendre tout simplement un entonnoir, ou
plus exactement un digesteur cylindro-conique, muni
ou non d'un robinet à la partie inférieure (1).

Enfin, il dit que, pour faire usage de la méthode
nouvelle sans s'exposer à des mécomptes, il est nécessaire d'avoir égard aux observations suivantes :

1° La poudre sur laquelle on opère ne doit pas faire
pâte avec l'eau ;

le constate Boullay lui-même dans son mémoire paru en 1835 :
« Une note de M. Geiger qui se trouve insérée à la suite de la traduction de notre premier mémoire (*Annalen der Pharmacie*) est
ainsi conçue : « Ce qui est écrit dans ce mémoire sur la presse
« Réal est connu depuis longtemps en Allemagne, et j'ai dit, il y
« a dix-sept ans, dans mon *Manuel de pharmacie, que c'est un*
« *instrument parfait pour épuiser complètement les substances avec la*
« *moindre quantité possible de liquide dissolvant.* »
« A la suite du second mémoire, M. Geiger a placé les réflexions
suivantes que nous rapportons ici, puisque l'occasion s'en trouve
naturellement :
« C'est enfin après vingt ans, que les Français voient l'impor-
« tance de la presse Réal, car leur méthode de déplacement est
« tout à fait le même mode d'extraction. » (*Journal de pharmacie,*
1835, t. XXI, p. 1 et suiv.)
Réal a dû voir qu'en France surtout nul n'est prophète en son
pays.
(1) Sans vouloir en tirer des conséquences désobligeantes pour
Boullay, nous devons dire que Berzélius, dans son *Traité de chimie*
(traduction française de 1832, p. 549), avait, antérieurement à
Boullay, décrit un appareil à déplacement pour préparer les extraits
pharmaceutiques : « On introduit, dit-il, les matières à épuiser
dans un vase ayant près du fond une ouverture bouchée, ou dans
un *entonnoir* dont le bec est imparfaitement fermé ; on verse dessus
de l'eau chaude, et dès que la première infusion s'est écoulée, on
ferme l'ouverture inférieure et on verse sur le résidu une nouvelle
quantité d'eau chaude qu'on retire au bout de six à huit heures. On
continue ce traitement jusqu'à ce que l'eau ne dissolve plus rien.

2° L'écoulement est d'autant plus lent que la poudre est plus ténue et plus tassée ;

3° La quantité de liqueur retenue est d'autant moindre que la poudre est plus comprimée ;

4° Il est utile en général d'employer des poudres qui ne soient pas trop fines, et qui soient légèrement tassées ;

5° On doit opérer à chaud ou à froid suivant la nature des produits, et celle des véhicules qu'on emploie ;

6° Pour obtenir une liqueur aussi concentrée que possible, soit à froid, soit à chaud, du traitement d'une poudre aisément attaquable dans l'un ou l'autre de ces cas, il faut verser le liquide sur la poudre d'une manière continue, et fractionner les produits. Les premiers sont très concentrés, les suivants deviennent rapidement plus faibles et cela se conçoit, puisque les premières portions peuvent se saturer dans tout le cours de leur passage au travers de la poudre, et doivent ne laisser à celles qu'on fait passer après elles que peu de matériaux à dissoudre.

Dans son second mémoire, Boullay rend compte des essais qu'il a faits en appliquant sa nouvelle méthode aux nombreuses formes pharmaceutiques du quinquina; les résultats obtenus ont toujours été, selon lui, à l'avantage du procédé par déplacement, et il conclut en disant :

« Il résulte des faits et des discussions exposés dans ce mémoire et dans celui qui le précède :

« 1° Que le filtre-presse de M. Réal, appareil considéré comme le seul qui permette d'obtenir, avec de petites proportions d'eau, une quantité d'extrait supérieure à celle qui est fournie par d'autres méthodes, ne doit pas sa supériorité à la haute pression, mais à ce qu'il permet d'extraire jusqu'à la dernière goutte la liqueur qui mouille une poudre, et par conséquent de recueillir la totalité des produits (1);

« 2° Que la presse est incapable de produire ce résultat, quelle que soit la quantité d'eau qu'on emploie ;

« 3° Que la colonne d'eau élevée, proposée par M. Réal pour agir sur la poudre, n'a d'autre effet que de rendre l'appareil peu susceptible d'applications (2);

« 4° Que si l'on verse, sur une poudre saturée d'eau et placée sur un entonnoir, une nouvelle quantité de ce liquide, sans ajouter aucune pression particulière, la seconde liqueur chasse la première sans s'y mêler, et s'y substitue jusqu'à la dernière goutte, aussi bien que dans le filtre-presse (3);

« 5° Que tous les liquides se déplacent mutuellement, quelle que soit leur densité relative, en offrant toutefois dans leur action mutuelle des différences qui résultent de leur nature réciproque ;

« 6° Que le filtre Réal, moins la pression, n'est autre chose que la cafetière à la Dubelloy, appareil simple qui

(1) Baudrimont avait tenté l'application de la nouvelle méthode de déplacement pour extraire le sucre de la pulpe de betteraves, mais il avait vu que, dans cette circonstance, l'eau ajoutée s'était mélangée avec les premières parties, et en proportion d'autant plus grande que la pression était moindre.

(2) Cette assertion est inexacte : nous en avons la preuve dans le filtre-presse actuel, qu'on peut, jusqu'à un certain point, assimiler à celui de Réal.

(3) Cette affirmation n'est vraie qu'en partie : en tout cas, dans les conditions particulières où se plaçait Boullay, la poussée d'un liquide par un autre se fait avec d'autant plus de netteté que la pression est plus forte. Nous sommes tous les jours témoin de ce fait dans notre usine avec le filtre-presse actuel.

atteint parfaitement le but qu'il se propose, sauf quelques modifications dans la forme ;

« 7° Que cet appareil doit être pris pour modèle dans les opérations de laboratoire ou des arts, et que les pharmaciens en particulier tireront de son emploi des avantages certains, soit qu'ils le prennent tel qu'il est, ou mieux, qu'ils l'imitent avec de simples entonnoirs étroits, cylindriques supérieurement, coniques à la base, pourvus de robinets et posés sur des récipients convenables, en faisant varier les dispositions et la capacité, suivant la nature des liquides à recueillir ;

« 8° Que le déplacement immédiat et continu, appliqué à de faibles quantités de liqueurs, devra être généralement adopté dans ce genre d'opérations ; car les premiers produits sont excessivement concentrés, et la force de ceux qui suivent décroît dans une proportion extrêmement rapide. »

Boullay ajoute prudemment que l'application du déplacement à chaque substance demande une étude spéciale et approfondie ; il faut donc varier le mode tout en conservant le principe (1) et l'expérience sera le meilleur guide à cet égard.

Robiquet, présent à la lecture du premier mémoire de Boullay à la Société de pharmacie, contesta la nouveauté du procédé : à l'appui de son dire, il fit apporter un appareil dont il avait fait usage, de concert avec Boutron-Charlard, pour l'étude du tourteau d'amandes amères, et qui était en usage courant, soit à son labo-

---

(1) C'est le sage parti auquel se sont arrêtés les rédacteurs de la *Pharmacopée américaine* en adoptant exclusivement la méthode de déplacement pour la préparation de tous les extraits.

ratoire de l'École de pharmacie, soit à son usine (1).

C'était une allonge bouchée à l'émeri, dont la douille était rodée sur le goulot d'une carafe : la macération opérée, si on soulevait l'allonge, le liquide s'écoulait (2).

La méthode fut adoptée rapidement en pharmacie, non sans soulever toutefois de bruyantes discussions et réclamations.

Boullay se plaignait cependant, à la Société de pharmacie, de l'indifférence de Soubeiran pour son procédé ; pourquoi, comparant les effets de la décoction, de l'infusion et de la macération, n'avait-il pas mis sa méthode à l'épreuve (3) ?

Simonin, pharmacien à Nancy, se chargea de donner satisfaction à Boullay, par un travail sur l'épuisement du ratanhia et de la salsepareille en faisant usage du nouveau procédé (4).

Il jugea pourtant une macération préalable nécessaire ; le ratanhia, à froid pendant vingt-quatre heures, la salsepareille, à l'étuve à 60 degrés, pendant le même temps.

Les conclusions de Simonin sont favorables : par un seul déplacement, le ratanhia abandonne tous ses prin-

Simonin.
Son travail
sur la
méthode
de Boullay.
1834.

---

(1) *Journal de pharmacie*, 2ᵉ série, t. XXI, p. 113, 1835.

(2) Dans un mémoire inséré aux *Comptes rendus de l'Académie des sciences*, t. XLIV, p. 352-357, 1830, ces deux savants décrivent ainsi leur appareil à épuiser : « L'appareil dont nous nous servions pour cette extraction remplissait parfaitement le but que nous nous étions proposé. C'était un bocal à col étroit, d'une pinte environ, garni d'un bouchon de liége dans lequel s'engage perpendiculairement l'entrée effilée d'une allonge en verre. Cette allonge était elle-même munie à son orifice supérieur d'un bouchon bien ajusté. »

(3) *Journal de pharmacie*, 2ᵉ série, t. XIX, p. 596, 1833.

(4) *Id.*, t. XX, p. 109, 1834.

cipes extractifs sans altération, laissant après évaporation un extrait complètement soluble, et la salsepareille
donne un sirop limpide qu'il n'est pas nécessaire de
clarifier au blanc d'œuf.

En 1834, Dublanc jeune, pharmacien à Troyes, prépare par le même procédé un sirop d'écorces de racines
de grenadier très concentré en faisant passer à plusieurs
reprises la même colature sur de nouvelles écorces (1).

A cette époque, nous voyons aussi le déplacement
servir à Boudet pour préparer l'huile de fougère mâle; à
Buchner, pour obtenir les résines (jalap, etc.) ; à Pelletier, pour fabriquer des solutions végétales très concentrées sous un petit volume.

Soubeiran lui-même, jusque-là récalcitrant, en parle
dans la première édition de son *Traité de pharmacie*,
mais uniquement pour la préparation des teintures
éthérées.

Boullay constate, deux ans après (1835), avec satisfaction, les progrès faits en pharmacie à l'aide de sa
méthode. Il en revendique hautement la priorité, et, en
réponse aux réclamations de Robiquet, lui reproche de
ne s'en être servi « qu'en passant, sans tirer aucune conséquence vraie sur la nature du phénomène, ou sur la
généralité qu'il pourrait avoir (2) ».

(1) *Journal de pharmacie*, 2ᵉ série, t. XX, p. 601, 1834. Ce *modus
faciendi* a été repris plus tard par Squibb pour préparer les extraits
fluides américains. Cet auteur, persuadé que l'épuisement ne se
fait pas aussi rapidement qu'on le pense, trouve que c'est le seul
moyen capable de fournir des solutions concentrées avec le minimum de liquide. Il appelle ce procédé *Repercolation*. Nous le décri-
rons en détail dans la cinquième partie.

(2) *Journal de pharmacie*, 2ᵉ série, t. XXI, p. 20 et 188, 1835.

A Geiger (dont il a été question page 190), il répond
que la pression sur le haut du digesteur, ou le vide par
le bas, est inutile pour l'épuisement complet, et que
l'emploi de l'un des deux moyens précités n'a qu'un
effet : celui d'accélérer la marche de l'opération. Il
s'élève, à tort selon nous, contre la macération préalable
préconisée par Simonin dans ses essais sur le ratanhia ;
elle serait, d'après lui, inutile et même nuisible.

Robiquet
répond
à Boullay.
1835.

Aux réclamations de priorité de Boullay, disant que
Robiquet et Boutron-Charlard ont observé un fait réel
de déplacement, *sans tirer aucune conséquence vraie
sur la nature du phénomène ou sur la généralité qu'il
pourrait avoir,* Robiquet répond (1): « Si je me trouvais
seul intéressé dans la question, j'abandonnerais bien
volontiers à mes honorables confrères toute la priorité
qu'ils prétendent leur appartenir, parce que je n'ai jamais ajouté la moindre importance à une affaire qui
n'offre, après tout, qu'une mince application du filtre
Réal ; mais plusieurs de mes confrères étant incriminés
pour s'être avisés de dire que j'aurais été le premier
à mettre cette sorte de traitement en usage, j'ai cru
qu'il était de mon devoir de prouver qu'ils avaient eu
raison. »

Il fait appel au témoignage de ses élèves pour attester
que c'est avec raison que Guibourt (2) l'a placé avec
Boutron « au nombre de ceux qui ont concouru à établir la méthode de déplacement ».

(1) *Journal de pharmacie,* 2ᵉ série, t. XXI, p. 113, 1835.
(2) Guibourt. *Note sur la méthode d'extraction par lessivage ou
par déplacement (Journal de chimie médicale,* 2ᵉ série, t. I, p. 225,
1835).

Il insiste ensuite sur les points suivants :

1° Il partage entièrement l'opinion de Geiger au sujet de l'utilité de la pression dans le filtre Réal ; pour les traitements en grand, l'opération marche plus rapidement ;

2° Le déplacement des véhicules les uns par les autres ne se fait pas aussi nettement ni aussi facilement qu'on le prétend ;

3° Les principes solubles s'éliminent suivant leur ordre de solubilité, d'où nécessité de fractionner en plusieurs doses chaque produit des filtrations.

A l'appui de ce dernier fait, très important, il cite des essais sur l'infusion de café : la première fraction filtrée, tout en étant très colorée et très odorante, n'en contient pas la partie active et excitante.

De ce qui précède, il ressort que la méthode de déplacement est antérieure aux travaux de Boullay père et fils ; mais il faut, en toute justice, le reconnaître, ce sont eux qui lui ont donné le caractère de généralité dont elle est susceptible en pharmacie, et nous nous rangeons tout à fait à l'avis que Cap exprimait si bien en cette occasion (1) :

« Il est arrivé dans ce cas ce qui arrive toujours au moment où un nouveau trait de lumière apparaît dans l'histoire des sciences ou des arts. Les faits qui servent d'appui à une vue généralisée restent quelque temps comme inaperçus ; mais, au moment où cette vérité se fait jour, celui qui l'énonce est parfois sujet à s'en exagérer les conséquences ; ceux qui l'ont entrevue ou

(1) Cap, *Extrait de la thèse de Guilliermond* (*Journal de pharmacie*, 2ᵉ série, t. XXI, p. 350, 1835).

préparée en revendiquent la découverte, puis le temps, l'expérience et l'observation finissent par remettre toutes choses à leur place. Telles ont été les chances de la méthode ou plutôt du *procédé* de déplacement appliqué à la pharmacie. Désormais admis dans la pratique de l'art, recueilli comme un fait de plus de la science, une part de mérite sera faite à tous ceux qui auront préparé, qui auront concouru, travaillé à ses résultats définitifs ; mais une part plus grande sera incontestablement réservée à ceux qui, les premiers, l'ont choisi pour l'objet d'une étude spéciale, et ont fait de leur travail comme le centre où doivent aboutir tous les faits qui l'ont devancé, ou viendront s'y rapporter à l'avenir. »

Quoi qu'il en soit, malgré les efforts de Boullay, on objectait contre l'adoption de la lixiviation en pharmacie :

1° Que les liquides ajoutés successivement, à moins d'être de nature différente, se mélangeaient toujours plus ou moins ;

2° Qu'on ne pouvait indiquer pratiquement quelle devait être la finesse de chaque sorte de poudre, et le degré de tassement qu'il fallait lui faire subir ;

3° Qu'on était encore indécis sur le point de savoir si la macération préalable était ou non nécessaire.

A. Guilliermond.
Thèse sur la méthode de déplacement. 1835.

Sur les conseils de Soubeiran, Guilliermond entreprit, à la Pharmacie centrale, une série d'expériences qu'il consigna dans une thèse remarquable soutenue devant l'École de pharmacie de Paris (1).

Les questions pendantes étaient celles-ci :

(1) *La méthode de déplacement de Boullay. Thèse de Guilliermond,* 1835.

Boullay a-t-il raison d'admettre qu'il ne saurait y avoir mélange aux points de contact des liquides? Est-il dans le vrai lorsqu'il soutient que, si les liquides ne peuvent se dissoudre, l'effet du déplacement est incomplet?

Robiquet avait vu, en effet, qu'en faisant agir l'éther sur le tourteau pour le déshuiler complètement, l'éther chassait l'huile, adhérente au son, sans la dissoudre et à la manière d'un piston.

De son côté, Soubeiran disait, dans ses *Leçons de pharmacie*, que le déplacement n'a pas lieu d'une manière tranchée, comme l'indique Boullay. Il l'avait trouvé exact pour l'éther, moins exact pour l'alcool, moins exact encore pour l'eau : il avait émis l'opinion, vérifiée depuis, que, si les liqueurs filtrent plus facilement quand on emploie l'alcool ou l'éther, c'est que ces liquides ne gonflent pas les parties mucilagineuses et qu'ils ne mouillent pas les substances organiques de la même manière que l'eau, de sorte qu'il y a moins d'adhérence.

Dans le cas de l'eau, Soubeiran était d'avis que la méthode de Cadet donnerait d'excellents résultats.

Pour élucider ces points importants, Guilliermond mit en œuvre trois procédés :

1° La macération *fractionnée* ou méthode de Cadet ;

2° Le déplacement *immédiat* et *continu;*

3° Le déplacement *précédé de la macération.*

Les expériences avec l'eau portèrent sur le ratanhia, la racine de patience, la saponaire, la racine de réglisse, le séné, la gentiane, la bardane et la salsepareille.

Celles avec l'alcool se firent sur la digitale, la racine de réglisse, le ratanhia, la ciguë.

Les conclusions tirées du remarquable travail de Guilliermond furent :

1° Que la méthode de déplacement sera, pour l'eau, avantageuse avec des substances peu chargées de matières mucilagineuses ou qui sont peu susceptibles de se gonfler lorsqu'on les imbibe d'eau ;

2° Qu'un grand nombre de matières végétales sont loin de se trouver dans ces conditions favorables ;

3° Que la méthode de déplacement devra recevoir la préférence avec l'alcool ; d'abord parce que les matières organiques se prêtent bien mieux à son action qu'à celle de l'eau, et ensuite parce qu'à l'aide de ce procédé les pertes d'alcool sont bien moins grandes que partout autre ;

4° Que dans tous les cas une macération préalable est tout à fait inutile, souvent même nuisible (1) ;

5° Que l'inexactitude du déplacement des liquides les uns par les autres est telle qu'on ne peut faire usage des formules proposées par Boullay pour la préparation des teintures et des vins médicinaux ;

6° Que si, dans certaines circonstances, le déplacement s'est opéré d'une manière assez exacte, c'est *toujours* lorsqu'on s'est servi du filtre Réal ou que l'on a chassé l'éther par l'eau ;

7° Que, par cette dernière raison, si MM. Boullay sont parvenus à donner une heureuse application de la lixiviation aux substances organiques, on ne peut toutefois y retrouver tous les avantages qu'on obtient en se servant du filtre-presse ;

(1) Nous sommes loin de partager la conclusion trop absolue de Guilliermond. Il est des cas où la macération est non seulement utile, mais nécessaire.

8° Que la méthode de déplacement ne peut être généralisée et qu'une étude particulière à chaque substance est nécessaire pour faire connaître les cas dans lesquels l'application en sera avantageuse.

Nous ne suivrons pas davantage Guilliermond dans sa démonstration; nous mentionnerons seulement les expériences directes qu'il fit pour s'assurer jusqu'à quel point on pouvait compter sur le déplacement des liquides les uns par les autres.

Il introduisit dans l'appareil à déplacement une poudre épuisée par l'eau et l'alcool, et l'imbiba d'alcool à 81 degrés : une couche d'eau, versée avec précaution sur celui-ci, devait, d'après Boullay, le déplacer exactement et sans s'y mêler : or, voici les degrés de l'alcool recueilli dans sept fractionnements successifs :

```
1er fractionnement, l'alcool marque................ 81 degrés.
2o        —              —        ..............  81   —
3e        —              —        ..............  81   —
4e        —              —        ..............  80   —
5e        —              —        ..............  72   —
6e        —              —        ..............  53   —
7e        —              —        ..............  40   —
```

Une seconde expérience, dans laquelle le vin remplaçait l'alcool, donna des résultats analogues.

Buignet, en 1857 (1), tout en constatant l'excellence du procédé de déplacement dans des cas bien déterminés, confirma ce qui avait été dit par Guilliermond, et, plus tard, en 1862, la commission nommée par la Société de pharmacie (2), pour étudier la question au point de vue des teintures alcooliques, arriva à des con-

- (1) *Journal de pharmacie*, 3e série, t. XXXII, p. 161, 1857.
  (2) *Id.*, t. XLI, p. 196 et 209, 1862.

clusions identiques et reconnut qu'il est impossible de déplacer l'alcool au moyen de l'eau sans qu'il y ait mélange des deux liquides.

En Angleterre, le professeur Redwood (1) et Deane (2) confirmèrent ces observations contre lesquelles avaient protesté Boullay (3) et Vuaflart (4), et nos expériences personnelles (5) nous ont amené à reconnaître que la lixiviation, excellente dans la préparation des extraits, se prête mal à celle des teintures alcooliques et des autres produits dans lesquels le véhicule est conservé.

La question avait été également agitée en Allemagne, en vue de déterminer quel était le meilleur moyen d'obtenir les solutions végétales destinées à la préparation des extraits, et le célèbre pharmacologiste Mohr, après avoir expérimenté comparativement la décoction, la macération et le déplacement, n'hésita pas à donner la préférence à la macération fractionnée de Cadet, suivie chaque fois d'une expression énergique au moyen de la presse dont nous reproduisons le dessin un peu primitif (fig. 66) (6). Mohr motivait cette préférence en disant que : 1° on ne peut jamais, par déplacement, obtenir deux fois de suite la même concentration de la liqueur ; 2° la méthode de déplacement, très lente, donne le temps aux matières végétales de fermenter.

Mohr
donne la
préférence
à la
macération.
1830.

(1) *Pharmaceutical Journal,* 2ᵉ série, t. V, p. 441, 1863-1864.
(2) *Id.,* t. V, p. 544. 1863-1864.
(3) *Journal de pharmacie et de chimie,* t. XLII, p. 60, 1862.
(4) *Id.,* t. XLI, p. 254, 1862.
(5) *Id.,* t. XLI, p. 116, 1862.
(6) Il n'est peut-être pas inutile de rappeler ici que, dès 1828, Boutron-Charlard avait appelé l'attention des pharmaciens sur la presse à percussion inventée par Réveillon, et qu'il avait appliquée lui-même avec succès aux usages pharmaceutiques.

A partir du moment où Boullay donna, à la méthode par déplacement, l'extension qu'elle méritait, de nombreux appareils furent proposés.

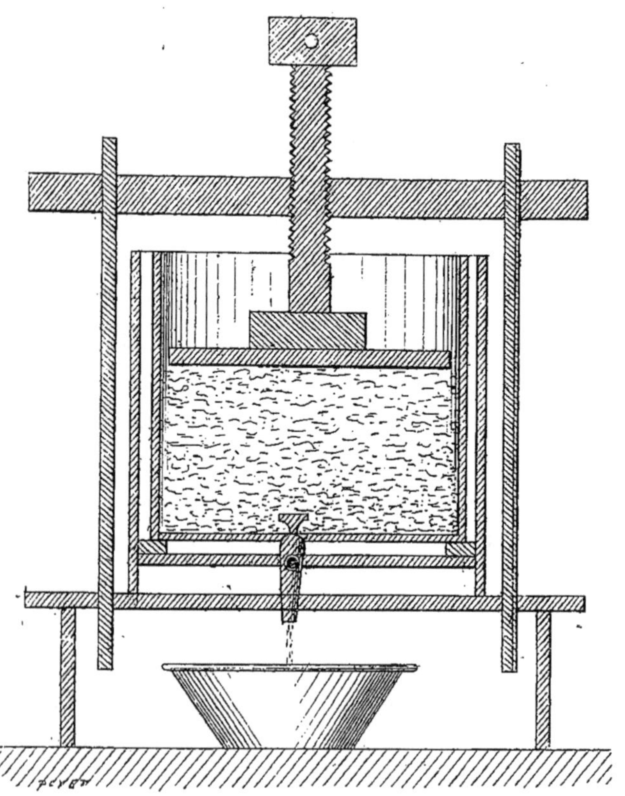

Fig. 66. — Presse de Mohr.

Boullay, dans son ardent désir de généraliser et de simplifier tout, avait, nous l'avons déjà dit, proposé d'abord l'entonnoir, comme devant suffire à tous les besoins. Peu après, il en était revenu au cylindre métallique légèrement conique terminé lui-même par un tronc de cône (1) (fig. 67) : deux diaphragmes perforés A et B servaient, celui du bas, A, à retenir la matière pour prévenir l'obstruction de l'orifice d'écoulement ; celui du haut à diviser également le liquide sur la masse de manière à empêcher la formation de fausses voies.

Il indiquait également, pour le déplacement au moyen

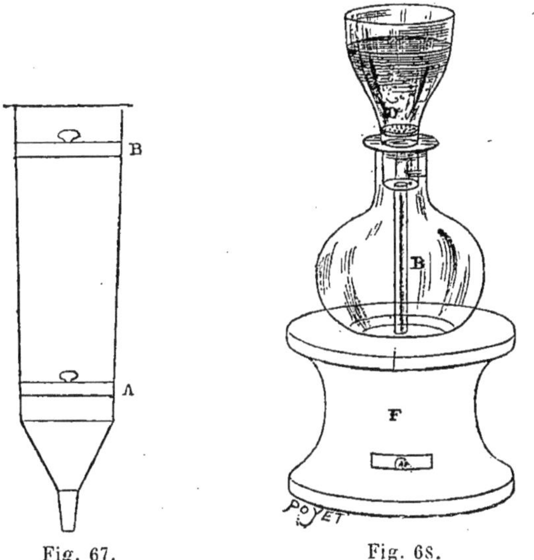

Fig. 67. Fig. 68.

Appareils de Boullay.

des liquides volatils, un appareil composé simplement d'une allonge portant une tubulure à sa partie supérieure et posée sur un flacon ; la substance pulvérisée était recouverte d'un papier percé d'une infinité de trous, et un petit entonnoir fixé par un bouchon sur la tubulure de l'allonge servait à l'introduction du liquide dans lequel plongeait son extrémité, afin de faire ainsi une fermeture hermétique.

(1) *Journal de pharmacie*, 2ᵉ série, t. XXI, p. 21, 1835.

Il admettait que cette disposition pouvait être modi-
fiée et disait : « Ce sont là de légers détails qu'on peut
laisser à l'intelligence de celui qui opère... Il faut sans
cesse se rappeler que le moyen le plus simple est le
meilleur et se rapprocher le plus possible du type de
tous ces appareils qui consiste en une allonge et un ballon. » Enfin, il terminait son travail en ajoutant : « Cette
discussion nous conduit naturellement à dire quelques
mots d'une disposition ingénieuse des mêmes vases,
réalisée dans la construction des cafetières nouvelles.
Cet appareil, sans être très applicable aux opérations de
la pharmacie, nous a paru digne d'une mention spéciale, en ce qu'on y trouve plusieurs opérations réunies,
comme la décoction au moyen de la vapeur, l'expression
par l'effet du vide et même le déplacement. »

Cette nouvelle cafetière (c'est sous ce nom qu'il la
désigne) se composait (fig. 68) d'un ballon B, dans le
col duquel était ajustée la douille d'une allonge terminée par un tube plongeant à 3 centimètres du fond
du ballon.

Sur un diaphragme D on plaçait le corps à traiter;
puis le ballon était rempli d'eau à moitié et l'on chauffait. Dès que l'ébullition se produisait, la vapeur, ne
trouvant pas d'issue, pressait sur le liquide et le forçait
à monter en D par le tube.

En enlevant l'appareil du feu un vide se produisait,
l'infusion refluait vers B; on pouvait ainsi répéter la
même manœuvre jusqu'à épuisement complet de la matière.

L'Allemand Schwartzler décrivit postérieurement un
appareil en tout semblable au précédent, sauf le cou-

Schwarzler.
Appareil
à décoction.
1851.

vercle tubulé qu'il ajouta (fig. 69) : son appareil est représenté enlevé du feu et plongé dans une bassine pleine
d'eau froide pour hâter le retour de l'infusion dans le
ballon (1).

Robiquet.
Allonge
à
déplacement.
1851.

Nous avons vu qu'il avait été prouvé que Robiquet,
antérieurement à Boullay, s'était servi de l'allonge pour
épuiser certaines matières végétales; il lui fit plus tard

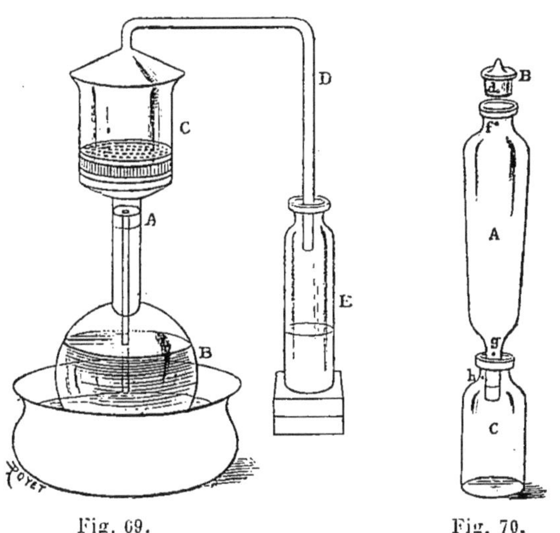

Fig. 69.

Appareil de Schwarzler.

Fig. 70.

Appareil de Robiquet.

subir un perfectionnement dans le but de la rendre plus
commode (2).

Il employait toujours l'allonge et la carafe, mais il
avait fait pratiquer, dans le goulot de l'allonge (fig. 70),
et dans le bouchon creux, deux petits trous qui se cor-
respondaient lorsque ce dernier était en place; même

(1) Journal de pharmacie et de chimie, 3e série, t. XXIV, p. 134, 1853.
(2) Id., t. XX, p. 168, 1851.

disposition pour la douille de l'allonge et le goulot de la carafe.

Le jeu de l'appareil est facile à saisir; si l'on place en regard l'une de l'autre les ouvertures f et d, l'air extérieur communique avec l'intérieur de l'allonge : de même si h est mis en regard de g.

Veut-on boucher hermétiquement ? Il suffit de tourner le bouchon et l'allonge de manière que les trous ne se correspondent plus.

Pour éviter que le liquide, pendant l'écoulement, ne s'échappe par l'orifice h, lorsqu'il est en regard de g, on place au fond de l'allonge un tampon de coton terminé en pointe. Autour de cette pointe, on enroule un petit fil de soie dont l'extrémité sera dirigée vers la partie de la douille précisément opposée à l'orifice h. De cette façon, le liquide suivra le chemin qui lui sera indiqué par le fil.

Dans le même moment Gilbertson, en Angleterre, fit connaître un percolateur en verre à fermeture hydraulique, destiné à prévenir l'évaporation des dissolvants très volatils, comme l'éther, par exemple. Il ne nous paraît pas nécessaire de décrire autrement cet appareil ; il nous suffira de dire qu'un tube intérieur fait communiquer ensemble l'allonge et le récipient, de manière à produire une égalité de pression (1).

Les Américains ont fait de la lixiviation, à laquelle ils ont donné le nom de percolation, une étude très complète ; avec leur génie pratique, ils ont vu tout l'avantage qu'ils pouvaient en tirer, et ils ont su donner aux appareils qu'ils ont imaginés une forme et un agence-

(1) *Pharmaceutical Journal London*, 1re série, t. I, p. 591, 1841.

ment parfaitement appropriés au but qu'ils se proposaient : la préparation des *extraits fluides.*

L'examen de cette nouvelle classe d'extraits fera l'objet principal de la dernière partie de notre travail, et nous ferons connaître en même temps les méthodes et appareils employés pour les obtenir.

M. Berjot, pharmacien à Caen, bien connu par ses nombreux et intéressants travaux se rattachant à l'art du pharmacien, eut l'idée d'adapter à la carafe de l'appareil à déplacement une petite pompe à vide dans le but d'accélérer le passage du solvant et de recueillir jusqu'aux dernières gouttes (fig. 71) (1).

A cet effet, au collecteur A du liquide est adapté, par l'intermédiaire de la tubulure latérale t', une petite pompe aspirante P.

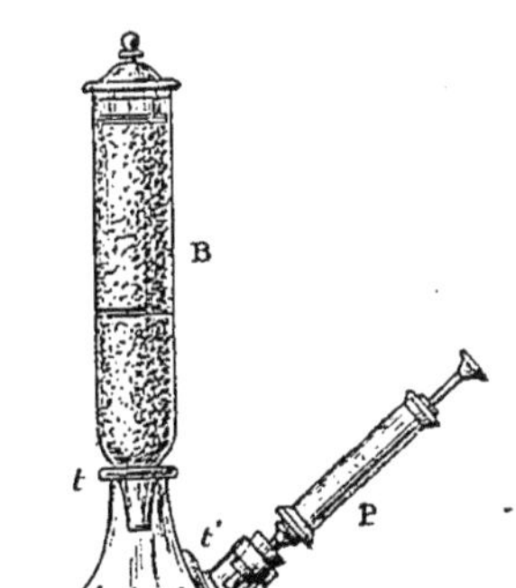

Fig. 71. — Appareil de Berjot.

Le jeu de l'appareil est trop facile à saisir pour que nous insistions plus longtemps.

L'appareil Berjot avait été précédé, deux ans auparavant (1858), d'une pompe à extraction à froid inventée par le pharmacologiste allemand Mohr (2).

(1) *Journal de pharmacie et de chimie,* 3e série, t. XXXVII, p. 214, 1860.

(2) *Viert. jahr. f. prac. pharm.,* t. VII, p. 328, 1858. — Rappelons qu'antérieurement à Berjot et à Mohr, Payen, dans le même but (voir p. 65), mais naturellement avec des moyens plus restreints vu l'époque, avait également eu recours au vide.

La figure 72 donne une idée de ce dispositif : sur une table se trouvent fixés une pompe pneumatique P et un cylindre à déplacement D. La pompe P fait le vide dans la carafe F par le tube *t*, et, en vertu de la différence

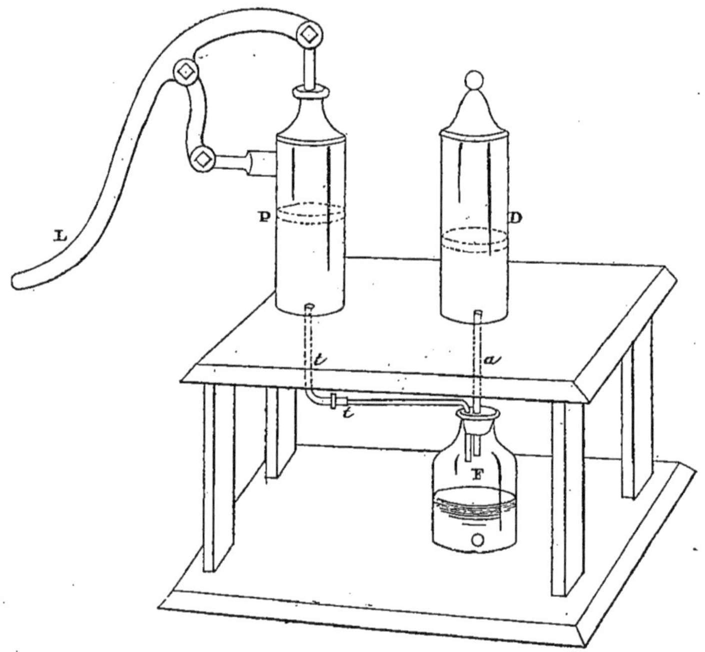

Fig. 72. — Appareil de Mohr avec pompe.

de pression, force le liquide lessiveur contenu en D, à passer en F, D étant relié à F par le tube *a*.

Plus tard, Béral, pharmacien à Paris, proposa, toujours pour activer la filtration dans le déplacement, l'emploi, à volonté, du vide ou de la pression. — Voir sa note, *Journal de chimie médicale,* t. I, p. 223, 1835.

Plus récemment, Thomas Maben eut recours à un percolateur à filtration accélérée produite par le vide à l'aide d'une trompe à eau. — *Pharmaceutical Journal London,* 5ᵉ série, t, XVII, p. 941, 1886-87.

14

A. Lalieu.
Appareil
à déplacement
continu.
1862.

M. A. Lalieu, pharmacien belge, a fait connaître un appareil à déplacement continu appliqué tout spécialement à la préparation des extraits (1).

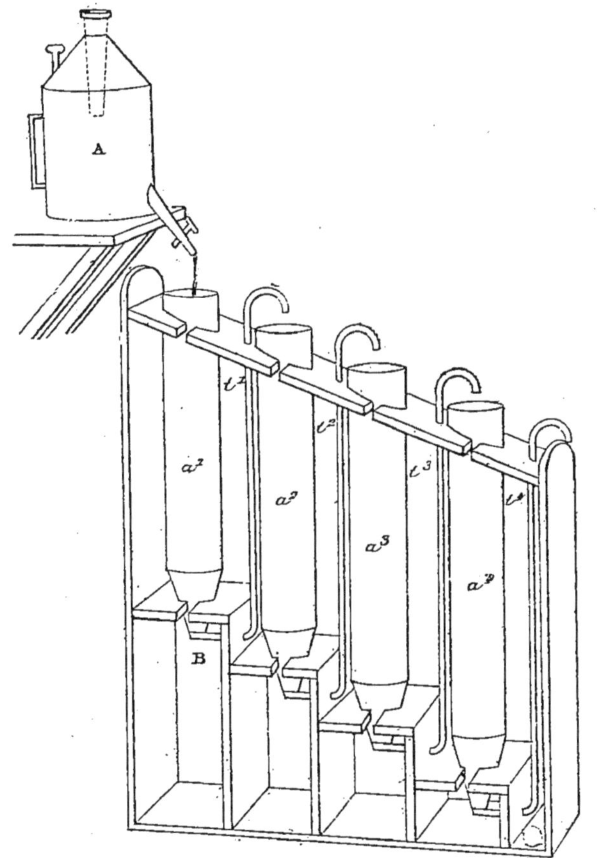

Fig. 73. — Appareil à déplacement continu de A. Lalieu.

Son système (fig. 73) consiste en une série de cylindres digesteurs a_1 a_2 a_3 a_4 placés en gradins comme la figure l'indique.

(1) *Journal de pharmacie d'Anvers*, t. XVIII, p. 104, 106, 1862.

Chacun de ces cylindres communique par la partie inférieure avec le suivant au moyen de tubes recourbés t_1 t_2 t_3 t_4.

Le liquide épuisant coule du réservoir A dans a_1, traverse de haut en bas la matière à lixivier, entre en a_2 par le haut et ainsi de suite jusqu'au dernier des vases dont, naturellement, le nombre peut être plus ou moins grand.

A ce dispositif, Lalieu ajouta plus tard un perfectionnement en vue de rendre l'appareil automatique, et, en 1868, le même praticien, dans le but d'épuiser la matière à fond, ce qui, d'après ses essais, n'avait pas lieu avec l'appareil de 1862, eut l'idée de faire accomplir au liquide un mouvement inverse du premier, c'est-à-dire de lui faire traverser la masse de bas en haut (1). *A. Lalieu. Perfectionnement au premier appareil 1868.*

Indépendamment du meilleur rendement obtenu, il est évident que le cheminement du liquide, suivant le dernier mode adopté, devait prévenir les tassements et même les obstructions, observés surtout lorsque la masse est pulvérulente.

Puisque nous en sommes à analyser les travaux de M. Lalieu sur la préparation des extraits, citons encore son appareil à déplacement à niveau constant (2) (fig. 74). *A. Lalieu. Appareil d'épuisement automatique. 1868.*

Le digesteur A est une simple éprouvette à dessécher, les gaz dont l'orifice supérieur est fermé par un

---

(1) *Journal de pharmacie d'Anvers*, t. XXIV, p. 385, 1868.

Paul de Genève, au commencement du siècle, s'était servi du même principe pour préparer les eaux minérales artificielles; seulement ses vases à déplacement, au lieu d'être disposés en cascades, étaient sur un même plan (voir p. 163).

(2) *Journal de pharmacie d'Anvers*, t. XXIV, p. 193, 1868.

ballon B renversé, plein du liquide lixiviateur et destiné à maintenir un niveau constant $n\,n$.

Un tube de verre t, auquel est ajusté un caoutchouc C, terminé lui-même par un tube de verre, part de la base de A et conduit le liquide chargé de matière extractive dans un vase récipient R.

Les choses étant ainsi disposées, on comprend que l'écoulement peut être rendu continu, et facilement

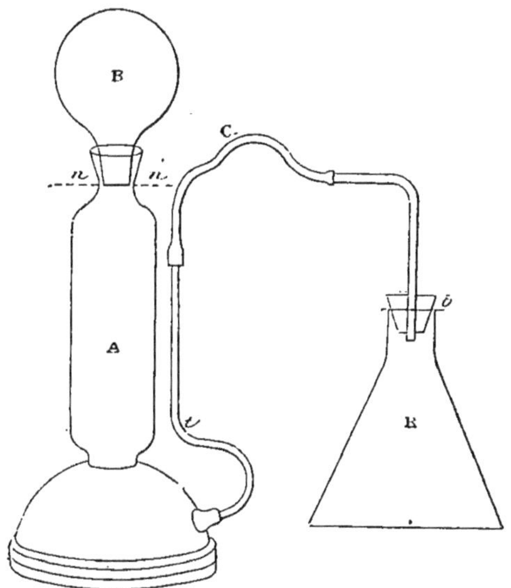

Fig. 74. — Appareil d'épuisement automatique de A. Lalieu.

réglé par l'élévation ou l'abaissement du tube de caout-chouc C.

L'appareil, étant en outre composé d'éléments d'usage courant dans les laboratoires, peut être monté en quelques instants.

Bien que la préparation des extraits médicinaux par des dissolvants, autres que l'eau, l'alcool et l'éther, n'ait pas reçu d'application générale, nous devons cependant noter les travaux intéressants de MM. Pierlot et Lefort dans cette voie encore trop peu explorée.

Préparation des extraits par les véhicules très volatils.

Le premier s'est servi de l'éther, le second a cherché à généraliser l'emploi du sulfure de carbone dans la préparation des huiles médicinales.

Robiquet avait déjà, en 1835, appelé l'attention des praticiens sur le parti qu'on pouvait tirer de l'usage de l'éther comme dissolvant (1).

Buchner fils, de Munich, deux ans après, en 1837, dans une note « sur l'arôme de quelques fleurs », émit l'opinion que l'idée de Robiquet pourrait être rendue pratique (2).

C'est un peu plus tard que Millon, pharmacien et chef du laboratoire central de chimie à Alger, dans un remarquable mémoire *sur la nature du parfum des fleurs et sur quelques fleurs cultivables en Algérie*, fit mention d'une série d'expériences visant l'emploi industriel de solvants volatils en général à l'effet d'extraire le parfum des fleurs. Ces solvants étaient le chloroforme, le sulfure de carbone, l'éther, l'alcool méthylique, l'alcool vinique, etc., mais il donnait nettement la préférence à l'éther.

Millon. 1856.

Son mode opératoire consistait à introduire la fleur dans un digesteur à déplacement, à la recouvrir d'éther et à laisser écouler le liquide après dix minutes de contact; l'éther était vaporisé dans des alambics ordi-

---

(1) *Journal de pharmacie et de chimie*, 2e. série, t. XXI, p. 335, 1835.

(2) *Journal de pharmacie et de chimie*, 2e série, t. XXIII, p. 157, 1837.

naires et le parfum restait sous forme d'extrait cireux (1).
L'appareil dont se servait Millon était défectueux, aussi
son procédé dut-il être abandonné (2).

Nous arrivons au mémoire de M. Pierlot qui semble
avoir ignoré le travail de Millon.

Il donne, en effet, comme nouvelle la préparation
des extraits de plantes odorantes et pharmaceutiques
par l'éther : le seul point original de son travail est
celui relatif aux plantes pharmaceutiques (3).

D'après sa méthode, la plante contusée est mise dans
un appareil à déplacement ; on la recouvre d'éther,
lequel chasse lentement devant lui l'eau de végétation
et retient les principes volatils.

L'eau déplacée gagne peu à peu la partie inférieure du
récipient : elle tient en dissolution la matière extractive, l'albumine végétale et quelques principes salins (4).

L'éther est distillé au bain-marie et donne un premier
résidu. Quant à l'eau, on l'agite avec un peu d'éther
alcoolisé ; l'albumine vient gagner la surface et est séparée par filtration. On obtient la matière extractive par

(1) *Moniteur scientifique*, Quesneville, t. I, p. 26, 1857-1858.

(2) La question a été reprise il y a quelques années par M. Naudin.
Ce chimiste a donné la description complète de sa méthode et
de son nouvel appareil, basés sur l'emploi simultané du vide et du
froid, pour opérer économiquement et sans danger la distillation
de grandes quantités de solvants très volatils (éther, chlorure
d'éthyle). — *Bulletin de la Société chimique de Paris*, 2ᵉ série,
t. XXXVIII, p. 586, 1882, et *Dictionnaire* de Wurtz, p. 685 et suiv.
(suppl.).

(3) *Journal de chimie médicale*, t. VIII, p. 416, 1862.

(4) L'assertion de M. Pierlot est bien vague. Tous les principes
actifs ont-ils été dissous ? et dans quelles proportions ? Quel est le
rendement en extrait ? La question mériterait d'être étudiée et
traitée à fond.

évaporation, et la réunion des deux résidus constitue, selon M. Pierlot, un extrait pharmaceutique parfait.

La tentative de Millon avait, il y a dix-huit ans, suggéré à M. J. Lefort l'idée d'isoler, en se servant du sulfure de carbone, les principes odorants et colorants, ainsi qu'une partie des sels d'alcaloïdes contenus dans les végétaux, pour les faire servir à la préparation des huiles médicinales (1).

Ces extraits sulfocarboniques contiennent d'après lui :

1° Une matière grasse qui en forme la base et l'excipient ;

2° De la chlorophylle dissoute dans la matière grasse ;

3° Un principe odorant fixe propre à chaque végétal ;

4° Une ou plusieurs bases organiques à l'état de sels comme les végétaux les contiennent naturellement.

Les extraits ainsi obtenus sont très solubles dans les huiles ; la pharmacie aurait en eux, d'après le dire de cet éminent pharmacien, un moyen sûr et commode pour préparer en toute saison et en quelque sorte extemporanément les huiles médicinales.

M. Lefort s'est également préoccupé de savoir quelle était la valeur thérapeutique de ces préparations ; les expériences faites sur des chats avec des extraits d'aconit et de belladone lui ont démontré que lesdits extraits ne le cédaient en rien, comme action, à ceux qui sont préparés par la méthode ordinaire.

Ce sont, peut-être, les expériences de M. Pierlot et celles de M. Lefort qui ont conduit M. Legrip, pharma-

(1) *Journal de pharmacie et de chimie*, 4e série, t. XI, p. 103, 1870.

cien, à proposer une méthode extractive à laquelle il a donné le nom de *diæthéralyse* (1).

Ce procédé consiste à soumettre simplement les végétaux frais ou leurs différents organes, surpris dans leur période de plus grande vitalité, à une macération dans l'éther ordinaire. Dans ce traitement, la fonction de l'éther semble être une action double et spéciale de dissolution, d'une part, et d'expulsion de l'autre. Après un certain temps de contact, on observe, en effet, que l'éther s'est coloré en vert foncé, tandis qu'au-dessous de lui s'est formée une couche aqueuse dense et brunâtre qui, d'après M. Legrip, représenterait tous les principes extractifs du végétal, moins la cellulose. (2).

L'appareil de démonstration de M. Legrip est un tube à essai, perforé de place en place, dans lequel on fait pénétrer le végétal divisé mécaniquement. Ce tube est suspendu, à quelque distance du fond, dans une éprouvette pleine d'éther.

Au bout d'un temps, qui varie nécessairement avec la nature du végétal mis en œuvre, toute l'eau contenue dans ce dernier est venue former une couche plus ou moins considérable au fond de l'éprouvette.

Appareils d'épuisement par les liquides volatils. L'emploi de l'alcool, de l'éther et de dissolvants plus volatils encore, a porté les chimistes et les pharmaciens à rechercher quel pouvait être le meilleur dispositif à

(1) *Répertoire de pharmacie*, 2ᵉ série, t. IV, p. 225, 1876, et *Brevet* n° 138 114, 1880.

(2) Nous dirons, à propos de la *diæthéralyse Legrip*, ce que nous avons dit au sujet des expériences de Pierlot (voir p. 214). Quels sont les faits qui permettent d'affirmer que toute la partie active du végétal a été enlevée par l'eau de végétation au moment de son expulsion par l'éther?

adopter pour épuiser les matières végétales, médicamenteuses ou non ; nous ne citerons pas toutes les tentatives, beaucoup de ces appareils ne différant entre eux
que par d'insigni-
fiants détails.

Voici les princi-
paux par ordre de
date :

L'extracteur Car-
riol et Berthemot fut
destiné à soumettre à
l'action prolongée de
l'alcool et de l'éther,
sans perte notable
de solvant, les ma-
tières végétales dif-
ficilement attaqua-
bles (1).

La substance était
mise dans le ballon
B (fig. 75), avec une
quantité déterminée
d'alcool ou d'éther,
et le tout porté à l'é-

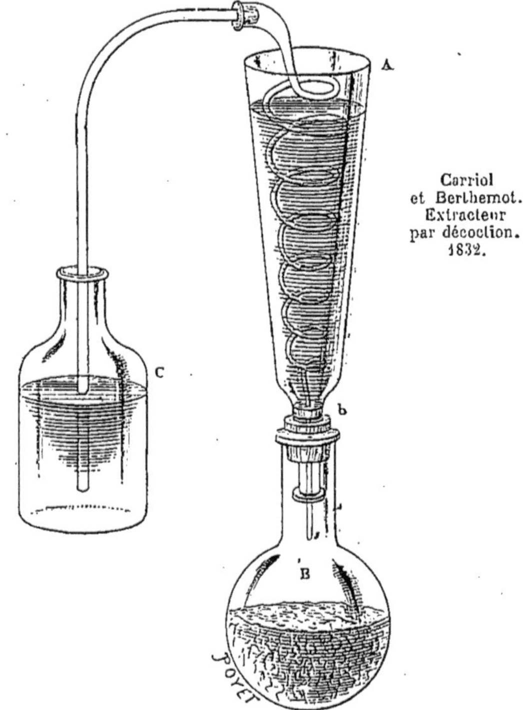

Fig. 75. — Extracteur par décoction de
Carriol et Berthemot.

bullition ; une partie du liquide condensé par le serpentin refroidi A retombait dans le ballon ; une autre
portion venait distiller en C. Lorsque le flacon C était
suffisamment rempli, on arrêtait momentanément l'ébullition, un vide se produisait dans le ballon, et tout le
liquide de C refluait en B.

(1) *Journal de chimie médicale*, t. VIII, p. 465, 1832.

On recommençait la manœuvre jusqu'à ce que la décoction eût été prolongée suffisamment longtemps.

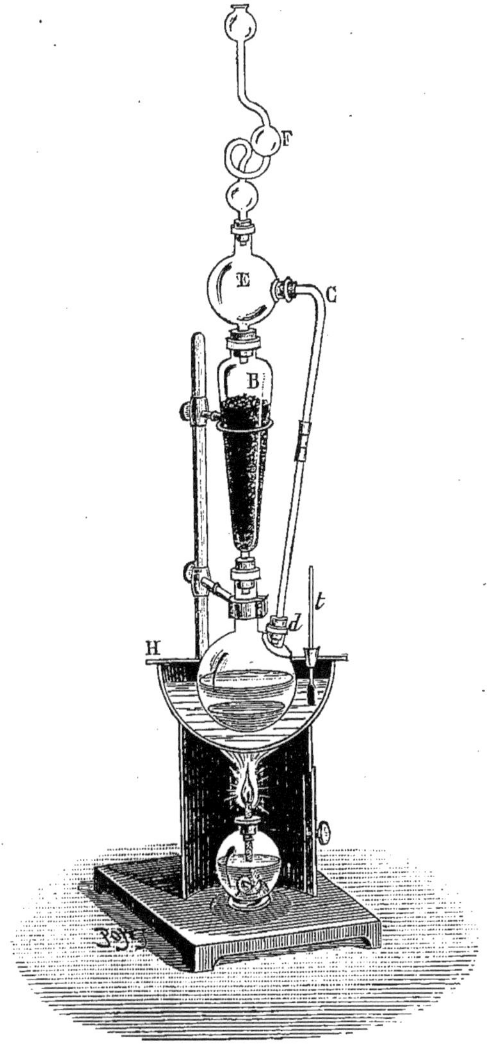

Fig. 76. — Digesteur de Payen.

Payen. Digesteur. 1845.

Payen perfectionna l'appareil précédent, et lui donna la forme si connue de tous ceux qui se sont occupés de pharmacie et de chimie; son digesteur, devenu presque classique (1), se compose (fig. 76) d'un ballon à deux tubulures qui plonge dans un bain-marie H, muni d'un thermomètre t; l'une des tubulures reçoit l'allonge B, contenant la substance à épuiser; à la seconde, est adapté un tube Cd, destiné à conduire les vapeurs dans un autre ballon à trois tubulures E, surmonté d'un tube de sûreté F.

En chauffant le bain-marie, le liquide, qui s'est rassemblé dans le ballon inférieur, se volatilise; ses vapeurs viennent se condenser en E et retombent sur la poudre qui est de nouveau soumise à l'action du dissolvant, tandis que les matières extractives restent dans le récipient.

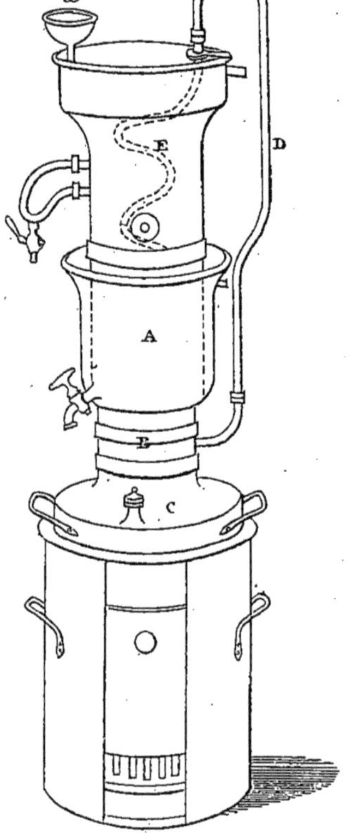

Fig. 77. — Appareil *omnium* de Dorvault.

L'idée de Payen était excellente; au lieu d'être soumise à la décoction, la matière était traitée par déplacement à chaud avec une quantité relativement petite de dissolvant. Cependant, la méthode était loin d'être encore parfaite, et l'épui-

(1) *Bulletin de la Société d'encouragement de Paris*, t. XLIV, p. 535.

sement n'était pas toujours complet; on a reproché, en outre, à son appareil d'être très fragile.

Dorvault.
Appareil
omnium.
1846.

C'est peut-être un peu cette considération qui amena Dorvault à apporter d'intéressantes modifications à l'extracteur Payen, de manière à le transformer en un véritable appareil à fonctions multiples, auquel il donna le nom d'*omnium* (1), et dont voici la description (fig. 77).

A, récipient cylindrique dans lequel on place, après l'avoir pulvérisée, la substance que l'on veut épuiser; ce récipient est entouré d'un manchon pouvant servir de réfrigérant dans les longues opérations.

B, bain-marie destiné à recevoir le liquide digesteur.

C, cucurbite placée sur un fourneau.

E, serpentin placé dans son réfrigérant et servant à condenser les vapeurs amenées du bain-marie par le tube D.

a, entonnoir pour le renouvellement de l'eau du serpentin.

Le fonctionnement de cet appareil est le même que celui du digesteur de Payen dont nous venons de parler, et, en mettant dans la cucurbite une solution saturée de sel marin dont le point d'ébullition est à 108 degrés, il peut être employé lorsque l'eau est le liquide extracteur.

Cet appareil, d'après son auteur, est non seulement destiné à la préparation des extraits, mais il peut encore servir à beaucoup d'autres opérations pharmaceutiques, et c'est pour cela qu'il lui a donné le nom d'*omnium*.

Nous nous sommes attaché jusqu'ici à suivre, autant que possible, dans notre travail, l'ordre chronologique;

(1) *Répertoire de pharmacie*, 1846, t. III, p. 65 et *Journal des Connaissances médicales et pharmaceutiques*, p. 146, 1846-1847.

nous nous départirons cependant un peu de cette règle pour faire connaître à la suite de l'*omnium*, les appareils construits sur le même principe à des dates plus récentes.

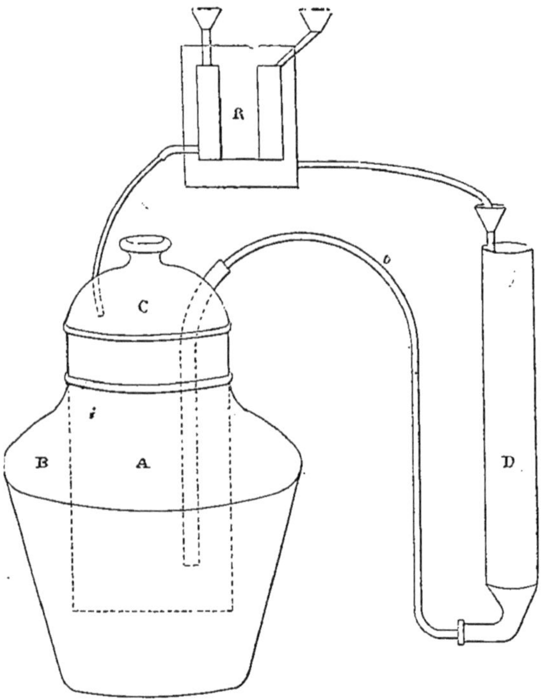

Fig. 78. — Appareil digesteur de A. Lalieu.

Un pharmacien belge, dont nous avons déjà parlé (p. 210), M. A. Lalieu, critiqua l'appareil de Dorvault (1). Il lui reprochait d'être dispendieux, ce qui lui faisait dire plaisamment que l'*omnium* ne deviendrait jamais *omnibus*. Puis il lui trouvait une élévation démesurée, incommode; aussi proposait-il un agencement beaucoup plus simple et conçu différemment (fig. 78).

A. Lalieu.
Perfection-
nement
de l'omnium.
1862.

(1) *Journal de pharmacie d'Anvers*, t. XVIII, p. 161, 1862.

B est une cucurbite munie de son bain-marie A ; au couvercle C de ce dernier sont soudés deux tubes : le

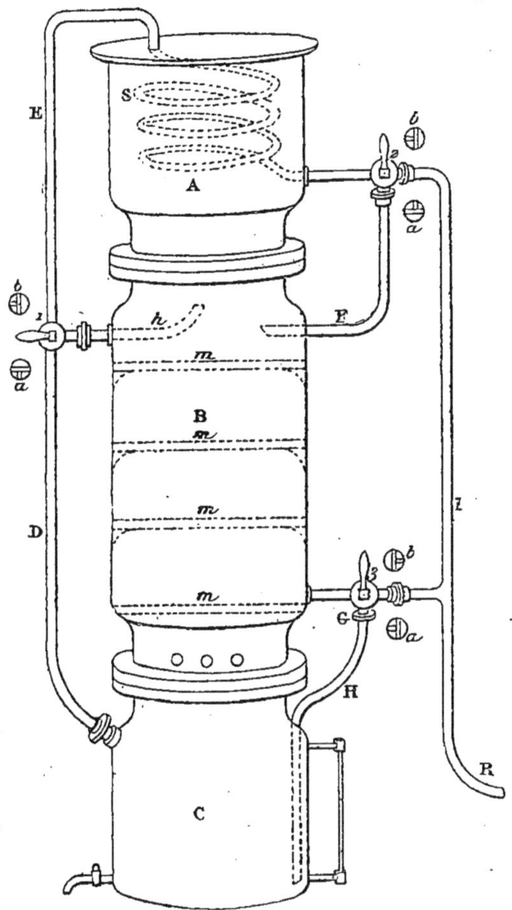

Fig. 79. — Appareil extracteur de Lewin.

premier t est mis en relation avec un réfrigérant R, le second b, recourbé, s'adapte à l'orifice inférieur d'un cylindre digesteur D.

Ceci posé, le fonctionnement est des plus faciles à

saisir. La matière à épuiser est tassée légèrement en D, et le liquide épuisant est versé en A; on le porte à l'ébullition, ses vapeurs passent en *t*, se condensent, et le liquide arrive dans le cylindre D sur la substance qu'il traverse pour remonter dans le tube *b*, par lequel il est ramené dans le bain-marie où il se volatilise de nouveau en abandonnant la matière extractive qu'il avait dissoute. L'opération se continue ainsi jusqu'à parfait épuisement.

Vingt-cinq ans plus tard, dans le but de répondre à de nouvelles exigences, et, en outre, pour parer aux inconvénients signalés dans le maniement de l'appareil Payen et de l'*Omnium* Dorvault, M. Lewin proposa, tout en conservant le principe, une nouvelle disposition appelée, croyons-nous, à rendre des services dans la pratique (1) (fig. 79).

L'extracteur de Lewin se compose de trois parties principales, en cuivre étamé A, B, C, facilement démontables, et s'adaptant l'une à l'autre à l'aide de boulons à oreilles.

C est une chaudière-récipient contenant le solvant.

B est le percolateur proprement dit, dont le fond ne repose pas directement sur la chaudière C; il en est séparé par une petite chambre munie de trois regards. Afin d'éviter le tassement des matières, l'espace B est séparé par quatre faux fonds, *m*, *m*, *m*, *m*, percés de trous.

A est un réfrigérant à serpentin S. Ces trois parties sont en relation entre elles par des tubes et des robinets

(1) *Proceed. amer. phar. ass.*, t. XXXV, p. 12-13, 1887, tiré de *Archiv der pharmacie*, p. 74-77, 1887.

à trois voies, n° 1, n° 2, n° 3, dont la fonction va être expliquée par la description même des opérations d'épuisement qui peuvent avoir lieu à chaud ou à froid.

Pour l'extraction à chaud, C étant supposé rempli d'une quantité convenable de liquide, et la matière placée sur les faux fonds m, m, m, m, en B, on chauffe C; la vapeur du solvant s'élève dans le tube D, passe à travers le robinet n° 1 — position a — s'engage dans le tube latéral h, puis en B, où elle se condense à une température assez élevée, et enfin s'écoule par G en C à travers le robinet 3 — position a.

La vapeur et le liquide sont ainsi engagés dans un *circulus*; l'action sur la matière est continue.

Pour éviter un excès de pression, le robinet 2 est placé dans la position b; la vapeur du solvant se condense en partie et le liquide, lorsque le serpentin est plein, s'écoule par F, en vertu de sa propre pesanteur; c'est pour ainsi dire une soupape de sûreté.

Si l'on veut, au contraire, lixivier à froid, la clef de chacun des robinets 1 et 2 prend la position b. Les vapeurs entrent directement dans le serpentin, puis, de là, le liquide froid vient goutter par le tube F dans le percolateur B.

Le robinet 3 occupe la position a.

Lorsque l'épuisement est terminé — à chaud ou à froid — il s'agit de récupérer le solvant; pour cela, les robinets prennent les positions suivantes :

N° 1, b; n° 2, a; n° 3, b.

La vapeur du solvant se condense en S, et le liquide s'écoule par I, dans un récipient placé sous l'orifice R.

Kopp augmenta la puissance du digesteur de Payen en y adjoignant, à la partie supérieure, un serpentin refroidi comme l'avait fait Dorvault : (1) cet appareil, proposé par son auteur pour l'analyse des substances médicamenteuses et l'extraction de leurs principes actifs, fut employé avec succès à l'École de Strasbourg (fig. 80).

Fleury, pharmacien à Pontoise (2), ayant constaté qu'il arrive fréquemment que, dans le digesteur Payen, la matière se tasse et ne peut plus être traversée par le dissolvant, eut l'idée de prendre le liquide à la surface et non à la partie inférieure, pour l'amener dans le récipient où il doit abandonner les principes qu'il a dissous; pour arriver à ce résultat, il imagina la disposition suivante (fig. 81).

F est un flacon auquel s'adapte le bouchon B; on y introduit la substance que l'on veut traiter, puis le dissol-

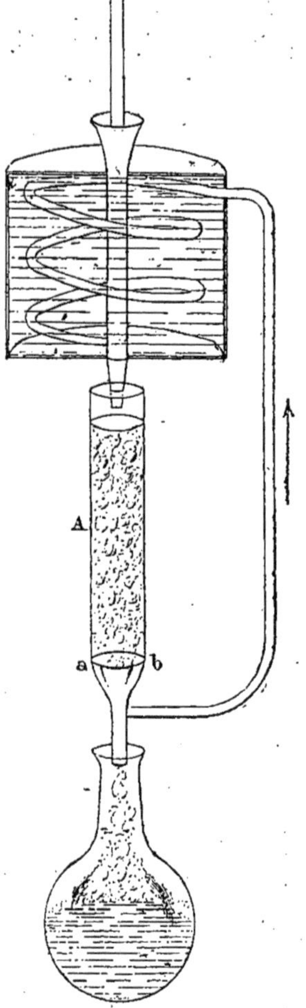

Fig. 80. — Digesteur de Kopp.

(1) *Comptes rendus des travaux de chimie* de Laurent et Gerhardt, t. V, p. 305, 1849.

(2) *Journal de pharmacie et de chimie*, 3e série, t. XLI, p. 282, 1862.

vant; on bouche et l'on agite. Après une macération
et un repos convenables, on adapte au col du flacon le
bouchon et les tubes qui le mettent en communication
avec C, et l'on siphonne le liquide soit en soufflant en F,
soit en aspirant en C.

En chauffant le ballon, après avoir bouché le tube
servant à l'aspiration, le liquide distille et vient se con-

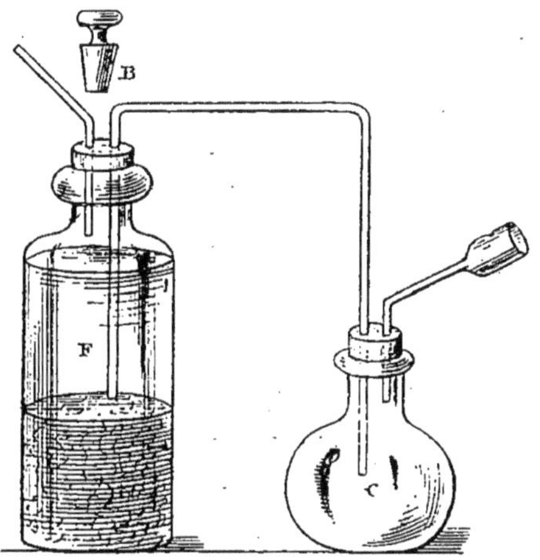

Fig. 81. — Digesteur de Fleury.

denser dans le flacon qui peut être plongé dans un vase
rempli d'eau froide. La distillation terminée, on remet
le bouchon B, on agite, on laisse reposer, et l'on recommence les mêmes opérations autant de fois qu'on le juge
nécessaire pour épuiser la matière.

Nous ne citons que pour mémoire le digesteur de
M. Cloez ; il ne diffère de celui de Payen que par l'adjonction d'un tube en toile métallique placé dans le
cylindre digesteur.

Il espérait ainsi prévenir les tassements, vice qu'on a
souvent reproché au système Payen.

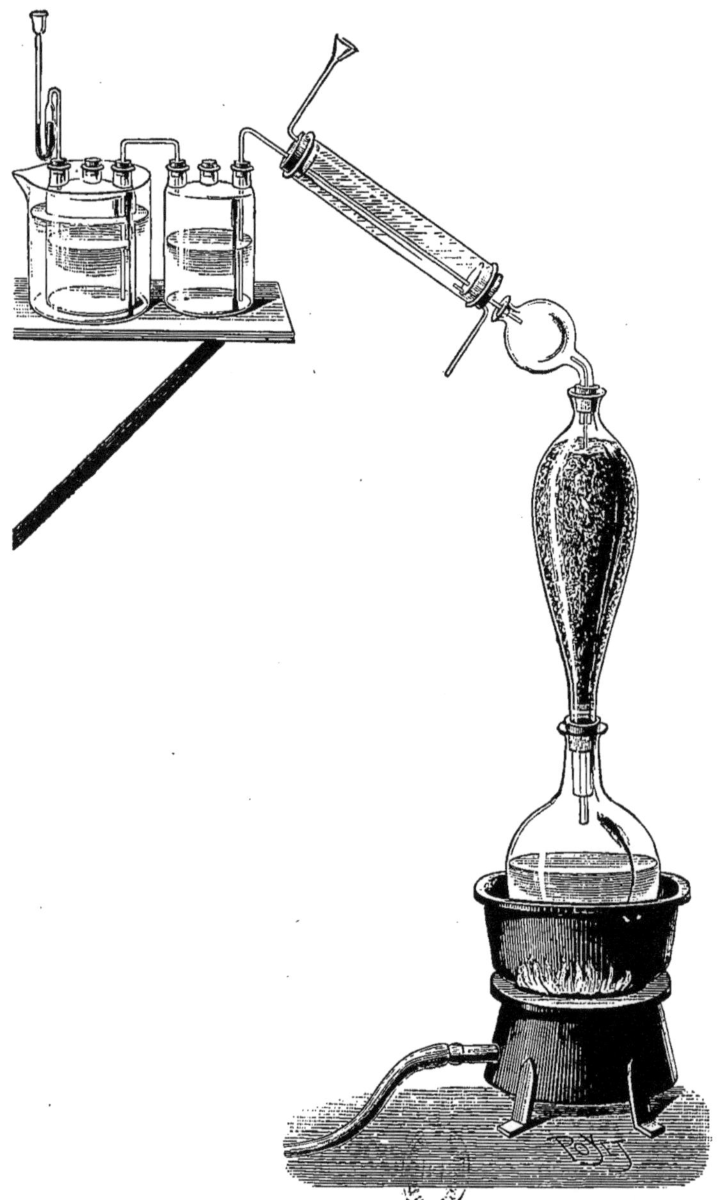

Fig. 2. — Appareil digesto-distillateur de Cazeneuve et Caillol.

Rien de particulier à dire non plus au sujet du digesteur de M. Maumené, dérivé de celui de Carriol et Berthemot.

C'est également de ce dernier que MM. Cazeneuve
et Caillol se sont inspirés, mais ils ont disposé leur
appareil d'une manière assez commode (1); nous le dé-
crirons avec quelques détails (fig. 82). Il se compose
d'un ballon plein du dissolvant, d'une allonge contenant la matière, d'une autre petite allonge à col
recourbé suivie d'un réfrigérant de Liebig, et enfin
de deux flacons de Woolf. Les tubes d'émergence, en
partant du réfrigérant, plongent jusqu'au fond de ces
flacons qui sont tenus dans l'eau froide ou dans la glace,
et dont le dernier est muni d'un tube de sûreté en S,
contenant du mercure. Dans ces conditions, il n'y a
aucune perte des liquides, même les plus volatils, et le
fonctionnement s'opère de la façon suivante :

La vapeur du solvant s'élève par le tube intérieur de
l'allonge, se condense en grande partie dans le réfrigérant et retombe sur la substance; le surplus distille dans
les flacons de Woolf, nécessaires surtout pour l'éther et
le sulfure de carbone, et il suffit d'arrêter à un moment
donné le feu de l'appareil pour que, par l'effet du vide
produit, le liquide recueilli traverse le réfrigérant et
vienne se répandre sur la matière. On comprend l'activité de l'épuisement par une grande quantité de solvant
arrivant ainsi en masse à la fois, mais la différence entre
sa température et celle des parois de l'allonge peut quelquefois amener des ruptures, et c'est un inconvénient
auquel on a cherché, par la suite, à porter remède.

Cazeneuve
et
Caillol.
Appareil
digesto-
distillateur.
1877.

(1) *Journal de pharmacie et de chimie*, 4ᵉ série, t. XXV, p. 265, 1877.

L'action épuisante, on le conçoit, peut ainsi être continuée pendant très longtemps ; lorsqu'elle est terminée, on obtient l'extrait sec en modifiant la disposition du réfrigérant Liebig, et distillant simplement le contenu du ballon.

Quelques années auparavant, l'Allemand Hunefeld, avait indiqué une disposition de digesteur qu'il qualifiait de nouvelle (1), et qui nous semble avoir, sauf quelques modifications, des airs de parenté avec l'appareil de Payen (p. 183, fig. 58).

Comme lui, il prend (fig. 83) un tube de verre T fermé à l'un des bouts par une mousseline et renfermé dans un manchon en bois, garni de corps mauvais conducteurs de la chaleur.

L'autre extrémité reçoit un tube coudé en communication avec un ballon C plein du solvant que l'on chauffe.

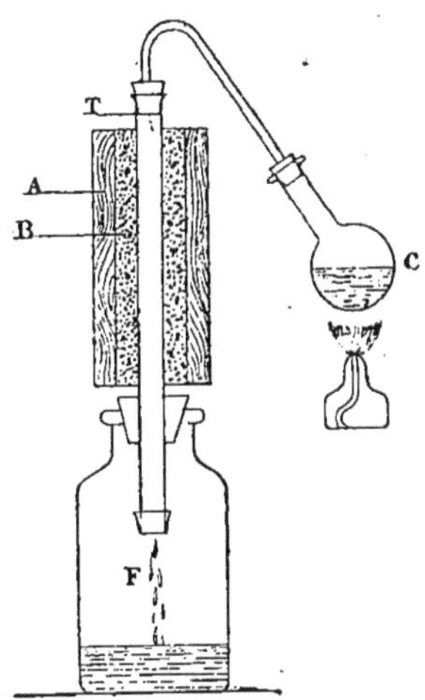

Fig. 83. — Digesteur Hunefeld.

Les vapeurs de ce dernier arrivent en T, s'y condensent et opèrent l'épuisement en forçant par une légère pression le liquide chargé des principes solubles à filtrer en F.

M. Schlœsing, de l'Institut, imagina, en 1876, un appareil à épuisement destiné au dosage de la nicotine dans les tabacs (2).

(1) *Journal fur practische Chemie*, t. VII, p. 228.
(2) *Encyclopédie chimique Fremy*, p. 200, 1884.

Il a créé, à ce propos, un organe très ingénieux et très simple à la fois, que nous retrouvons appliqué et perfectionné dans les digesteurs Schmitt, Barbier, Guérin, etc. ; nous voulons parler de l'allonge à siphon,

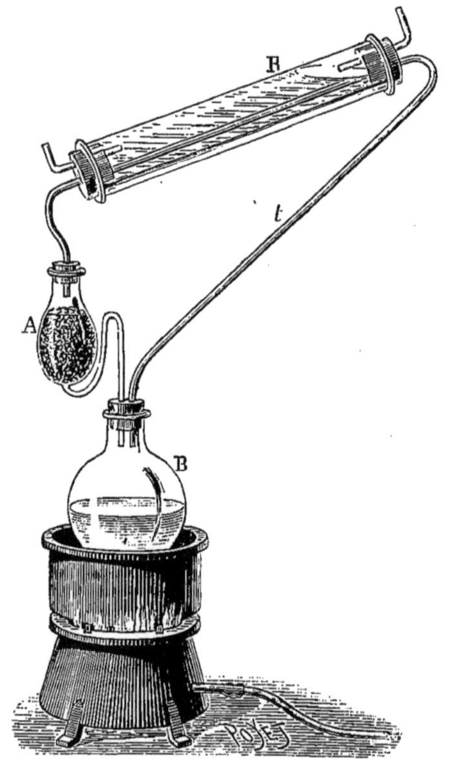

Fig. 84. — Appareil à extraction de Schmitt.

permettant la lixiviation automatique de la matière par une quantité restreinte de véhicule incessamment renouvelé.

M. Schmitt, professeur de pharmacie, appliqua l'idée de Schlœsing en la modifiant heureusement (1).

(1) *Journal de pharmacie et de chimie*, 4ᵉ série, t. XXVI, p. 57, 1877.

Schmitt.
Appareil
à
extraction
par
déplacement
continu.
1877.

La figure 84 donne une idée exacte de cette disposition très commode. B est le ballon contenant le solvant volatil ; à son col est ajusté un bouchon en liège traversé : 1° par le tube t, en étain fin, refroidi par son passage dans le manchon réfrigérant R ; 2° par le tube siphon de l'allonge A. La tubulure de cette dernière reçoit l'extrémité du tube t à sa sortie du réfrigérant R.

La matière est tassée convenablement en A, et le solvant est porté à l'ébullition. Les vapeurs s'élèvent en t, se condensent et tombent goutte à goutte dans l'allonge. Le liquide s'accumule, exerce son action dissolvante, et lorsque son niveau a atteint un point supérieur à celui de la courbure du tube recourbé, celui-ci fonctionne comme siphon; tout le liquide chargé de principes solubles retourne en B.

Si la réfrigération et le chauffage sont bien réglés, la même série de lavages a lieu indéfiniment sans grande surveillance de la part de l'opérateur et avec un minime volume de liquide.

Barbier.
Appareil
à
déplacement
continu.
1877.

En s'inspirant très probablement des appareils Schlœsing et Schmitt, M. Barbier, pharmacien à Nancy, a fait construire un digesteur à lixiviation continue qui permet d'obtenir l'épuisement complet de la substance échauffée par l'afflux automatique et régulier du dissolvant chaud (1).

Le voici tel qu'il le décrit (fig. 85) :

A, ballon en verre contenant le solvant chauffé au bain-marie ;

B, allonge contenant les plantes à épuiser ;

C, large tube en verre obturé à ses deux extrémités

(1) *Journal de pharmacie et de chimie*, 4ᵉ série, t. XXVII, p. 200, 1878.

par des bouchons de liège ;

D, manchon réfrigé-
rant.

A communique avec B
par le tube plongeant.

Les vapeurs du liquide
traversent B et C par *a*,
lequel est refroidi en D ;
elles se condensent et retombent en C par le tube *b*.

Lorsque le liquide, ainsi
distillé, a atteint un niveau
supérieur à celui de la
courbure du siphon *c*,
celui-ci s'amorce et dé-
verse le dissolvant sur la
substance qu'il traverse
lentement pour retomber
en A goutte à goutte.

L'ébullition ne s'arrê-
tant pas, il en résulte que
le fonctionnement du si-
phon a lieu automatique-
ment et à intervalles ré-
guliers, sans autre soin
que le réglage de l'ébul-
lition, et le liquide réuni
en C, échauffé par le passage des vapeurs, atteint,
avant d'arriver sur la
substance, une tempéra-

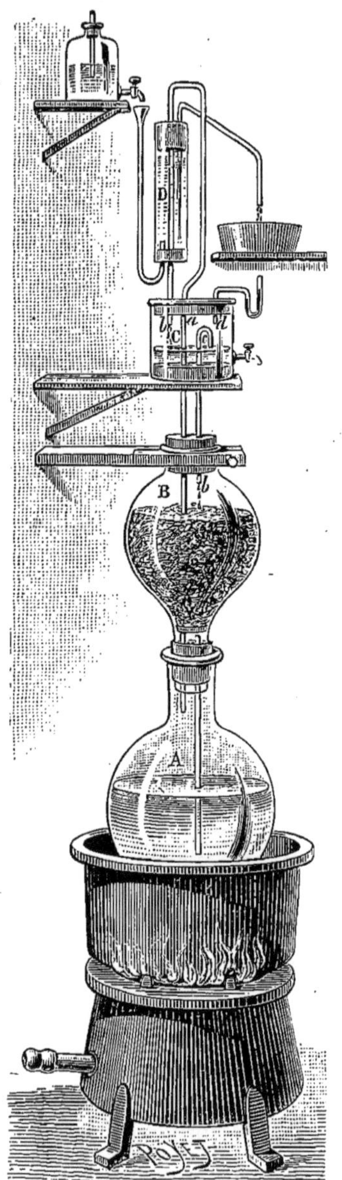

Fig. 85. — Appareil Barbier.

ture qui favorise l'enlèvement des parties solubles.

Un petit manomètre à mercure d indique quel est l'état de la pression dans le distributeur du liquide C, auquel est adapté un robinet permettant la vidange lorsque l'opération est achevée. Cette dernière disposition donne le moyen de transformer, sans changement, l'appareil d'épuisement en appareil distillatoire. L'extrait sec se retrouve dans le fond du ballon (1).

M. Guérin, chef des travaux pharmaceutiques à la Faculté de Lyon, reprocha avec raison à l'appareil Barbier : 1° les difficultés de construction; 2° les irrégularités de marche dues à la longueur du tube d'ascension de vapeurs (a), lequel, condensant une partie des vapeurs ascendantes, fait obstacle, par le liquide accumulé aux courbures, à l'arrivée de nouvelles vapeurs.

Il en résulte :

1° La projection par ondées brusques et saccadées du liquide condensé dans le récipient collecteur C;

2° Un surcroît de pression en A qui fait remonter le liquide chargé des matières dissoutes sur la substance à épuiser; résultat contraire au but qu'on se propose.

Dès lors, M. Guérin, tout en conservant le principe adopté par M. Barbier, fait subir à l'appareil les modifications que voici (2) :

(1) Par suite d'une omission dans le dessin, indépendamment des tubes a, b, d figurés dans le tube distributeur C, on doit y ajouter, par la pensée, un quatrième petit tube établissant la communication entre les deux pièces C et B (comme on peut le voir du reste en c dans la figure 86). Sans cette précaution, des différences de pression s'établiraient entre C et B qui nuiraient au fonctionnement régulier du siphon c.

(2) *Journal de pharmacie et de chimie*, 4ᵉ série, t. XXX, p. 511, 1879.

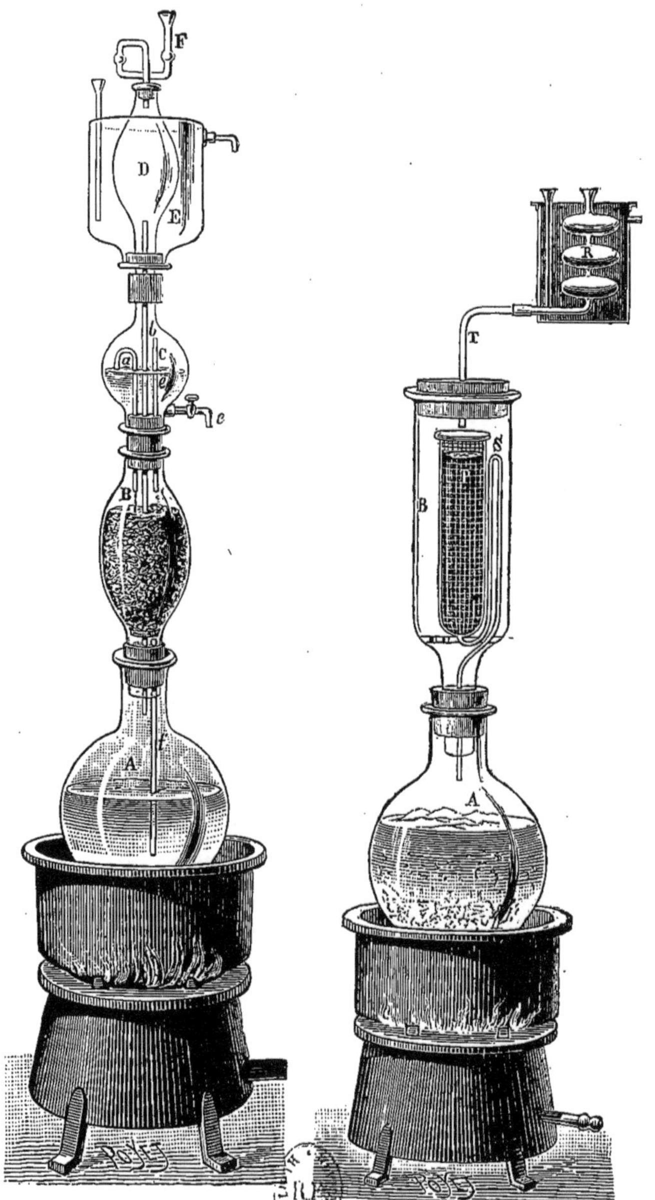

Fig. 86. — Appareil Guérin.   Fig. 87. — Digesteur perfectionné.

Le distributeur C (fig. 86) est remplacé par une allonge sphérique dont l'une des deux tubulures, très large (celle du bas), est fermée par un bouchon dans lequel sont ajustés les tubes *a, b, c,* faisant le même office que ceux de l'appareil Barbier. L'autre tubulure, plus étroite, est jointe bout à bout, par une bonne ligature en caoutchouc, avec l'extrémité d'une autre allonge D, servant de réfrigérant.

Cette nouvelle disposition permet d'établir le tube d'ascension de vapeurs *b* sans courbure aucune, et beaucoup plus court que celui de Barbier. Il n'y a plus d'obstacle au passage de la vapeur ; de là une plus grande régularité dans l'afflux du liquide qui ruisselle le long des parois du réfrigérant D et du récipient C.

Les appareils ingénieux que nous venons de décrire ont été plus tard simplifiés en même temps que perfectionnés, et l'on est arrivé à donner au digesteur Schlœsing-Schmitt, la forme définitive suivante, très bien appropriée à tous les besoins de laboratoire, d'officine, et même d'usine (fig. 87).

Nous y retrouvons le digesteur à siphon P S, mais, au lieu d'être à l'air libre, il repose dans une allonge cylindrique B, ajustée au col d'un ballon A chauffé au bain-marie et contenant le dissolvant.

L'ouverture supérieure de B est obturée par un bouchon traversé par le tube T, en relation avec le réfrigérant à lentilles R.

L'avantage inappréciable de ce système, c'est de porter le liquide contenu dans P au contact de la matière à épuiser, à une température voisine de son point d'ébullition ; la vapeur, avant de passer dans le réfrigérant, étant forcée de former une double enveloppe autour de P.

A. Bonière.
Digesteur
à circulus
et
à reflux.

Dans le même ordre d'idées, et pour répondre aux mêmes besoins, M. A. Bonière, dont nous avons déjà cité le nom (p. 149), a fait établir un appareil d'épuisement industriel, fonctionnant à volonté, soit à chaud, soit à froid, et dont la figure 88 donne le dessin : ses organes principaux sont les suivants :

A, digesteur métallique muni : 1° d'une double enveloppe A′A′ pour le chauffage à la vapeur ; 2° d'un couvercle D, que l'on déboulonne pour la charge ; 3° d'un trou d'homme T, pour l'enlèvement de la matière épuisée.

B, récipient distillatoire à double enveloppe de vapeur, destiné à recevoir le solvant chargé de matières solubles et à le redistiller en C, par l'intermédiaire du réfrigérant V.

La marche d'une opération est très simple ; elle a lieu comme suit :

Le couvercle D étant enlevé, on verse la matière en A (sur le faux fond percé de trous et placé à hauteur du trou d'homme) jusqu'à ce que le cylindre soit aux trois quarts rempli : cela fait, on reboulonne D, puis on fait couler par y', une quantité convenable du véhicule, eau distillée, alcool, éther, etc., contenu dans le bac C. On laisse en contact un temps suffisant en s'aidant, s'il est nécessaire, de la chaleur de la double enveloppe à vapeur.

La macération, ou la décoction suivant le cas, terminée, on fait passer en B par R R′ une certaine quantité de la colature qui se trouve en A ; on chauffe, et lorsque la distillation du solvant se fait régulièrement en C, on ouvre de nouveau R R′, de telle sorte que le li-

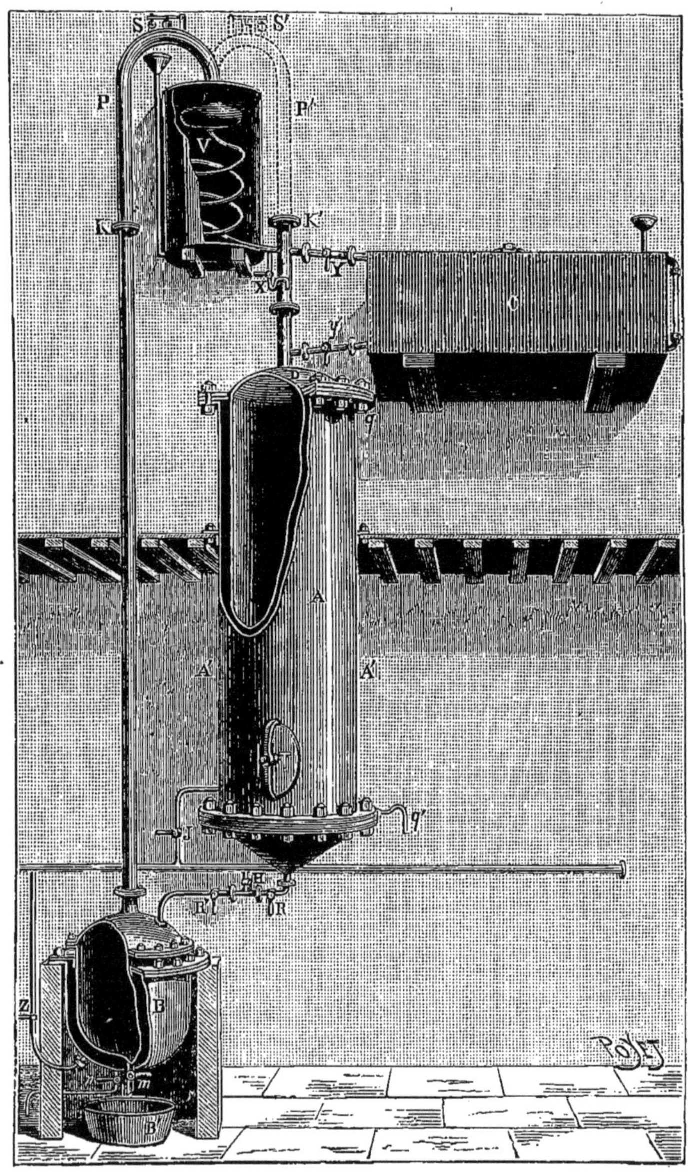

Fig. 88. — Digesteur à circulus et á reflux de A. Bonière.

quide d'afflux maintienne le niveau constant en B, et cela jusqu'à la fin de l'opération.

Si l'épuisement de la matière est incomplet, on en recommence une ou plusieurs fois l'attaque par de nouvelles digestions à chaud ou à froid, et lorsque l'opération est achevée, on retrouve, dans la chaudière B, l'extrait, à l'état sec ou mou, suivant qu'on a poussé plus ou moins loin la distillation.

Le tube de vapeur H sert quelquefois à l'entraînement des traces de dissolvants (autres que l'eau) qui restent dans l'extrait et qu'on peut avoir intérêt à éliminer.

Si l'épuisement de la matière exige une attaque prolongée à chaud, on change alors la direction du tube P K, c'est-à-dire qu'on lui fait occuper la position P′ K′ en le jointant en K′.

Le digesto-distillateur à circulus se trouve transformé en appareil digesteur à reflux.

On doit, dans ce cas, fermer les robinets Y et y' de manière à interrompre la communication, d'une part entre V et C, et d'autre part entre A et C. X est ouvert pour laisser couler directement en A le solvant condensé en V.

Cet appareil, établi sur une petite échelle à l'usine de Courbevoie, fonctionne depuis deux ans, à notre entière satisfaction.

Du même auteur, nous avons à signaler l'appareil à déplacement pour liquides très volatils et peu solubles dans l'eau, comme l'éther, le chloroforme, les carbures légers (fig. 89).

C'est un cylindre A, à double enveloppe de vapeur Crr, muni d'un purgeur y. La déchirure faite dans le dessin

montre un plateau perforé D, placé à quelques centimètres du fond, et sur lequel on tasse la substance à
épuiser.

Un conduit V, en tube caoutchouc, amène la vapeur,

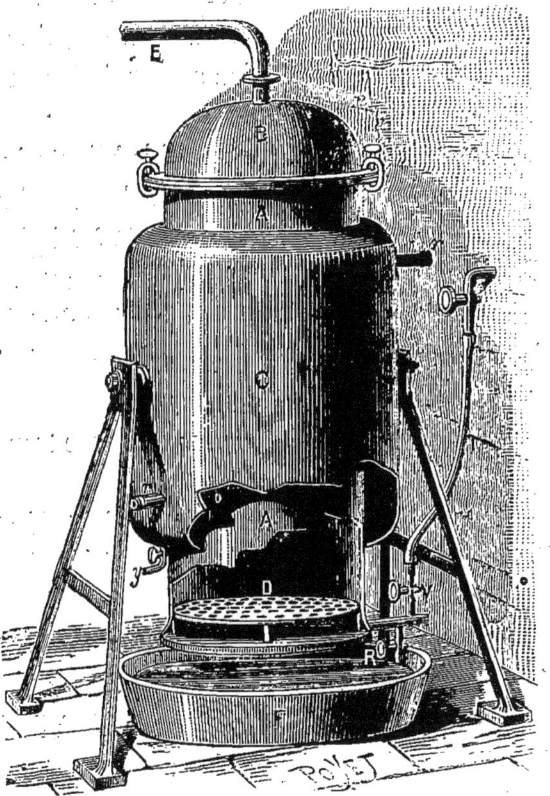

Fig. 89. — Appareil de M. A. Bonière pour les liquides très volatils.

par le bas, dans l'intérieur du digesteur proprement
dit : sur la tubulure de vapeur est branché un robinet
de vidange R.

Le cylindre A est muni, sur son pourtour supérieur,
d'une cornière bien dressée sur laquelle, par l'intermé-

diaire d'un joint en mastic, vient s'adapter le couvercle B rattaché par le tube E, à un système réfrigérant quelconque.

L'ensemble repose par son axe mobile sur deux coussinets fixés sur des chaises ; on peut donc le basculer à volonté pour faire la vidange.

La manière d'opérer ne diffère pas essentiellement de celle dont il a été question plus haut à propos des différents digesteurs décrits.

La matière à épuiser est mise dans le cylindre A, sur le plateau D, en contact avec une quantité suffisante de liquide ; puis, le tube E est relié au réfrigérant.

La digestion terminée, on opère la vidange de la solution par le robinet R. Après quoi, on referme R, et on lance un jet de vapeur par V, dans le but de distiller par entraînement tout le solvant retenu mécaniquement par la matière épuisée. L'économie de solvant ainsi récupéré peut, dans certains cas, s'élever au quart du liquide employé.

La purge faite, le couvercle B est enlevé, l'appareil est basculé ; la décharge se fait alors d'un seul coup.

Nous dirons maintenant quelques mots d'un appareil à déplacement, auquel Boullay eût trouvé, plus qu'à aucun autre peut-être, une certaine parenté avec la cafetière à la Dubelloy, pour laquelle il professait, nous l'avons vu (p. 189), une réelle admiration, et qui, fonctionnant soit à froid, soit à chaud, rend d'incontestables services en pharmacie pour la préparation des extraits, des teintures, des vins médicinaux, etc., etc.

Il se compose de deux parties (fig. 90), l'une supérieure, cylindrique, l'autre, inférieure, légèrement co-

Adrian.
Appareil
à
déplacement.

nique. La partie supérieure est formée de deux cylindres entrant l'un dans l'autre; le fond du cylindre intérieur est un diaphragme percé de trous qui supporte le médicament; un second diaphragme est posé à la surface de la poudre pour diviser le liquide, et l'appareil est fermé par un couvercle.

Le cylindre extérieur est muni d'un robinet qui sert à régler l'écoulement ou, au besoin, à le suspendre; un tube faisant suite à ce robinet met en communication les deux parties de l'appareil. La partie inférieure sert de récipient et porte également un robinet au moyen duquel le liquide peut être soutiré sans qu'il y ait besoin de rien démonter.

L'avantage de cet appareil réside dans la facilité de régler à volonté l'écoulement du liquide et dans le nettoyage rendu facile, en raison de ce que le cylindre, où est placée la substance médicamenteuse, s'enlève à volonté.

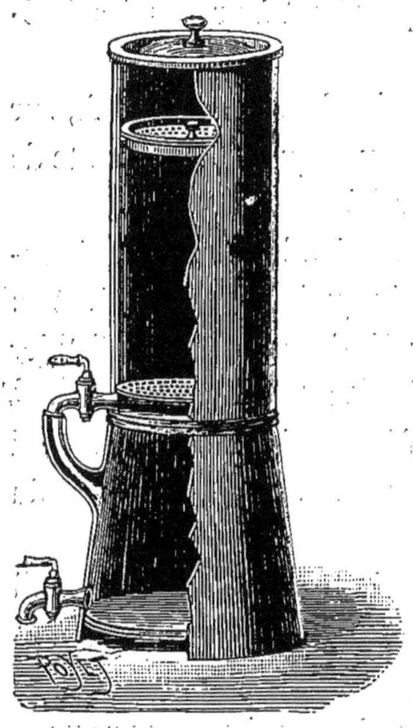

Fig. 90. — Appareil à déplacement Adrian.

M. Juhle, pharmacien à Paris, a inventé un appareil à épuisement méthodique, fonctionnant à volonté à froid ou à chaud, pour préparer les extraits pharmaceutiques ou aromatiques.

Nous donnons la description et le dessin du système

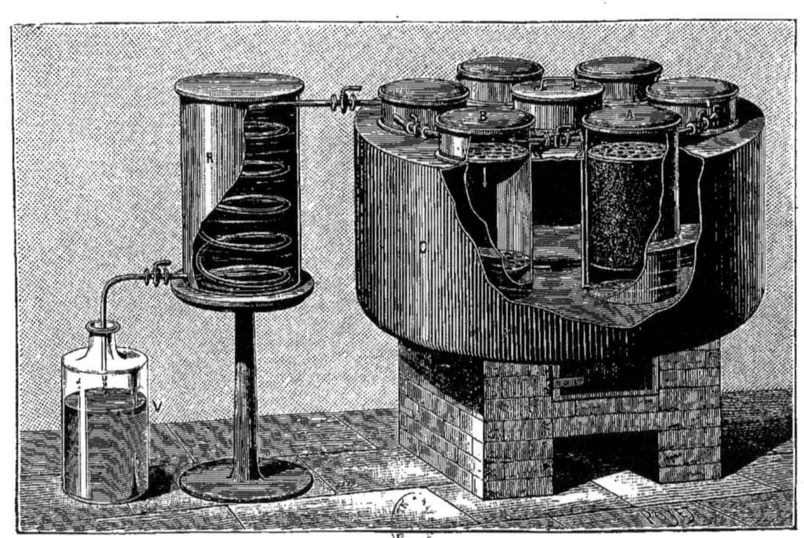

Fig. 91. — Appareil à épuisement méthodique de M. Juhle.

tel qu'il existe dans l'usine de ce praticien, à Montreuil-sous-Bois (fig. 91).

Il se compose d'un bain-marie cylindrique en tôle C (monté sur un fourneau), sur le couvercle duquel se trouvent fixés par des rebords à cornière six digesteurs cylindriques à fermeture hermétique avec joint en caoutchouc.

La partie inférieure de chacun d'eux communique à volonté avec la partie supérieure du suivant et avec l'extérieur par des tubes munis de robinets.

La matière à épuiser est placée entre deux diaphragmes, comme le montre clairement le dessin. Les dispositions prises permettent de voir que toutes les communications intérieures, moins une, étant ouvertes, et toutes les communications, moins deux, avec l'extérieur étant fermées, si l'on envoie un volume donné d'eau chaude à la partie supérieure de A, cette eau traversera tout le système suivant le sens indiqué par les flèches. Le même liquide (abstraction faite de la portion absorbée) traversera donc les cuves 1, 2, 3, 4, 5, sortira par la sixième, entrera dans le réfrigérant R pour se refroidir, et finalement viendra se déverser dans le récipient V.

Un simple calcul montre, qu'avec une seule rotation d'une quantité donnée de solvant, la matière placée dans le digesteur n° 1 ne contiendra plus qu'un trente-deuxième de la partie soluble (1).

(1) Il y a trente-deux ans, Varillat avait installé, sur une grande échelle, à Rouen, une fabrication d'extraits de bois de teinture où la rotation du solvant se faisait comme dans l'appareil-Juhle. Mais les digesteurs, au lieu d'être fixes, étaient placés sur une plate-forme tournante pour faciliter les manœuvres. Varillat intitulait

Les avantages de ce système nous paraissent être les suivants :

1° Emploi facultatif de solvants neutres chauds ou froids (eau, alcool, vin, etc.);

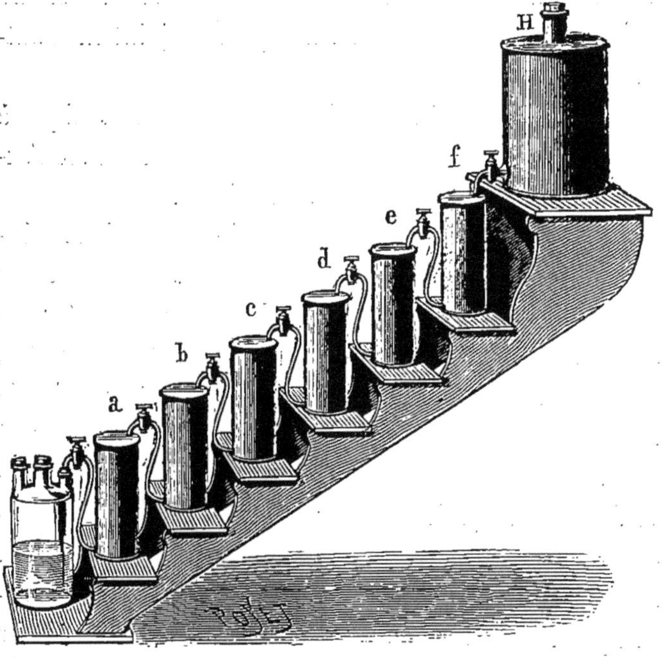

Fig. 92. — Appareil à gradins de M. Juhle.

2° L'appareil étant hermétiquement clos, l'altération par le contact de l'air ne peut avoir lieu;

3° L'épuisement est complet par une quantité restreinte de liquide.

M. Juhle a également appliqué le déplacement méthodique à la préparation de l'extrait fluide de quinquina, en se servant de l'appareil représenté par la

son procédé : *Système de déplacement continu à courant interverti et à chaleur progressive (Brevet n° 26445, 1856).*

figure 92 (1). Cet appareil se compose de six vases à déplacement *a*, *b*, *c*, *d*, *e*, *f*, disposés en gradins et communiquant les uns avec les autres au moyen de tubes à robinet qui prennent naissance à la partie la plus basse du vase supérieur et pénètrent par le haut dans le vase suivant. Le véhicule est placé dans le réservoir H, d'où on le fait arriver très lentement dans le premier percolateur *f*; de là il pénètre de vase en vase jusqu'au récipient, où il arrive dans un grand état de concentration.

Lorsque le quinquina renfermé en *f* est épuisé, on enlève ce vase, on remonte tout l'ensemble de manière que *e* prenne la place de *f*, et ainsi de suite; puis

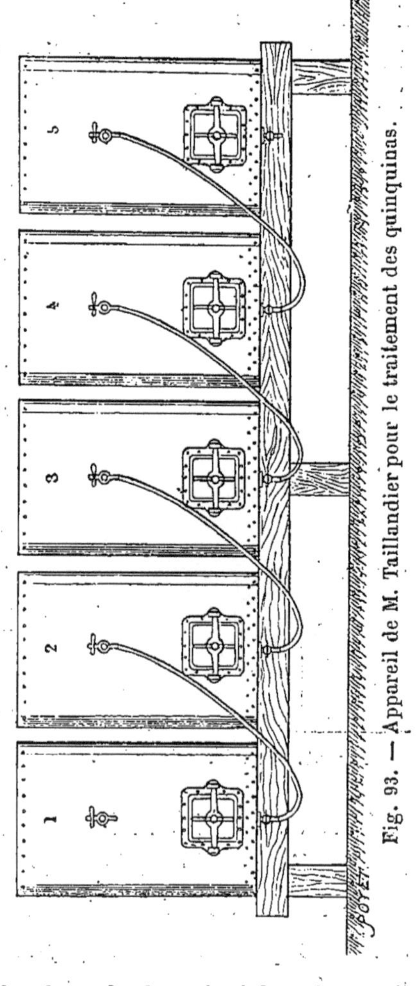

Fig. 93. — Appareil de M. Taillandier pour le traitement des quinquinas.

(1) *Répertoire de pharmacie,* 2ᵉ série, t. VII, p. 491, 1879. L'appareil de M. Juhle se rapproche beaucoup de celui de A. Lalieu que nous avons décrit précédemment et dont notre confrère n'avait évidemment pas connaissance en faisant établir le sien.

on met en *a* un nouveau vase plein de matière vierge et l'on continue l'opération.

L'épuisement des quinquinas, en vue de la préparation du sulfate de quinine, a suggéré à M. Taillandier, d'Argenteuil, une nouvelle disposition de percolateurs dont nous devons la communication à l'obligeance de cet honorable industriel.

Ce système se compose d'un nombre quelconque de cuviers-filtres (cinq par exemple) disposés comme l'indique la figure 93.

Chaque cuvier, de forme carrée (fig. 94) (1 mètre de côté sur 1^m,50 de hauteur), porte intérieurement et à 10 centimètres du fond une cornière destinée à recevoir une plaque perforée sur laquelle on

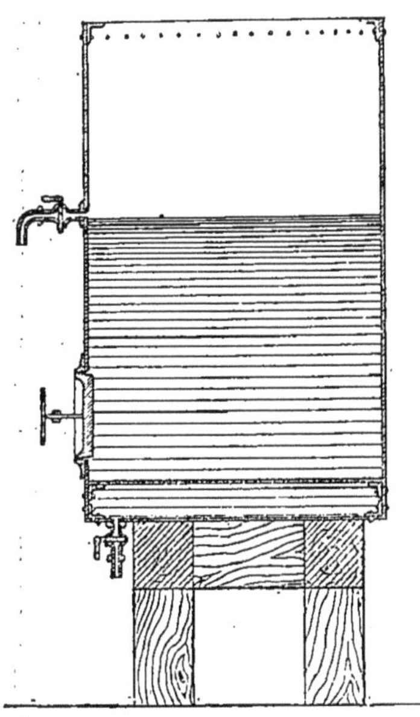

Fig. 94. — Cuvier Taillandier.

étale soit une toile métallique à mailles serrées, soit une matière textile quelconque formant filtre.

Au niveau de ce faux fond, on a ménagé un trou d'homme pour la décharge, lorsque l'épuisement est terminé.

Sur le fond, à la partie antérieure, se trouve fixé un robinet à raccord servant à l'écoulement du liquide filtré et chargé des principes solubles. Un autre robinet est placé à 1 mètre du faux fond au-dessus du trou d'homme.

Les cinq filtres de la figure 93 sont tous disposés comme il vient d'être dit.

Cela posé, examinons la marche de l'opération.

Chaque cuvier-filtre reçoit la matière à épuiser jusqu'à 1 mètre de hauteur, puis on fait couler le liquide extracteur froid ou chaud dans le cuvier n° 1, de façon à le remplir jusqu'au ras du robinet.

Après un temps de contact suffisant, on soutire le macéré par le robinet du bas dans un réservoir *ad hoc*, et au moment où la densité du liquide qui coule vient à diminuer, on ferme ce robinet et on le met en communication avec le robinet supérieur du filtre n° 2 par un tube en caoutchouc (voir fig. 93).

On ouvre de nouveau le robinet de la cuve n° 1, on remplit de liquide extracteur et on laisse couler ce dernier jusqu'à ce qu'il soit arrivé à peu près au même niveau dans 1 et 2.

Lorsque la macération est achevée dans le filtre 2, on laisse écouler le macéré (comme pour 1) et l'on arrête dès que la dissolution n'a plus qu'une densité faible; après quoi l'on exécute avec le n° 2 la même manœuvre qu'avec le n° 1, et ainsi de suite jusqu'au n° 5. Si tout est disposé convenablement, le quinquina contenu dans le filtre n° 1 doit être épuisé lorsqu'on fait communiquer 4 avec 5 ; dans le cas contraire, on devrait ajouter un nombre de cuviers-filtres suffisant pour que cet épuisement fût complet.

Arrivé à ce point, on ferme la communication entre 1 et 2 et on laisse écouler tout le liquide de 1 dans un réservoir d'où on le repompe dans 2 ; on vide ensuite 1 par le trou d'homme, on recharge, puis on le met en relation avec 5, et ainsi de suite.

La disposition adoptée par M. Taillandier présente l'avantage de ne pas déplacer les matières à épuiser, alors que le solvant seul se déplace par des différences de niveau (1). Observons en outre que, les matières étant continuellement baignées dans le liquide, il ne peut y avoir de fausses voies dans la masse ; l'épuisement est par cela même uniforme.

Inutile de dire que, lorsque la nature du corps à épuiser l'exige, on peut, par un serpentin de vapeur disposé convenablement dans la cuve, opérer à chaud, au lieu de faire la dissolution à froid.

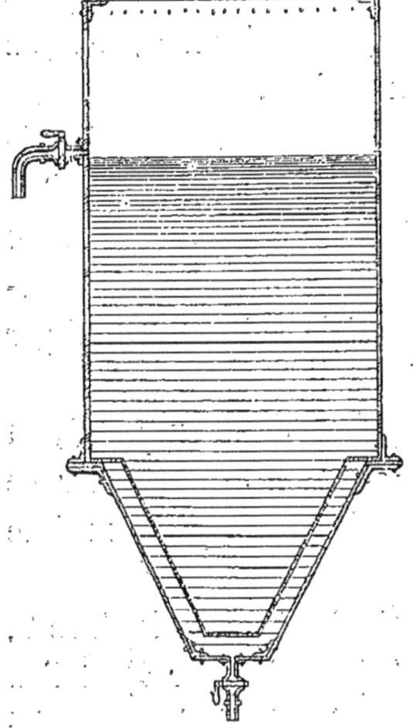

Fig. 95. — Cuvier à fond conique.

Dans le but d'augmenter la surface filtrante, on peut donner au faux fond la forme conique de la figure 95. Enfin, dernier détail, on peut, si l'on fait usage de liquides très volatils (alcool, éther, etc.), fermer chaque cuve à l'aide d'une fermeture hydraulique.

L'épuisement des végétaux par les dissolvants neutres

(1) Voyez l'observation au bas de la page 247, à propos de l'appareil Varillat, où il est dit que cet inventeur a, lui aussi, cherché à écarter toute main-d'œuvre inutile.

a donné lieu tout récemment, en Allemagne, à une intéressante application de l'essoreuse dont nous dirons
quelques mots en raison des services qu'elle peut rendre
dans les officines (1).

Schulze.
Essoreuse
à
épuisement.
1887.

Au lieu d'attendre, comme dans la plupart des percolateurs décrits ci-dessus, que les différentes couches du
liquide viennent exercer successivement leur action dissolvante sur la matière, on oblige ce même solvant à
traverser celle-ci rapidement, par l'effet de la force cen-
trifuge. Il en résulte une rapidité d'exécution plus grande,
mais non dépourvue d'inconvénients, comme nous le
signalons plus bas.

L'appareil proposé par M. Schulze (fig. 96) est une
essoreuse ordinaire dont le panier A A, perforé, est muni
de deux tubes *t t*, recourbés comme l'indique le dessin,
et soudés à la paroi, aux extrémités d'un même diamètre.

Le récipient cylindrique dans lequel se meut le panier
est armé d'une fermeture hydraulique, d'un niveau d'eau
N et d'un robinet de vidange *r*.

Pour procéder à une extraction, on met la matière
dans le panier A A, on fait tourner celui-ci et on laisse
tomber doucement le solvant du vase R, par l'intermédiaire du tube T.

Sous l'influence de la rotation, le liquide traverse la

____

(1) Schulze de Haale-sur-Saale (Allemagne). *Brevet allemand*,
n° 41772 (1887). A dire vrai, on se servait de l'essoreuse comme
extracteur bien avant que M. Schulze n'eût même l'idée de prendre
un brevet à ce sujet. Depuis nombre d'années, en France, l'essoreuse
Sourdat est de pratique courante dans les laboratoires, non seulement pour essorer ou sécher, mais encore pour épuiser certaines
matières difficilement perméables aux liquides.

masse tout en dissolvant une partie des principes solubles. Mais le solvant extravasé se trouve, par un effet de succion bien connu, aspiré de bas en haut par les tubes *tt* et rejeté avec d'autant plus de violence dans l'intérieur du panier que la rotation elle-même est plus accentuée. Ce mouvement de va-et-vient du liquide peut, on le

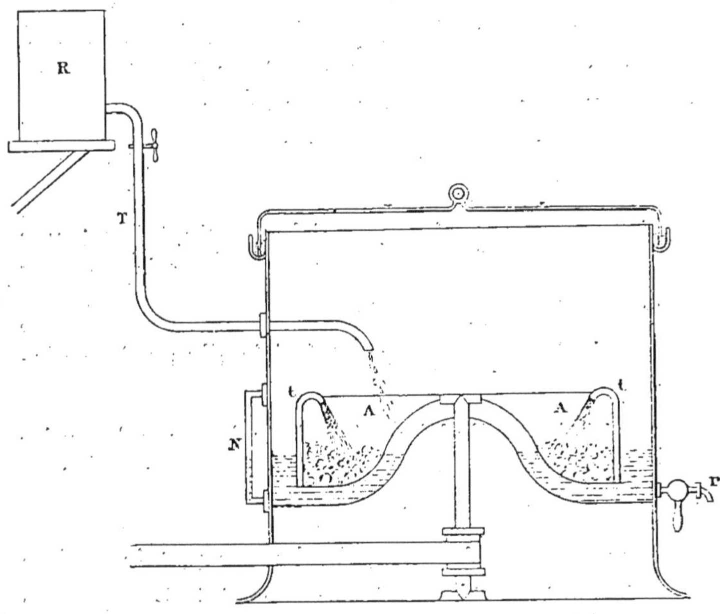

Fig. 96. — Essoreuse à épuisement de M. Schulze.

comprend aisément, se produire aussi longtemps que cela est nécessaire.

Lorsque la saturation du solvant est achevée on fait la vidange en *r*; sinon, on recommence l'attaque avec une nouvelle portion du liquide vierge.

L'appareil décrit par M. Schulze ne comporte que l'emploi des liquides froids, mais il est évident qu'on pourrait adjoindre au récipient N *r* une double enveloppe qui permît le chauffage. Les poudres très fines ne peuvent être lessivées qu'à la condition d'être mises en sac de toile à mailles serrées, sinon elles se trouvent projetées dans la boîte cylindrique en même temps que le liquide. D'autre part, si l'on n'a pas soin de changer fréquemment l'arrangement de la matière dans le panier, de fausses voies se produisent; l'épuisement se fait mal.

Enfin, l'opération ne réussit bien qu'avec un volume déterminé de matière : ce volume varie même avec la nature et l'état physique de la substance.

TROISIÈME PARTIE

EMPLOI DU FROID DANS LA PRÉPARATION DES EXTRAITS.

Nous avons exposé avec détails les efforts nombreux et persévérants qui ont été faits pour obtenir les liquides extractifs, et les évaporer en atténuant, dans la plus grande mesure possible, l'action nuisible de l'air et de la chaleur. Cette même idée, mise à exécution dans une direction différente, a amené divers expérimentateurs à essayer l'action du froid dans la préparation des extraits, en vue de séparer en grande partie, par la congélation, l'eau ayant servi de véhicule.

Les produits ainsi obtenus étaient de nature à encourager la poursuite de ces essais; il ne nous semble pas, cependant, que ces tentatives aient jusqu'ici dépassé le cercle restreint des travaux de laboratoire. Armé des puissants moyens dont dispose actuellement l'industrie, nous avons à notre tour étudié cette question, et nous sommes arrivé à des résultats nouveaux et intéressants, que nous allons faire connaître.

Nul doute que, dans un avenir prochain, ce mode rationnel de concentration n'amène de sérieux changements dans la fabrication des extraits pharmaceutiques; c'est notre conviction, et, dès 1879, M. E. Schmitt, professeur à l'Université catholique de Lille, dans un travail très intéressant sur les extraits, s'exprimait ainsi (1) :

« Nous pouvons conclure……; nous en conclurons également que la préparation des extraits par voie de congélation, lorsqu'elle sera devenue plus pratique, sera la préparation la plus rationnelle, parce que tous les principes qui représentent le suc de la plante y seront certainement le moins altérés, le froid étant une condition de conservation et la chaleur, de destruction. »

Plus récemment, M. le professeur Carles, dans une *Note sur le quinium et les extraits de quinquina,* disait (2) : « L'idéal serait donc de ne faire intervenir, pour enlever le dissolvant, ni air, ni chaleur, et si jamais on pouvait y arriver, on aurait un véritable extrait pris sur le vif. »

Nos essais étaient commencés depuis longtemps lorsque cette phrase nous est tombée sous les yeux, et nous avons été heureux de nous trouver ainsi complètement en communauté de vues avec l'éminent pharmacologiste de Bordeaux.

La première tentative d'emploi du froid en pharmacie, dont nous ayons connaissance, eut pour auteur J.-Ch. Georges, pharmacien de la cour de Stockholm, qui, en 1799, publia, dans le *Journal de la Société des pharmaciens de Paris,* une note ayant pour titre : *Manière de concentrer le suc de citron, sans craindre de le décomposer,* et de laquelle nous extrayons les passages suivants (3) :

Georges.
Premier essai
de l'emploi
du froid.
1799.

---

(1) *Journal de pharmacie d'Alsace-Lorraine,* 1879, p. 56.

(2) *Union pharmaceutique,* août 1888, p. 371. (D'après le *Bulletin de la Société de pharmacie de Bordeaux.*)

(3) Nous nous rappelons parfaitement avoir lu dans un traité

« Les méthodes ordinaires et les plus connues, dont on s'est servi jusqu'ici pour conserver le suc de citron, n'ont pas toujours un égal succès, et il est d'autant plus utile d'en trouver une bonne que ce suc est d'un grand usage dans la préparation de plusieurs médicaments. Comme la quantité de mucilage et de flegme qu'il contient est la cause de sa prompte corruption, le moyen de le conserver et de le perfectionner est de le dépouiller de l'un et de l'autre.

« Pour enlever la partie muqueuse....; mais comme après cela il contient encore beaucoup de flegme, qui serait un obstacle à sa conservation ultérieure, et qui d'ailleurs allonge beaucoup trop l'acide, on doit le déflegmer.

« La congélation est un moyen qu'on peut employer avec succès; quatre ou cinq degrés de froid au-dessous du terme de la congélation suffisent pour produire l'effet qu'on désire. Il faut avoir attention d'enlever les cristaux de glace à mesure qu'ils se forment, et continuer ainsi jusqu'à ce que ceux qu'on retire paraissent, lorsqu'ils sont égouttés, avoir une saveur décidément acide.

« La quantité de liqueur diminue, il est vrai, par ce procédé, mais elle acquiert en qualité ce qu'elle perd en poids. »

L'observation de Georges était exacte, aussi servit-elle

d'alchimie du quinzième siècle, l'*Arbre de sciences*, imprimé à Lyon, que le froid de l'hiver avait été proposé comme moyen certain de concentrer les eaux-de-vie.

La même idée a été reprise de nos jours, dans des conditions beaucoup plus favorables, il est vrai, mais le poète anglais, Chauser, n'avait-il pas raison de dire : « Il n'y a de nouveau que ce qui est oublié. »

*Mirabelli.
1809.*

de point de départ aux expériences de Mirabelli qui, dans ses *Leçons de chimie pharmaceutique* (1), recommande d'avoir recours à la congélation pour concentrer les acides végétaux, le vinaigre, le suc de limon et toutes les solutions acides. Il fait, en outre, la remarque que ce procédé par le froid sera de beaucoup préférable à l'évaporation par la chaleur pour extraire le sucre de l'urine des diabétiques.

*Busch.
1830.*

Un peu plus tard, un pharmacien allemand, Busch, vit très bien le parti qu'on pouvait tirer du froid appliqué avec discernement (2). Il avait remarqué que, dans de longues évaporations, les extraits perdent leurs huiles essentielles, et, pour parer à ce grave inconvénient, il proposait de les congeler, non pas en masse, mais au contraire en agitant constamment de manière à obtenir de très petits cristaux de glace; on les recueillait au moyen d'une écumoire et on les laissait égoutter jusqu'à ce qu'ils fussent devenus à peu près incolores et insipides. La concentration était poussée ainsi aussi loin que possible, et l'évaporation était ensuite terminée à la manière ordinaire.

Busch affirmait que les extraits ainsi préparés possédaient, à un très haut degré, le goût et l'odeur de la plante fraîche.

*Pfeiffer.
1847.*

D'autres auteurs étrangers se sont également occupés de la question; ainsi, Pfeiffer (3), pharmacien à Saint-Pétersbourg, avait recours à la congélation en masse pour concentrer les solutions médicamenteuses.

---

(1) *Bulletin de pharmacie*, t. I, p. 324, 1809.
(2) *Archiv der Apothekervereins*, t. XXXIII, p. 59, 1830.
(3) *Archiv der pharmacie*, t. LI, p. 28, 1847.

Bley, de son côté, n'était nullement partisan de cette méthode; il prétendait que la quantité d'extrait ainsi obtenue était moins grande, la glace emprisonnant les sels et les huiles essentielles.

L'observation de Mirabelli sur la concentration des solutions salines n'était pas passée inaperçue et, en 1862, Robinet présentait à l'Académie de médecine un mémoire dans lequel il cherchait à démontrer les avantages de l'emploi du froid dans l'analyse des eaux; la même année, Ossian Henry appliquait la congélation à la concentration des eaux minérales dans le but d'en faciliter le transport.

Enfin, en 1877, M. le professeur Alfonso Herrera (1) mit à profit la propriété qu'a l'eau, en se congelant, de se séparer des sels qu'elle contient, et chercha à l'appliquer à la concentration des solutions aqueuses destinées à la préparation des extraits pharmaceutiques. Il constata par l'expérience que, lorsque l'eau se congèle *en partie*, les principes qu'elle a dissous restent en dissolution dans les liqueurs mères, et qu'il suffit de deux ou trois congélations successives pour obtenir des liqueurs suffisamment concentrées pour pouvoir être amenées à la consistance d'extraits en les exposant, dans des vases à large surface, soit à la chaleur solaire, soit à celle d'une étuve chauffée à 30 degrés environ.

« Les extraits préparés avec soin par cette méthode, dit-il, représentent les propriétés des plantes, et les principes susceptibles d'être modifiés sous l'influence de la chaleur restent inaltérés; les principes volatils

_____

(1) *American Journal of pharmacy*, p. 437, 1877, et *Journal de pharmacie et de chimie*, 4ᵉ série, t. XXVII, p. 149, 1878.

eux-mêmes ne sont pas dissipés, bien que la plus grande partie de l'eau ait été séparée par la congélation. »

La tentative de M. Herrera marquait un pas en avant dans la nouvelle voie, mais elle était cependant peu propre à donner des résultats réellement pratiques en raison de l'appareil employé, la sorbetière, qui ne permettait d'agir que sur 2 ou 3 kilogrammes de liquide à la fois au maximum; en outre, M. Herrera ne faisait congeler qu'en partie la solution extractive, et il se servait ensuite de la presse pour séparer la glace de la liqueur mère.

Adrian continue les expériences de Herrera. 1887.

En nous plaçant dans les mêmes conditions que lui, nous avons constaté que :

1° La quantité totale d'eau enlevée par trois congélations successives ne dépasse pas 60 pour 100, et il en reste encore beaucoup à évaporer;

2° La glace séparée retient dans ses interstices des quantités de liquide médicamenteux non congelé, variant de 10 à 20 pour 100, suivant la grosseur des cristaux, et malgré l'emploi d'une presse puissante.

De plus, la dessiccation à l'air libre, soit à la chaleur solaire, soit dans une étuve chauffée à 30 degrés, ne nous paraît pas exempte de reproches; il y a là certainement une source féconde d'altérations ultérieures des extraits, conséquence de leur contamination par les poussières organisées de l'atmosphère.

Nous nous sommes efforcé de remédier à ces divers inconvénients en nous plaçant dans des conditions beaucoup plus favorables pour la congélation des liqueurs, ainsi que pour la séparation de la glace, et nous avons terminé l'évaporation dans le vide à une basse température au moyen de l'appareil dont nous avons donné la description page 147, figure 44.

Nous avons eu recours pour la production du froid à une machine du type Mignon et Rouart, avec laquelle, au moyen de l'ammoniaque liquide, nous obtenions facilement une température de — 20 degrés et qui nous permettait d'opérer sur 200 kilogrammes de liquide en une fois. La solution végétale, préparée par l'une des méthodes ordinaires (macération, digestion, décoction, infusion, lixiviation, etc.) et filtrée au filtre-presse, est versée dans les moules de la glacière et la congélation est poussée assez loin pour que les blocs de glace arrivent à une température de — 10 degrés. A ce moment, les blocs sont très durs; on les détache des moules en passant rapidement ces derniers dans l'eau chaude, et on les porte aussitôt dans une machine broyeuse spéciale de notre invention, qui les réduit à l'état neigeux en moins d'une minute; cette neige est ensuite placée dans une essoreuse d'un type particulier et marchant à une très grande vitesse.

L'opération de l'essorage se fait sur 25 kilogrammes de neige à la fois et dure à peine vingt minutes; on sépare ainsi du premier coup, à l'état solide, 75 p. 100 d'eau à peu près dépourvue de principes solubles, et l'extrait fluide ainsi obtenu est congelé de nouveau à une température encore plus basse que la première fois (— 20 degrés par exemple), puis le broyage et l'essorage ont lieu comme précédemment. .

Après cette seconde congélation (1) et en opérant sur

(1) L'emploi de la congélation a des limites et il ne faudrait pas, en effet, croire qu'un troisième et même un quatrième traitement

100 kilos de liquide par exemple, il sort de l'essoreuse 12 à 15 kilos d'un extrait sirupeux, déjà très concentré et qui, dans notre nouvel appareil à évaporation dans le vide, peut être rapidement amené à la consistance convenable, à une température ne dépassant pas beaucoup 30 degrés; les conditions de préparation des extraits sans chaleur et à l'abri du contact de l'air se trouvent donc ainsi réalisées d'une façon pratique.

Ces extraits, nous avons été à même de le constater, diffèrent sensiblement de ceux qui sont évaporés dans le vide, et encore plus de ceux qui sont préparés au bain-marie à l'air libre : ils sont peu foncés en couleur, donnent des solutions peu troubles et présentent au plus haut degré les caractères organoleptiques des substances qui les ont fournis. La différence est encore plus marquée pour ceux qui sont obtenus avec le suc des plantes fraîches; ils n'ont pas subi la clarification qui, ainsi que cela a été constaté depuis longtemps, leur enlève, en même temps que l'albumine, une partie de leurs principes actifs, et ils doivent présenter certainement une action thérapeutique plus énergique que les extraits de mêmes plantes préparés par le procédé usuel. Il y aurait donc lieu, croyons-nous, si ce procédé se généralisait, de vérifier expérimentalement l'action des extraits ainsi obtenus, tout au moins ceux des plantes actives telles que la belladone, la jusquiame, la ciguë, etc.

Depuis longtemps on a observé que certains extraits

par le froid permettrait de concentrer indéfiniment les liqueurs : arrivé à un point que l'expérience apprend à connaître, il faut s'arrêter; d'ailleurs, la congélation des solutions végétales ne pourrait être poussée au delà d'un certain point sans amener la précipitation des principes peu solubles.

laissent, au bout de quelque temps de préparation, dé-
poser des corps de nature minérale ou organique,
cristallisés ou amorphes, qui les rendent grenus et di-
minuent leur solubilité; tels sont l'asparagine, le nitrate
de potasse, le chlorure de potassium, le tannin oxydé,
etc., etc. — D'un autre côté nous avions fait la remarque
et aussi nombre de praticiens avant nous, que les extraits
amenés à un certain état de concentration tout en étant
encore liquides, et abandonnés au repos dans un endroit
frais, présentaient au bout d'un certain temps un dépôt
noirâtre insoluble *(apothème* ou *extractif oxygéné* des
anciens chimistes) que l'on pouvait ensuite séparer en
grande partie soit par décantation, soit en reprenant
ces extraits par une quantité d'eau peu considérable.
Ce mode de clarification est de pratique courante, mais
laisse cependant à désirer, surtout pendant la saison
chaude, en raison du temps qu'il demande, et nous avons
été amené naturellement à penser que là encore l'emploi du froid pourrait donner des résultats avantageux.

L'expérience a justifié nos prévisions et nous a permis
de reconnaître que, en maintenant à une température
voisine du point de congélation un liquide extractif
amené au degré de concentration dont nous venons de
parler, il suffit d'une journée pour effectuer la séparation de ces matières insolubles qui, dans les conditions
ordinaires, ne se seraient déposées qu'après un temps
beaucoup plus long; décantant ou filtrant ensuite, sans
laisser la température s'élever, et amenant à consistance,
nous avons pu obtenir, dans un temps relativement
court, des extraits bien solubles et dont la solution était
limpide.

Mais comment pouvoir réaliser d'une façon pratique et continue cette basse température? Il faudrait pour cela opérer dans une cave refroidie artificiellement et aménagée comme celles qui ont été installées dans certaines grandes villes pour la conservation des viandes fraîches.

Ne pouvant nous mettre dans ces conditions, nous avons essayé de nous en rapprocher, en faisant construire une chambre de dimensions restreintes, sorte d'étuve réfrigérante, s'il est permis d'employer cette expression, et qui peut suffire au refroidissement de 200 kilos de liquide dans la même opération.

Armoire réfrigérante. — C'est, à proprement parler, une armoire (fig. 97), munie :

1° De tablettes sur lesquelles sont posés les flacons remplis des liquides à clarifier ;

2°. D'un tube en fer de 20 mètres de longueur, se développant de bas en haut à l'intérieur, ainsi que l'indique la figure, et présentant une surface refroidissante de 6 mètres carrés.

Dans ce tube est établie, à l'aide d'une pompe, une circulation de chlorure de calcium liquide refroidi par la machine à glace ; le liquide froid entre en A et sort en B, après s'être échauffé dans tout le parcours du tube (1).

Deux des faces de cette armoire sont vitrées pour permettre de suivre la marche de l'opération, et, afin de prévenir l'échauffement de l'atmosphère de la chambre par le rayonnement, les autres faces sont à doubles

_____

(1) Cette disposition générale avait été installée précédemment à la Morgue de Paris, par la maison Mignon et Rouart.

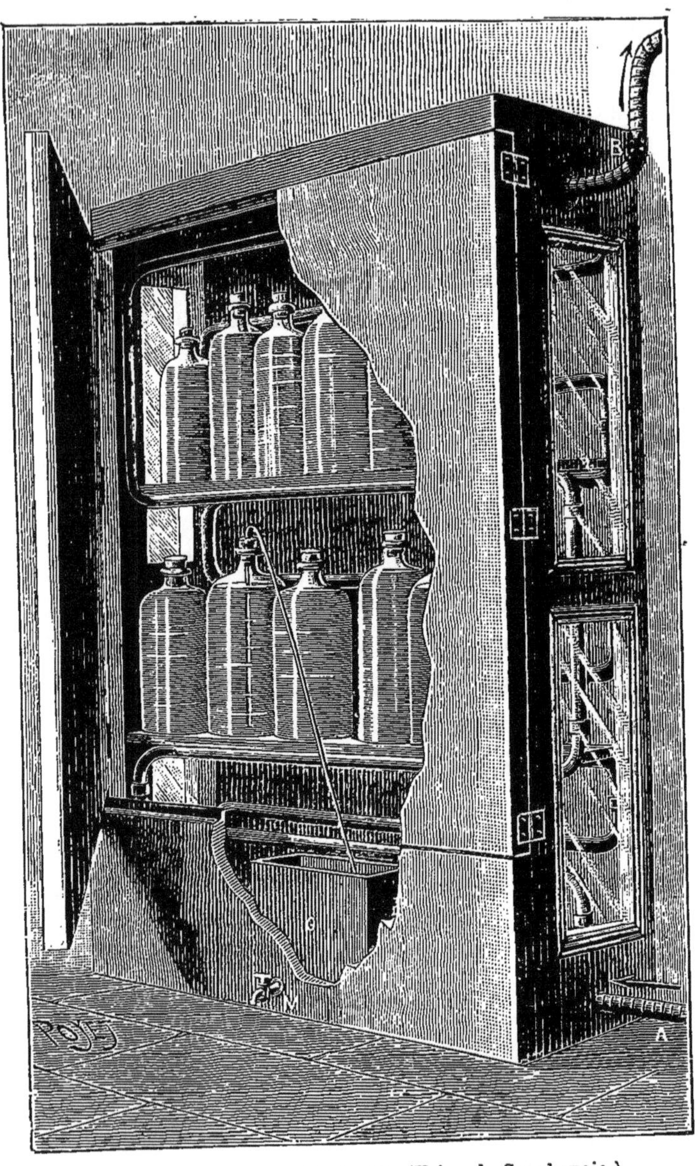

Fig. 97. — Armoire réfrigérante. (Usine de Courbevoie.)

parois, avec un intervalle de 10 centimètres rempli de sciure de liège.

Nous ne croyons pas nécessaire d'entrer dans plus de détails sur ce nouvel appareil, et la figure permet de se rendre parfaitement compte de son fonctionnement : lorsque les flacons contenant les liquides extractifs sont rangés sur les tablettes, on ferme soigneusement les portes, et l'on établit la circulation du chlorure de calcium ; au bout de quatre heures en moyenne, si le liquide refroidisseur est à — 20 degrés, la température de l'air de la chambre est descendue à + 1 degré ou + 2 degrés, et les liqueurs commencent à se troubler (1). Vers la fin de la journée on peut procéder, soit à la décantation, si le dépôt est bien rassemblé (extrait de gentiane par exemple) soit à la filtration, si, plus ténu, il reste en suspension (extraits de belladone, ciguë, etc.) : ces opérations doivent se faire à l'intérieur de l'armoire, qui n'est ouverte que le temps nécessaire à l'installation du siphon ou du filtre, et le liquide clair est reçu dans la cuve G, de laquelle il est enlevé à l'extérieur par le robinet M.

Tels sont les résultats que nous avons obtenus par l'application du froid à la préparation des extraits ; ils nous ont paru de nature à intéresser les pharmaciens, et peut-être serons-nous suivi dans cette voie à peine explorée jusqu'à présent.

(1) Température ambiante + 15 degrés.

QUATRIÈME PARTIE

CONSERVATION DES EXTRAITS.

La conservation des extraits a toujours, et à juste
titre, préoccupé les pharmaciens : au point de vue
spécial de la posologie, la question a une importance
particulière sur laquelle il est inutile, il nous semble,
d'insister bien longtemps.

Qu'il nous suffise de rappeler que l'extrait d'opium,
celui de noix vomique, conservés dans une atmosphère
sèche, gagnent en activité à mesure qu'ils perdent une
partie de l'eau qu'ils contenaient au moment de leur
préparation.

Les extraits de belladone, de jusquiame, de ciguë, de
laitue, au contraire, tombent en *deliquium* en absorbant
l'humidité de l'air.

Dans ces deux cas, le dosage du médicament est
évidemment faussé, tantôt par augmentation, tantôt par
diminution de la quantité réelle prescrite.

A ces inconvénients, il faut ajouter également ceux
qui résultent de l'altération subie par les extraits, sous
l'influence des végétations parasitaires qui s'y dévelop-
pent ou des fermentations qui, après avoir commencé
à leur surface, envahissent souvent leur masse entière.

On fut donc amené tout naturellement à rechercher
les moyens les plus simples, les moins dispendieux et

en même temps les plus pratiques, pour conserver ces médicaments intacts aussi longtemps que possible; ce sont ces différents moyens que nous nous proposons de passer brièvement en revue, en nous occupant d'abord de ceux qui comportent l'addition de substances étrangères à l'extrait, pour arriver ensuite aux procédés dans lesquels il est conservé sans mélange.

Demachy.
Addition
d'alcool.
1798.
Demachy est, croyons-nous, le premier qui ait eu l'idée d'ajouter aux extraits, à la fin de leur évaporation, une certaine quantité d'alcool. Voici ce qu'il dit à cet égard (1) :

« On ne peut se dissimuler, qu'excepté les extraits absolument résineux, la plupart des autres ne tendent bientôt à s'altérer, en montrant à leur surface une efflorescence fongueuse ; il en est tel qui se couvre de mites qui le rongent, tel autre qui pousse au dehors des cristaux salins: tous exigent la plus grande surveillance de la part du pharmacien...

« Qu'il me soit permis de faire part d'un moyen de préparer les extraits qui m'a réussi dans tous les cas où la partie extraite tend à l'état gommeux, et où la substance résineuse paraît le moins abondante. Vers la fin de l'évaporation des décoctions d'où doivent résulter les extraits, de fumeterre par exemple, de plantes en un mot amères ou peu aromatiques, lorsque l'extrait a acquis la consistance mielleuse, j'y mêle un peu d'alcool, à peu près un huitième, et je continue d'évaporer très lentement; j'observe que, soit que cet alcool devienne le *medium* d'union entre les parties gommeuses et celles

(1) *Journal de la Société des pharmaciens de Paris,* p. 121, 1797-1799.

qui sont résineuses, soit qu'il achève de résinifier en partie les substances que la continuité de la chaleur rapproche de l'état résineux, soit enfin que cet alcool ne fasse que détruire l'état visqueux qui caractérise certains extraits, j'obtiens un extrait uniforme qui se maintient à l'abri des accidents dont j'ai parlé plus haut. »

Il est permis de se demander s'il reste réellement de l'alcool dans l'extrait amené à consistance ; cependant l'idée fut adoptée par Parmentier (voir p. 48), et Soubeiran reconnaît également que, « grâce à cette addition, le produit devient plus homogène et se conserve mieux ».

Les extraits secs sont fréquemment prescrits en Allemagne pour former, par leur mélange avec d'autres substances médicamenteuses, des poudres composées; afin d'empêcher ceux de ces extraits qui sont hygrométriques de s'agglomérer et de devenir d'un maniement difficile, Geiseler, en 1850 (1), proposa de les additionner d'une certaine quantité de sucre de lait et de poudre de réglisse. Geiseler. 1850.

La même année, le professeur Mohr recommandait le moyen suivant pour arriver au même résultat (2) : On prend une égale quantité d'extrait et de poudre de réglisse; on les mélange avec soin dans un mortier, et l'on met le tout dans un vase de terre de forme basse, lequel est placé ensuite dans un vase de fer un peu plus profond, parfaitement fermé, et contenant du chlorure de calcium très sec, mais non fondu. Mohr. 1850.

On attend le temps nécessaire pour que le mélange

(1) *Pharm. Centralblatt*, p. 238, 1850.
(2) *Id.*, p. 238, 1850.

soit parfaitement sec et l'on y ajoute alors un poids de poudre de réglisse tel, que le poids total soit égal au double de celui de l'extrait employé.

L'idée de Mohr a été adoptée par la pharmacopée allemande (1) pour la préparation des extraits narcotiques secs au moyen des extraits mous; les proportions sont les mêmes, mais le mélange est desséché dans une capsule de porcelaine à la température de 40 à 50 degrés, jusqu'à ce qu'il ne perde plus de poids, et additionné, pendant qu'il est encore chaud, de la quantité de poudre inerte nécessaire.

Stromeyer, en 1872 (2), proposa l'emploi du sucre ordinaire, et trouva que les extraits ainsi additionnés se conservaient parfaitement secs, si l'on avait au préalable eu la précaution d'en porter la température à 50 degrés dans une étuve. L'idée n'était pas absolument nouvelle; dès 1847, Guibourt mentionnait des saccharures préparés par le mélange des extraits et du sucre, entre autres la préparation à laquelle il donnait le nom de *quinquina saccharin*, et dans lequel la partie ligneuse du quinquina était remplacée par une même quantité de sucre.

Nous citerons comme se rattachant assez étroitement à l'essai de Stromeyer celui de Hallberg, en 1881.

Sous le nom d'extraits pulvérisés (*powdered extracts*), ce pharmacien américain proposait l'emploi d'un mélange intime et desséché d'extrait mou et de poudre de sucre de lait; ce procédé a, dans une certaine mesure, été adopté dans la pharmacopée des États-Unis pour

Stromeyer.
Addition
de sucre.
1872.

Hallberg.
Addition
de sucre
de lait.
1881.

(1) *Pharmacopœa Germanica*. Editio altera, MDCCCLXXXII.
(2) *Archiv der pharmacie*, p. 41-225, 1872.

une nouvelle forme pharmaceutique dont nous parlerons
un peu plus loin.

Notons, en passant, l'étrange agent conservateur proposé par Kirchmann en 1881 (1): à la dextrine, à la
poudre de réglisse, au sucre, au sucre de lait, il substi-
tuait le sulfate de soude desséché.

Nous ne pensons pas qu'il ait été donné aucune suite
à cette idée bizarre.

En 1868, M. Perron, pharmacien militaire, appela
le premier l'attention des praticiens sur le parti avantageux qu'on pouvait tirer de l'emploi de la glycérine dans
la préparation des extraits afin d'en assurer la conservation (2).

Pour justifier la réforme qu'il proposait, il disait que
la forme sèche, sous laquelle la conservation des extraits
paraît être la plus complète, entraîne avec elle l'inconvénient grave d'altérer le produit dans sa constitution
chimique.

Elle n'offrirait, en somme, qu'un avantage momen-
tané, car les extraits, étant presque tous hygrométriques,
ne tardent pas à absorber l'humidité atmosphérique et
à s'agglomérer dans les flacons.

En outre, pendant le passage de l'état mou à l'état
sec, il se fait, entre les divers principes qui composent
l'extrait, une réaction qui augmente les proportions des
matières insolubles; l'extrait de quinquina en est, disait-
il, un exemple frappant.

Pour obvier à ces inconvénients, Perron additionnait
l'extrait d'une très petite quantité de glycérine et il ré-

Kirchmann.
Addition
de sulfate
de soude.
1881.

Perron.
Addition
de
glycérine.
1868.

(1) *Pharmaceutische Zeitung,* p. 116, 1881.
(2) *Journal de pharmacie et de chimie,* 5ᵉ série, t. VII, p. 341, 1868.

sumait ainsi les avantages que l'on devait tirer de cette innovation :

1° Tout en évaporant entièrement l'eau, on conserve aux extraits la forme molle si commode dans la pratique ;

2° Il faut très peu de glycérine pour produire cet effet, et l'inaltérabilité de ce corps, ainsi que ses propriétés conservatrices, ajoutent à l'utilité de son emploi ;

3° Les extraits ainsi additionnés seraient plus facilement miscibles à l'eau et aux corps gras ;

4° La petite quantité de glycérine ajoutée serait insensible au goût ;

5° La glycérine empêcherait peut-être la séparation des résines.

Pharmacopée des États-Unis. 1883.
L'idée de Perron, peu goûtée en France et passée pour ainsi dire inaperçue, a été admise en Amérique, et, dans la dernière édition de la pharmacopée des États-Unis, la plupart des extraits mous sont additionnés de glycérine dans la proportion de 5 pour 100 de leur poids.

Nous venons de jeter un coup d'œil rapide sur les divers moyens proposés pour conserver les extraits en les additionnant de substances étrangères ; nous dirons maintenant quelques mots des appareils ou dispositifs décrits pour arriver au même résultat sans leur rien ajouter.

Brugnatelli. 1811.
En 1811, Brugnatelli, dans sa *Pharmacopée générale*, ouvrage très estimé de ses contemporains, indiquait comme excellent, pour préserver certains extraits de l'humidité atmosphérique, de les recouvrir d'une couche de poudre de la plante ayant servi à les préparer.

Planche, traducteur de l'ouvrage, ajoutait en note : Planche.
1811.
« Les plantes sèches ayant en général une très grande
disposition à s'emparer de l'humidité atmosphérique, le
conseil que donne Brugnatelli ne peut avoir qu'une
application tout à fait restreinte. L'extrait d'une plante
qui contiendrait à la fois, par exemple, du mucilage, de
la matière végéto-animale, un sel déliquescent, etc.
(substances qui s'y rencontrent fréquemment), ne tar-
derait pas à s'altérer si, pour le préserver de l'humidité,
on le recouvrait avec la poudre du même végétal. Il
vaut mieux se servir, en pareil cas, du *lycopodium* dont
l'usage a été conservé par quelques pharmacopées alle-
mandes ; cette poudre, qui a peu d'affinité pour l'eau, se
détache facilement de la surface de l'extrait auquel elle
ne peut communiquer aucune qualité nuisible, étant par
elle-même à peu près inerte. »

Enz rejetait les poudres végétales pour recouvrir la Enz
recouvre
les extraits
de sucre
additionné
d'alcool.
1860.
surface de l'extrait et les remplaçait par du sucre mélangé d'un peu d'alcool (1) ; mais il reconnaissait lui-
même ce moyen comme n'ayant qu'une efficacité de peu
de durée et préférait recourir à la méthode d'Appert,
pour obtenir une conservation indéfinie. L'extrait, aussitôt terminé, était divisé en flacons de petites capacités
qui étaient ensuite bouchés avec soin et soumis à la
température de l'eau bouillante.

Nous avons déjà vu (p. 56) Trommsdorff recom-
mander ce procédé de conservation, mais sans en
nommer l'inventeur.

Quelques années auparavant, M. Berjot, de Caen, avait

(1) *American Journal of pharmacy*, t. XXXII, p. 553, 1860.

Berjot.
Flacon
conservateur
pour les
extraits secs.
1856.

proposé l'emploi d'un flacon agencé spécialement pour la conservation des extraits secs (1).

Le dispositif qu'il avait adopté est le suivant (fig. 98) :

1° Un flacon en cristal à large ouverture et à col droit A;

2° Un cylindre creux en étain, mastiqué sur le col

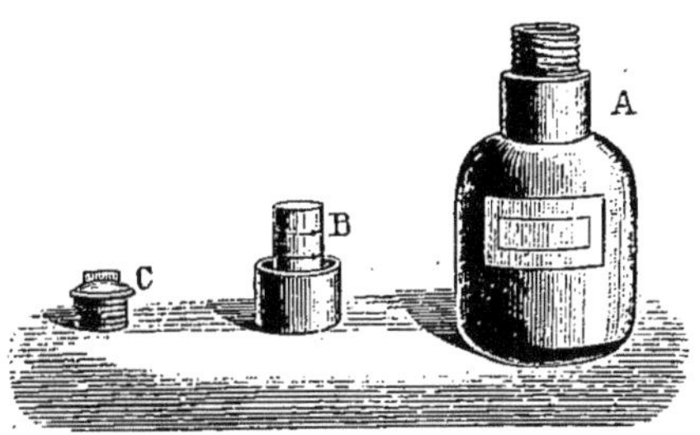

Fig. 98. — Flacon conservateur de Berjot.

du flacon et terminé à sa partie supérieure par un pas de vis;

3° Une capsule en étain B qui se visse sur la première armature pour fermer le flacon.

Au centre de la capsule est soudé un étui percé latéralement de huit petits trous et que l'on obture avec le bouchon en étain C. Afin d'assurer l'absolue herméticité du flacon, M. Berjot place au fond de la capsule, dans l'espace annulaire laissé entre l'étui et la paroi interne, une bague en gutta-percha qui vient s'écraser sur le rebord du pas de vis de l'armature lorsqu'on visse la capsule à fond.

Quand on veut se servir de ce flacon, on prend de la chaux vive, on en fait une cartouche avec du papier à filtre; on enveloppe cette cartouche avec du jaconas fin,

(1) *Journal de pharmacie et de chimie*, 3ᵉ série, t. XXIX, p. 466, 1856.

puis on l'introduit dans l'étui de la capsule ; on visse le bouchon de l'étui, on remplit d'extrait le flacon et on visse la capsule. M. Berjot prétendait qu'il suffisait de changer la chaux tous les deux ans pour conserver un extrait dans un état de siccité parfaite. La commission nommée par la Société de pharmacie (1) ne fut pas de cet avis ; elle trouva que la chaux devait être changée à des intervalles de temps plus rapprochés et elle conseilla l'emploi de la chaux hydratée calcinée, de préférence à la chaux ordinaire.

Elle fit observer, en outre, que le haut prix de ces petits appareils serait peut-être un obstacle à leur emploi.

Pour répondre à cette observation, M. Berjot proposa depuis de faire usage de flacons à l'émeri, dont le bouchon creux contient de la chaux vive.

M. Lachambre reprit l'idée de M. Berjot ; et il proposa à cet effet une disposition beaucoup moins coûteuse (2) qui se résumait en ceci : faire faire une boîte de fer-blanc un peu plus grande que le pot contenant l'extrait ; mettre dans le fond quelques morceaux de chaux vive, placer le pot dessus, puis le couvercle de fer-blanc.

Lachambre.
Emploi
de
la chaux.
1859.

M. Lachambre dit que ce moyen très simple lui a permis de garder intacts, pendant plus de six mois, les extraits les plus hygrométriques (jusquiame, thridace, etc.), sans avoir besoin de renouveler la provision de chaux.

Une disposition analogue à celle que nous venons d'indiquer fut proposée plus tard par M. Martin, phar-

(1) MM. Ducom, Durozier et Deschamps, rapporteur.
(2) *Répertoire de pharmacie,* 1re série, t. XV, p. 339, 1858-1859.

Martin.
Emploi
du
sulfate
de soude.
1879.

macien à Frameries, mais à un tout autre point de vue; celui de conserver dans leur état primitif les extraits qui se dessèchent peu à peu dans les conditions ordinaires (opium, noix vomique, quinquina, etc.) (1).

Pour atteindre ce but, il suffit, dit-il, de placer le pot contenant l'extrait dans un autre pot couvert, de contenance plus grande, et de combler l'espace libre entre les deux par du sulfate de soude cristallisé; ce sel contient en effet dix molécules d'eau pour laquelle il n'a qu'une très faible affinité, puisqu'il tend sans cesse à s'effleurir, et il peut ainsi, en restituant à l'atmosphère l'humidité qui lui fait défaut, l'empêcher de porter son action desséchante sur l'extrait à conserver.

Grandval.
Emploi
du
caoutchouc.
1862.

Grandval, qui, comme nous l'avons vu, s'est occupé d'une façon toute spéciale de la fabrication des extraits secs, devait naturellement porter son attention sur les moyens pratiques les plus propres à en assurer la conservation.

Nous trouvons, en effet, dans un des mémoires qu'il a publiés (2), l'indication de deux modes de bouchage au moyen desquels il a pu, dit-il, conserver les extraits les plus hygrométriques pendant plusieurs années, sans qu'ils aient repris la moindre trace d'humidité.

Le premier consiste à appliquer sur le goulot des flacons une capsule de caoutchouc vulcanisé, qui, par sa propre élasticité, assure une herméticité parfaite.

Le second, non moins bon selon lui, se réduit simplement à l'interposition d'une feuille mince de caout-

(1) *Répertoire de pharmacie*, 2ᵉ série, t. VII, p. 542, 1879.
(2) Grandval, *Mémoire sur les extraits pharmaceutiques*, p. 12. Brochure. 1862.

chouc entre le bouchon et la partie interne du goulot du flacon.

M. Barnouvin, pharmacien des hôpitaux, dans un travail très étendu sur les extraits (1), s'est occupé des altérations qu'ils éprouvent et il a attiré l'attention des pharmaciens sur les moyens de conservation qui lui ont paru donner de bons résultats.

Il préconise l'emploi, fait à la pharmacie centrale des hôpitaux, de vases à orifice étroit, fermés par un bouchon de liège trempé dans la cire (2).

Il rappelle que M. Schaeuffele a recommandé l'usage de flacons dont le col était coiffé d'une capsule de verre, analogue à celle des lampes à alcool.

Il dit avoir employé avec succès, pour les pots de service, de petits capuchons de caoutchouc assez élastiques pour venir s'appliquer exactement sur leur rebord (3).

Et enfin, pour prévenir le développement des moisissures, il propose d'avoir recours au papier salicylé qu'il prépare de la façon suivante : après avoir enduit d'une solution de gomme du papier à filtre ordinaire, il le saupoudre d'acide salicylique et le laisse sécher. Ce papier, appliqué directement sur différents extraits, s'est opposé au développement des moisissures ; ayant placé, en effet, dans une même armoire, les mêmes extraits contenus dans des pots, dont les uns étaient couverts

(1) Mémoire inédit présenté pour le prix Gobley, et couronné par l'École de pharmacie, 1878-1879 ; communiqué par l'auteur. *Extraits au Répertoire de pharmacie,* 2e série, t. VIII, p. 337-385, 1880.

(2) Nous préférons l'emploi de la paraffine, dont nous obtenons les meilleurs effets.

(3) Nous venons de voir que, en 1862, Grandval a proposé le premier ce moyen très pratique et peu dispendieux.

d'un simple papier, les autres d'un papier salicylé, il a vu que les premiers se remplissaient de végétations diverses, tandis que les autres n'en présentaient pas de trace.

« Cette question des altérations, ajoute-t-il, pour conclure, est de celle que les pharmaciens ne sauraient trop étudier, soit qu'ils veuillent se borner à l'application des résultats obtenus, soit, mieux encore, qu'ils aient le dessein de les perfectionner. »

C'est évidemment cette préoccupation de conserver au médicament son entière efficacité, en le préservant de toute altération, qui a amené les pharmaciens américains à préparer les extraits fluides et les extraits pulvérulents, ou *abstraits*, qui font l'objet de la dernière partie de notre étude.

Avant cependant de nous en occuper, il ne nous paraît pas inutile de mentionner un travail peu connu et qui se rapporte, d'une façon indirecte il est vrai, à la conservation des extraits.

L'Institut médical de Valence (Espagne) avait mis au concours en 1854 les questions suivantes :

Les extraits obtenus jusqu'ici par les procédés ordinaires conservent-ils les propriétés des plantes auxquelles ils appartiennent ?

Quels seraient les moyens d'obtenir toutes les vertus propres de ces végétaux ?

Le prix, médaille d'or, fut obtenu par Frédéric Sauvan, pharmacien à Montpellier, pour un mémoire dont nous allons donner quelques passages. Après avoir jeté un coup d'œil sur l'histoire des extraits pharmaceutiques en examinant les divers modes de préparation et d'évaporation des liqueurs extractives, il ajoutait que ces procédés ne suffisaient pas, selon lui, à conserver les parties actives des plantes, et il continuait ainsi :

« Pour compléter la question posée, nous devons donner le moyen qui puisse conserver aux végétaux toutes leurs vertus. Nous proposons donc les *poudres extractives médicamenteuses*. A cet égard nous dirons que, tant que la pulvérisation n'a été considérée que comme un moyen mécanique, les poudres ont été des produits défectueux renfermant toutes les parties inutiles de la plante. On voit l'incertitude qui existe encore sur les propriétés de certains végétaux, et dans plusieurs on ignore si leur vertu est due aux principes immédiats.

« Toute incertitude cesse par notre méthode; que le principe actif existe ou n'existe pas, qu'il soit contenu dans telle ou telle partie de la plante, peu nous importe, si nous parvenons à extraire toute la substance médicamenteuse, et à rejeter la partie ligneuse qui sert de canevas à la première et qui n'est qu'une surcharge inutile. Nous obtenons ce résultat dans la pulvérisation des substances végétales au moyen du *cylindre extracteur*.

« Pour se faire une idée de cet appareil, il faut se figurer, monté sur son support, un brûloir à café cylindrique, en tôle épaisse de 4 millimètres, ayant une longueur de 32 centimètres sur 22 centimètres de diamètre; une ouverture ronde, au centre de sa paroi, se ferme à coulisse. On introduit dans l'appareil, avec la substance que l'on veut réduire en poudre, cinq boulets en fer dont l'un pèse 7 500 grammes et les quatre autres 1 500 grammes chacun. Le poids de ces boulets

est une *force calculée qui, sans action sur les parties
ligneuses du végétal, est seulement capable d'isoler
l'extractif épaissi qui se trouve dans la plante sèche.*

« On lute la partie à coulisse à l'aide d'une bande de
papier, puis on fait tourner l'appareil sur ses deux axes,
au moyen d'une manivelle, pendant six, huit ou dix
heures, suivant la nature de la substance. Par cette opération, la partie fibreuse et ligneuse de cette merveilleuse
charpente végétale se trouve séparée de la partie médicamenteuse. Un tamis fin, ordinaire, suffit pour en faire
le départ, et obtenir une poudre impalpable ayant toutes
les propriétés du végétal. Les poudres extractives ont
un avantage incontestable sur les extraits en ce qu'elles
sont inaltérables, et qu'elles conservent toutes les propriétés du végétal.

« On pense peut-être que la différence de volume
dans ces deux produits fera toujours préférer les extraits,
parce qu'en cet état l'on administre le médicament sous
une forme plus rapprochée et, par conséquent, plus
active. En bien considérant les poudres extractives,
privées de ligneux, l'on remarquera qu'elles contiennent
la matière verte ou chlorophylle, de plus que les extraits,
et que, dans les extraits où l'on conserve cette matière,
le rendement est absolument le même; tandis que, dans
les extraits filtrés, on obtient un tiers en plus de poudre
extractive.

« Il est assez difficile de pouvoir déterminer au juste
la valeur réelle d'un extrait, et il peut varier suivant le
procédé dont on se sera servi. Au moyen des poudres
extractives, il n'est plus possible de s'égarer; les vertus
des végétaux seront mieux appréciées, on en fixera le

choix plus sagement, on pourra préciser la dose et calculer d'avance l'effet des substances végétales. »

Nous ignorons si la haute distinction dont avait été honoré le mémoire de Sauvan, a fait expérimenter en Espagne les *poudres extractives* dont il proposait l'emploi, mais son travail semble être passé inaperçu en France, et nous ne l'avons vu mentionné dans aucun des ouvrages que nous avons eus entre les mains dans le cours de nos recherches.

CINQUIÈME PARTIE

EXTRAITS LIQUIDES ANGLAIS. — EXTRAITS FLUIDES AMÉRICAINS. — ABSTRAITS AMÉRICAINS.

Arrivé à ce point de notre travail, nous abordons avec une certaine appréhension la question des *Extraits fluides*; cette nouvelle forme pharmaceutique n'a pas, en effet, jusqu'à présent, obtenu l'approbation des professeurs de nos écoles et des membres éminents de notre profession.

Il est vrai que les appréciations peu favorables, auxquelles nous faisons allusion, s'appliquent surtout à des produits destinés à la préparation des sirops et des vins médicamenteux, et dont l'étude n'a peut-être pas encore été faite d'une façon suffisamment complète, bien que leur emploi ait jusqu'à un certain point sa raison d'être.

Les extraits fluides dont nous allons nous occuper sont d'une nature toute différente, l'idée qui leur a donné naissance est d'un tout autre ordre, et ils sont officiellement admis dans la pharmacopée des États-Unis et celle de la Grande-Bretagne. Ils sont destinés, croyons-nous, à prendre une place importante dans la thérapeutique, à mesure qu'ils seront mieux connus, et déjà nous voyons en Italie le professeur Ruata, dans sa *Pharmacopée nationale et générale*, exprimer le vœu de voir adopter cette forme de l'extrait si commode et si sûre (1).

Enregistrons également l'opinion motivée des docteurs Bouchut et Després sur la valeur des extraits fluides (2).

« Sous le rapport de leur faible volume, relativement à la quantité de substance médicamenteuse qu'ils représentent, et de leur forme liquide qui se prête très bien à leur administration, ces extraits offrent de très grands avantages sur ceux préparés par les voies ordinaires. La question est de savoir s'ils se conservent bien ; mais c'est là, nous le croyons, une affaire de laboratoire, et, en y mettant tous les soins voulus, nos pharmaciens nous donneront des produits qui ne laisseront rien à désirer. »

C'est en 1850 que les extraits fluides ont été introduits dans la pharmacopée américaine comme une sorte distincte d'extraits ; jusque-là on ne connaissait que celui de salsepareille. Peu nombreux au début, ils ont été si rapidement et si favorablement appréciés qu'ils constituent peut-être maintenant la classe la plus importante des médicaments liquides en usage aux États-Unis. L'Angleterre ne s'est lancée que timidement dans cette voie ; la *British Pharmacopœia*, en effet, ne

(1) « Mentre in generale si puo asserire che gli estratti sono preparati molto incerti, tanto che il medico deve farne uso il meno che sia possibile, dando la preferenza ad altre forme di preparazioni, per gli estratti liquidi, quali vengono ottenuti dalla farm. *St. U.*, dobbiamo asserire il contrario, e sarabbe molto a desiderarsi che tali estratti liquidi fossero anche adottati da noi. » (*Farmacopea Nazionale e Generale, etc.* Prof. D^r. C. Ruata, 1883, p. 370.)

(2) *Dictionnaire de médecine et de thérapeutique,* Bouchut et Després, p. 533, 1877.

contient qu'une dizaine de *liquid extracts*, tandis que la *Pharmacopœia of the United States* ne compte pas moins de 80 *fluid extracts*.

L'extrait fluide américain (1) est la solution des parties actives d'un médicament dans un véhicule approprié; cette solution est caractérisée par un rapport simple entre la quantité de substance employée et celle de l'extrait obtenu.

Indépendamment de leur facilité d'administration, les extraits fluides ont l'inappréciable avantage de pouvoir être préparés presque sans l'intervention de la chaleur et, par conséquent, sans que leurs principes actifs aient subi l'altération provenant d'une évaporation prolongée. La seule difficulté à vaincre, en les adoptant, était de faire disparaître la disposition qu'ont les produits liquides à s'altérer spontanément ; la *Pharmacopée* de 1850 (2) avait, dans ce but, fait entrer dans les formules une certaine proportion de sucre et d'alcool; mais en 1865, M. Taylor appela l'attention sur la glycérine comme agent conservateur et sa proposition fut adoptée dans l'édition de 1870. La glycérine, en effet, outre sa puissance antiseptique, a la propriété de maintenir en dissolution certaines matières qui se déposent dans les extraits préparés d'après les anciennes formules, et l'on obtient par son addition des préparations plus limpides

(1) Les indications que nous donnons sur les extraits fluides américains sont tirées en grande partie du *United States Dispensatory*, de Wood et Bache. Cet ouvrage, arrivé maintenant à sa quinzième édition, est extrêmement complet et nous n'avons rien en France qui puisse lui être comparé.

(2) Une nouvelle édition de la pharmacopée est publiée tous les dix ans.

et d'une meilleure conservation. Cependant des essais ultérieurs firent reconnaître que la glycérine peut avoir l'inconvénient de faire entrer inutilement dans les extraits fluides une certaine quantité de principes inertes, et son emploi a été depuis considérablement restreint. Au lieu d'adopter un véhicule unique et d'une composition constante, on a été conduit à étudier et à déterminer pour chaque cas particulier le meilleur menstrue à employer; ces études ont amené et amèneront encore des modifications dans les formules de la pharmacopée, mais au milieu de ces changements une idée a prévalu, celle d'un rapport simple entre le poids de substance employée et la quantité d'extrait obtenu.

Jusqu'en 1870, ce rapport était d'une once en poids (*troyounce*), pour une once en volume (*fluidounce*); en 1870, on a adopté celui de poids pour poids, mais l'habitude en Amérique, comme en Angleterre, étant de mesurer, et non de peser les médicaments liquides, la commission de 1880 a jugé préférable de substituer le volume au poids, et aujourd'hui les formules officielles sont fixées de telle sorte qu'*un centimètre cube (1 fluigramme) d'extrait fluide représente 1 gramme de médicament.*

Le but des Américains, en généralisant l'emploi des extraits fluides, nous venons de le dire, fut d'écarter. autant que possible, dans les modes opératoires quels qu'ils soient, l'action nuisible du calorique; ils furent donc conséquents avec eux-mêmes en faisant du déplacement à froid la base de leur procédé d'épuisement des drogues, et la méthode de Boullay fut chez eux l'objet d'études excessivement nombreuses et minutieuses que nous nous contenterons de résumer succinctement (1).

Les auteurs du *Dispensatory* reconnaissent à la méthode de déplacement les avantages suivants :

1° Épuisement facile des matières par l'eau froide, d'où suppression de l'altération produite par la chaleur dans la décoction ou l'infusion ;

2° Plus grande rapidité d'extraction que par la macération, d'où économie de temps et pas de danger de décomposition spontanée ;

3° Obtention de solutions très concentrées, et par suite durée de l'évaporation très diminuée.

Règle générale, la pharmacopée américaine avant d'appliquer la percolation, la fait précéder d'une macération ou digestion pour amollir la substance et la mieux préparer à l'épuisement, et l'un des points sur lesquels ses rédacteurs ont porté tout particulièrement leur attention est le degré de finesse à donner à chaque matière pour en assurer le complet et facile épuisement.

La finesse de la poudre est exprimée par un numéro qui correspond au nombre des mailles du tamis dans un pouce linéaire ($0^m,025$).

Ces degrés s'expriment ainsi :

Poudre très fine............	80 mailles au pouce	n° 80
— fine...............	60	—	n° 60
— modérément fine...	50	—	n° 50
— modérément grosse.	40	—	n° 40
— grossière..........	20	—	n° 20

(1) Stoddart et Tuckert, entre autres, n'ont pas exécuté moins de huit cents expériences comparatives dans le but d'établir la supériorité de la percolation sur la macération. Leur percolateur type était un simple cylindre droit sans diaphragme, obturé à une extrémité par de la mousseline. (*Proc. Amer. Ph. Assoc.*, t. XXI, p. 194, 1873.)

Dans certains cas déterminés, on fait également usage de poudres n° 30 et n° 12.

Le percolateur américain ne diffère pas sensiblement de celui qui a été imaginé par Boullay et qui est couramment en usage chez nous depuis cinquante ans.

C'est un cylindre en verre, ou en cuivre étamé, légèrement conique, terminé par un tube court muni d'un robinet d'arrêt (1) : à la douille de ce robinet, se trouve ajusté un tube de caoutchouc, terminé par un petit tube de verre, et dont la longueur totale dépasse d'environ un quart celle du cylindre (fig. 99).

Si le robinet est ouvert, et le tube de caoutchouc relevé, comme l'indique la figure, l'écoulement du liquide contenu en A ne pourra avoir lieu.

La figure 100 n'est qu'une variante dans laquelle le robinet d'arrêt est remplacé par une pince à vis : en fixant le tube de caoutchouc de telle sorte que son extrémité arrive au-dessus de la surface du liquide, on peut supprimer le robinet ou la pince; ils peuvent cependant être utiles pour régler la vitesse d'écoulement du liquide.

Les dimensions d'un percolateur pouvant permettre facilement le traitement de 500 grammes de substance

(1) La forme à donner au percolateur amena, en Amérique, de longues discussions. Stoddart et Tuckert en faisaient un cylindre parfait. (*Proceedings Amer. Ph. Ass.*, t. XXI, p. 194, 1873. — *Year-book of Phar.*, p. 587, 1872.)

Campbell voulait que ce fut un cône. (*Proceedings*, t. XXIII, p. 599, 1875.)

Oldberg attachait une très grande importance à l'harmonie dans les proportions de cet appareil; il publia à cet effet une table de dimensions types; il rejetait la forme conique et préférait un cylindre légèrement rétréci à son extrémité inférieure. (*Pharmaceutical Journal*, t. XV, p. 364, 1884.)

sont les suivantes : longueur totale du cylindre, 36 centimètres, longueur du col, 5 centimètres ; diamètre intérieur du cylindre, en haut, 10 centimètres, près du
robinet, 6^{cm},5.

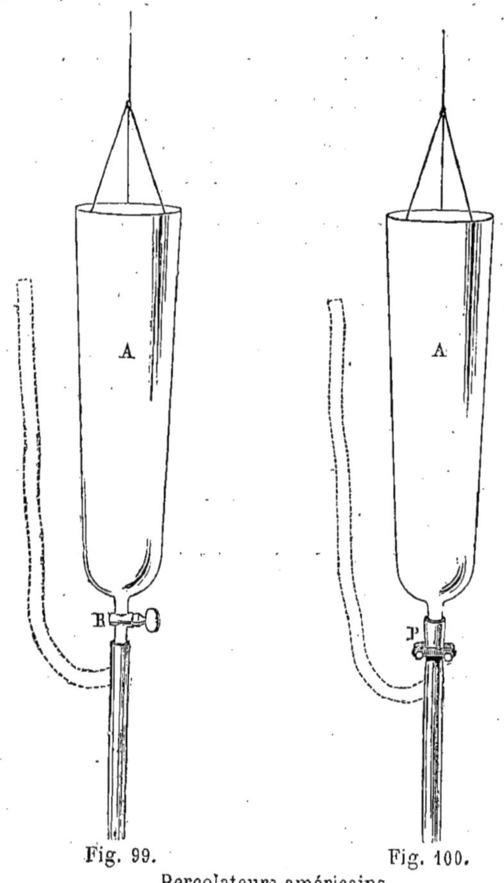

Fig. 99.   Fig. 100.

Percolateurs américains.

Le montage de l'appareil se fait ainsi qu'il suit : on
presse légèrement un petit tampon de coton dans le col
du cylindre et on le maintient en place en versant
dessus une légère couche de sable lavé et sec. Puis la
substance, réduite en poudre bien régulière et pesée bien

sèche, est humectée dans un vase à part avec une portion du liquide destiné à son épuisement ; le degré de finesse de la poudre et la quantité du liquide à employer pour la mouiller sont variables pour chaque produit et fixés par la pharmacopée.

La poudre, ainsi humectée, est passée à travers un tamis à plus larges mailles (n° 20 pour les poudres n° 40 ou plus fines, n° 15 pour les poudres n° 30 ; les poudres plus grosses n'ont généralement pas besoin d'être ainsi retamisées) et placée dans le percolateur où elle est laissée dans cet état pendant un temps qui peut varier de quinze minutes à plusieurs heures, suivant les cas ; elle est ensuite tassée plus ou moins fortement, d'après la nature de la poudre et la force alcoolique du menstrue, à l'aide d'un disque en bois emmanché, et recouverte d'une rondelle de papier à filtre ou de mousseline.

Le tube est alors relevé, fixé à hauteur convenable et le liquide est versé sur la poudre en quantité suffisante pour qu'elle en soit complètement saturée et qu'il en reste une légère couche au-dessus ; l'appareil est fermé avec soin pour éviter l'évaporation et le tout est laissé ainsi en contact pendant quarante-huit heures. Au bout de ce temps, le tube abaissé est introduit dans un récipient et la percolation commence ; en général la vitesse ne doit pas dépasser 30 gouttes à la minute et, pour donner à l'écoulement du liquide toute la régularité désirable, on le maintient à un niveau constant dans le percolateur, en mettant sur son orifice un flacon renversé et plein du dissolvant (fig. 104).

Ainsi que nous le disions précédemment, l'expérience

a montré qu'un même véhicule et un même mode d'opérer ne pouvaient pas être applicables à tous les cas ; la pharmacopée donne des indications spéciales pour chaque substance, mais nous pouvons d'une manière générale donner ainsi qu'il suit la préparation d'un extrait fluide :

On prend 100 grammes de poudre, on les humecte avec la quantité prescrite de dissolvant (30 à 50 grammes) et on les traite par lixiviation comme nous venons de le décrire ; les premières liqueurs qui passent très concentrées sont mises de côté jusqu'à concurrence de 70 à 90 centimètres cubes, et la matière est ensuite complètement épuisée par la quantité nécessaire de véhicule ; cette seconde portion, distillée et évaporée en consistance d'extrait mou, afin d'y conserver le moins d'eau possible, est dissoute dans la première colature et le volume de 100 centimètres cubes est complété par l'addition d'une quantité suffisante du menstrue employé.

Pour distiller ces queues de percolation, le professeur J. Remington a fait connaître un alambic d'une forme et d'un agencement assez commodes.

Professeur Remington. Alambic. 1879.

Il se compose (fig. 101) d'un récipient cylindrique (cucurbite), en cuivre étamé A, de 10 à 15 litres de capacité, dont l'orifice à rebords plans peut faire joint avec ceux d'un couvercle C, à tubulure T, formant chapiteau ; ces deux pièces sont réunies à demeure par quelques pinces à vis, *m m*.

Le bec de ce chapiteau est en relation avec un réfrigérant tubulaire R monté sur un support, et le chauffage se fait au gaz.

La distillation est continue, le siphon *t* à robinet permettant de maintenir constant le niveau du liquide N, et la puissance du réfrigérant est suffisante pour condenser 4 à 5 litres d'alcool en une demi-heure.

La cucurbite peut être, si l'on veut, mise dans un

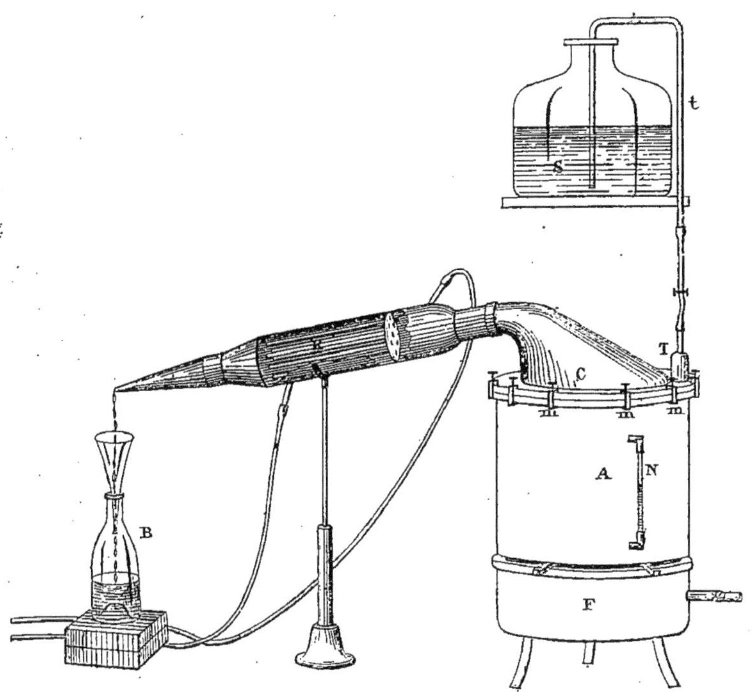

Fig. 101. — Alambic du professeur Remington.

vase rempli d'eau, de manière à faire la distillation au bain-marie, et la disposition tubulaire du réfrigérant le rend bien plus facile à nettoyer qu'un serpentin en spirale.

Depuis l'adoption des extraits fluides aux États-Unis, bien des perfectionnements ont été proposés ; l'objectif fut toujours de donner à la méthode plus de rapidité et de la rendre plus économique en diminuant la quantité de dissolvant à employer.

C'est ainsi qu'en 1865, M. Spencer Thomas proposa comme procédé nouveau, de faire macérer la substance dans une certaine quantité de dissolvant, d'exprimer au moyen de la presse, et de répéter cette opération à plusieurs reprises avec de nouveau liquide jusqu'à épuisement complet (1).

M. Spencer Thomas ne connaissait certainement pas la macération fractionnée de Cadet (2), ni celle de Mohr (3), sans cela il se serait certainement dispensé de rééditer un procédé publié et parfaitement connu depuis longtemps.

Spencer Thomas. Macération fractionnée. 1865.

M. Duffield, de Detroit (E. U.), employait la presse comme Spencer ; seulement la macération préalable s'opérait dans un récipient vide d'air, au lieu d'être faite à l'air libre (4).

Duffield. Macération dans le vide. 1869.

Plus récemment, M. Fairthorne a fait connaître (5) un appareil destiné à la préparation d'extraits fluides au moyen de la percolation dans le vide et qui présente l'élégant dispositif suivant (fig. 102) :

Fairthorne. Appareil à percolation dans le vide. 1882.

Le digesteur ovoïde A, en cuivre étamé, est clos par un couvercle boulonné ; ce dernier est muni de deux tubulures à robinet, l'une H, mettant le digesteur en communication avec une rampe à vide E, jointe à la pompe à double effet G par un tube de caoutchouc F ;

(1) *Am. Journ. pharm.*, t. XXXVII, p. 81, 1865.
(2) Voyez p. 174.
(3) Voyez p. 202.
(4) *Am. Jour. pharm.*, t. XLI, p. 2, 1869.
(5) *Proceed. Amer. pharm.*, t. XXX, p. 33, 1882 et *Am. Jour. ph.*, p. 237, 1882.

l'autre M, est destinée à l'introduction du liquide solvant.

La partie inférieure du digesteur est reliée par le robinet I, avec un vase métallique M, dans lequel on peut faire le vide.

La charge de l'appareil se fait ainsi : le robinet I est fermé et le couvercle est déboulonné (1); la matière mouillée est tassée uniformément dans le récipient A. On ferme, on fait le vide, puis on fait monter, par différence de pression, une quantité suffisante du liquide extracteur J. On laisse en macération le temps prescrit, après quoi on fait le vide en M, puis on ouvre I. Le gouttage commence; lorsqu'il semble terminé, on introduit, avec la pompe à double effet, une certaine quantité d'air comprimé qui force les dernières portions du liquide retenues mécaniquement à s'écouler.

On peut, dit M. Fairthorne, au moyen de cet appareil (2) préparer des extraits fluides sans avoir besoin de recourir à l'évaporation ; on traite d'abord la substance par son poids seulement de dissolvant; lorsque le liquide a cessé de couler, on ajoute une nouvelle quantité de dissolvant, juste suffisante pour compléter le volume à obtenir, et l'on recommence l'opération comme précédemment.

Il n'y a dans le cours de la préparation aucune perte d'alcool ou de principes volatils, et l'on évite en même temps les altérations qui peuvent se produire par l'action de l'air.

(1) Pour la facilité de la manœuvre, des griffes à oreilles seraient évidemment plus convenables.

(2) En faisant connaître cet appareil, M. Fairthorne ne s'en donne pas comme l'inventeur ; les auteurs du *United States Dispensatory* l'attribuent à M. Wm.-M. Thomson, de Philadelphie.

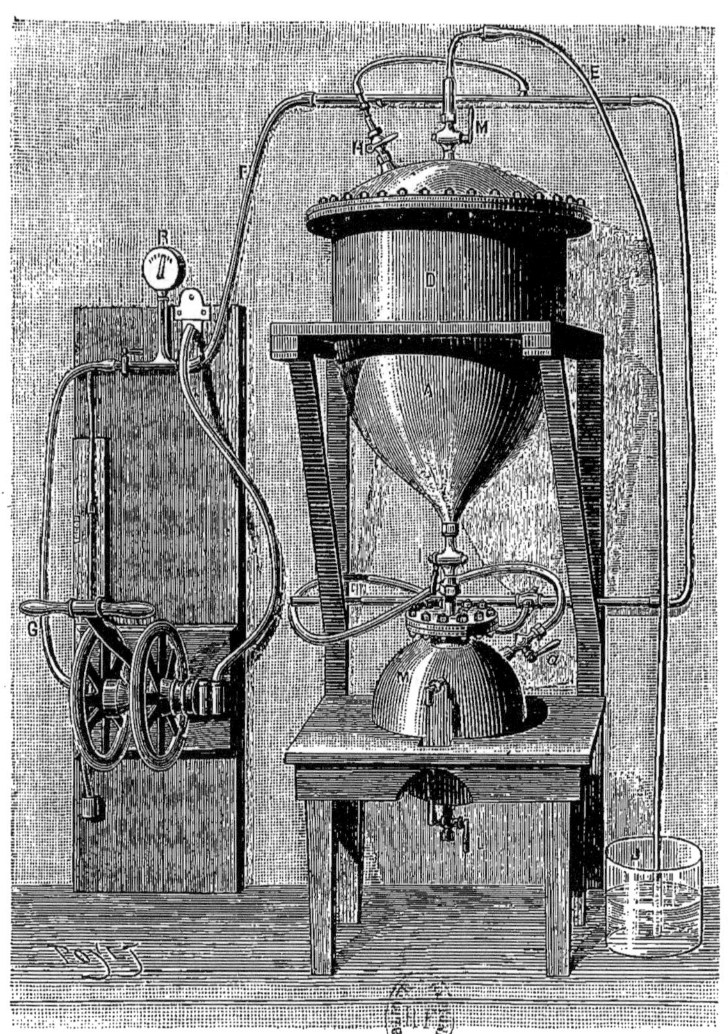

Fig. 102. — Appareil à percolation dans le vide.

Plusieurs percolateurs peuvent, au moyen de tubes convenablement disposés, être mis en rapport avec la même pompe, et fonctionner ainsi, soit ensemble, soit séparément, suivant que les robinets de communication sont ouverts ou fermés.

L'appareil que nous venons de décrire, tout ingénieux qu'il est, ne peut évidemment pas être à la portée de tous les pharmaciens ; celui que M. Hinsdale a fait connaître (1), et dans lequel il a également recours à l'air comprimé pour hâter la percolation, peut plus facilement prendre place dans toutes les officines (fig. 103). Il se compose d'un cylindre A, qui reçoit la substance à épuiser et dont la partie inférieure conique est munie d'un robinet d'arrêt f ; à l'ouverture supérieure évasée se visse, d'une façon hermétique, une chambre à air b, séparée de A par un diaphragme convexe, percé de trous sur ses bords, et qui a pour objet de diviser uniformément le liquide lorsqu'il est introduit en C. Au robinet r s'adapte un bulbe en caoutchouc, muni de soupapes, au moyen duquel on peut, en envoyant de l'air dans la cavité b, augmenter la tension et accroître la rapidité de l'opération.

La pression ainsi obtenue n'est évidemment pas comparable à celle de la pompe de l'appareil précédent, mais l'idée est certainement ingénieuse et d'une application facile.

Dès l'année 1858, le docteur Squibb, de Brooklyn (N.Y.), se livra à des recherches fort étendues sur les meilleures conditions de préparation des extraits fluides par la méthode de déplacement; l'ensemble de ces travaux, très consciencieusement faits, mérite de fixer notre attention (1).

Il fit justement observer que la concentration d'une partie de la colature, obtenue dans l'épuisement de la

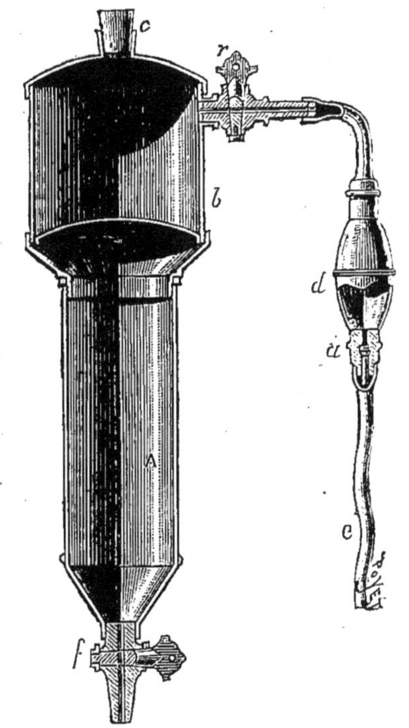

Fig. 103. — Percolateur à pression d'air de Hinsdale.

substance médicamenteuse, présentait de grands désavantages; en effet, d'après lui, les principes actifs sont tellement dissociés et séparés dans le cours de l'évapo-

(1) *Am. Journ. pharm.*, t. XXX, p. 97-520, 1858; t. XXXVIII, p. 109, 1886; *Proceed. Amer. pharm.*, t. XVIII, p. 101, 1870; t. XX, p. 182, 1872; t. XXVI, p. 708, 1878.

Monnet, *Répertoire de pharmacie*, 2e série, t. VII, p. 345, 1879.

ration, qu'ils ne se trouvent plus dans leur condition naturelle ; ils forment de nouvelles combinaisons qui changent leur solubilité, et mettent en jeu une nouvelle série de réactions en faisant de la préparation terminée une chose toute différente de ce qu'elle devrait être. Une substance résineuse et oléagineuse, dit-il, peut être complètement épuisée par un menstrue qui tiendra en dissolution tous ses principes constituants ; mais si ce menstrue est enlevé ensuite par l'évaporation, le même dissolvant ne pourra plus redissoudre l'extrait et le remettre dans son état primitif. L'extrait fluide de buchu en est un exemple frappant ; l'alcool dilué épuise très bien cette substance, en maintenant l'huile essentielle dans l'état de combinaison ou d'émulsion où elle se trouve dans les feuilles ; mais si la solution est ensuite évaporée de telle sorte que l'huile s'en sépare, l'alcool de même force, ni même de l'alcool plus fort, ne pourra plus redissoudre cette huile et reconstituer la solution extractive telle qu'elle était de prime abord.

Ces considérations ont conduit le docteur Squibb à chercher les moyens d'obtenir les extraits fluides sans avoir recours à la concentration, et en 1866, il fit connaître une nouvelle méthode d'épuisement à laquelle il donna le nom de *Repercolation*. Après avoir soumis cette nouvelle méthode à l'épreuve de l'expérience, et y avoir apporté les perfectionnements indiqués par la pratique d'une douzaine d'années, il acquit la conviction qu'elle était bien supérieure à toute autre, et il fit paraître en 1878 un intéressant travail que nous allons essayer de résumer brièvement (1).

(1) Les pharmaciens anglais commencent à adopter les idées de

D'après sa définition, la *repercolation* consiste dans l'application successive du même liquide d'épuisement à de nouvelles quantités de substance; on arrive ainsi à l'amener au plus haut degré de concentration sans avoir besoin de recourir à l'évaporation. Le nom de *repercolation* (1) ne doit pas nous faire perdre de vue l'origine de ce procédé; l'idée est loin d'être nouvelle, elle a donné naissance à une méthode décrite depuis longtemps sous le nom de *lavage* ou *lessivage métho-dique,* et perfectionnée depuis par divers industriels (2). M. Squibb a eu le mérite, en lui faisant subir des modifications de détail, de l'appliquer avec succès à la fabrication des extraits fluides; son procédé n'a pas cependant reçu la consécration officielle, et la dernière édition de la *Pharmacopée des États-Unis* (1883) a maintenu la percolation ou lixiviation simple, suivie de l'évaporation d'une partie du véhicule.

Comme exemple de ce procédé, nous reproduirons, d'après lui, la préparation de l'extrait fluide de quinquina; c'est, dit-il, un de ceux où il est le plus difficile d'arriver à un complet épuisement de la substance, et,

leurs confrères d'Amérique; nous trouvons dans le *Year-book of Pharmacy,* 1886, une protestation du docteur Clark contre l'emploi de l'évaporation dans la préparation des extraits fluides et produits similaires; l'auteur démontre, avec exemples à l'appui, que l'on peut arriver à des résultats bien supérieurs au moyen de la percolation et de la repercolation, sans avoir recours à la concentration par la chaleur.

(1) Le professeur Lewis Diehl a critiqué avec raison le mot de *repercolation,* et proposé de lui substituer le terme plus exact de *percolation fractionnée. (Amer. Journ., pharm.,* t. XLI, p. 337, 1869.)

(2) Citons entre autres perfectionnements celui qui a été publié il y a trente-deux ans par Varillat, sous le nom de *déplacement con-tinu à courant interverti et à chaleur progressive.*

pour les autres, il n'y a que de légères modifications, soit dans la composition du véhicule, soit dans le degré de finesse de la poudre, soit dans la rapidité du déplacement. Prendre :

Quinquina jaune, en poudre n° 50 .... 32 parties.
    Liquide d'épuisement composé de :
Alcool à 94° (D., 0,819)................. 2 parties ⎫
Glycérine à 28° (D., 1,250 ,............... 1 — ⎬ Q. S.
Eau distillée......................... 2 — ⎭

Humecter huit parties de quinquina au moyen de huit parties de liquide, en les mêlant intimement : laisser en contact huit heures dans un vase couvert, faire passer la poudre humide à travers un tamis n° 8 et la tasser fortement dans un percolateur ; verser ensuite du liquide jusqu'à ce que la masse en soit saturée, et qu'il en reste une couche non absorbée à la surface ; fermer l'appareil, et laisser macérer quarante-huit heures. Au bout de ce temps, commencer la percolation en disposant le tube d'écoulement de manière à obtenir une partie de colature en quatre heures environ ; mettre à part les six premières parties du liquide déplacé, continuer la lixiviation jusqu'à épuisement complet de la substance et diviser le liquide qui s'écoule en fractions d'environ huit parties chacune.

Humecter alors la deuxième portion de huit parties de quinquina avec le premier liquide faible, c'est-à-dire celui qui a été obtenu immédiatement après la portion réservée ; laisser le tout en contact pendant huit heures, tasser dans l'appareil, déplacer avec les autres liquides dans l'ordre de leur concentration et finalement avec du liquide nouveau jusqu'à complet épuisement. Opérer le déplacement avec la même lenteur que la première fois, mettre de côté les huit premières parties de colature et diviser le surplus en fractions de huit parties comme précédemment.

Traiter de la même manière les troisième et quatrième portions de huit parties de quinquina, et enfin réunir les quatre quantités de colature réservées dans chaque opération, pour avoir trente parties d'extrait fluide.

Le surplus du liquide, étiqueté et numéroté d'après son degré de concentration, sera réservé pour une opération subséquente, dans laquelle on obtiendra trente-deux parties d'extrait fluide, en réservant chaque fois huit parties de colature.

La figure 104 donne trois groupes séparés de l'appareil de Squibb à différents moments de la repercolation, et il est facile de comprendre que toute position intermédiaire peut être nécessaire dans le cours de l'opération.

Le système se compose d'un porte-filtre ordinaire dans les anneaux duquel sont posés les digesteurs; ceux-ci consistent en des manchons de verre, plus ou moins grands, et disposés avec un tube de caoutchouc, comme il a été dit page 292 (1).

Deux rondelles de molleton ou de flanelle épaisse, recouvertes d'une autre de papier à filtrer, sont appliquées sur le fond; elles doivent être un peu plus larges que

______

(1) Pour opérer sur de petites quantités, Squibb se servait de verres à gaz cylindriques à extrémité rétrécie; l'ouverture la plus étroite était fermée par un bouchon qui formait le fond de l'appareil, et auquel il adaptait un tube de verre court, muni d'un caoutchouc.

ce dernier. La substance pulvérisée, mouillée avec beaucoup de soin et d'uniformité, est tassée dans l'appa-

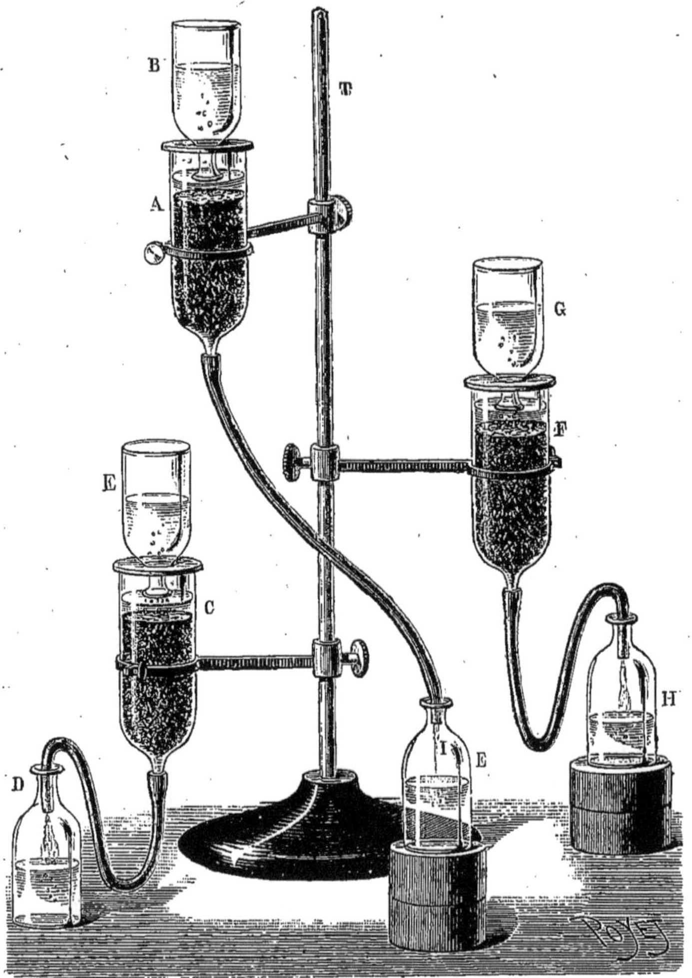

Fig. 104. — Appareil de Squibb pour la repercolation.

reil, plus ou moins fortement, suivant sa nature. Une rondelle de papier à filtrer recouvre la surface de la poudre; sa largeur doit être telle que les bords s'appliquent en remontant contre les parois du verre ; enfin, un disque de bois ou de carton, ou mieux encore de caoutchouc épais, percé d'un trou central de $0^m,037$ de diamètre sert de couvercle.

Une couche de liquide, maintenue à l'épaisseur uniforme de 6 millimètres, doit couvrir la poudre depuis le commencement jusqu'à la fin de l'opération, de façon à prévenir le contact ou l'introduction de l'air. Cette condition est facilement réalisée au moyen d'un flacon renversé contenant du solvant et dont le col peut être allongé par un bout de tube de caoutchouc.

Lorsque l'appareil est prêt à fonctionner, on élève le tube de caoutchouc et on le fixe au-dessus du niveau du liquide dans le percolateur ; en procédant à cette manœuvre, il faut prendre garde de ne point le plier de manière à le fermer, afin que, le liquide pénétrant à travers la masse pour en remplir les vides, l'air qui se trouve dans l'appareil puisse s'échapper facilement.

Les flacons destinés à recevoir le liquide sont gradués au moyen d'une bande de papier, afin d'avoir à tout moment un repère pour la quantité du liquide écoulé par le flacon supérieur, ou reçu dans celui qui est placé en bas.

La macération de la substance ne doit jamais durer moins de quarante-huit heures ; un temps plus long est inutile, à moins que la poudre ne soit grossière et d'une imbibition difficile.

En commençant la percolation, on place le digesteur dans la position BAI, et l'extrémité du tube de caoutchouc est mise dans le récepteur I pendant un quart d'heure environ, afin d'être sûr que les bulles d'air sont expulsées et que le liquide remplit complètement le tube.

Cela fait, on dispose l'appareil dans la position ECD, et le récepteur D est élevé ou abaissé, jusqu'à ce que l'écoulement soit de 1 goutte par minute, ou même par deux minutes, si l'on opère sur de faibles quantités; l'épuisement est d'autant plus complet et le liquide est d'autant plus concentré que le gouttage est plus lent.

La lenteur de l'écoulement et l'alimentation automatique au moyen de la bouteille renversée donnent la facilité de continuer l'opération jour et nuit; en changeant les niveaux respectifs du récepteur et du digesteur, on peut empêcher que l'écoulement ne dépasse une limite donnée.

La lenteur et l'uniformité de l'écoulement sont les points importants à obtenir, et les différentes positions indiquées sont de simples artifices pour y parvenir.

Dès 1872 (1), M. Squibb avait fait connaître un percolateur d'un modèle tout différent, lequel, dit-il, légèrement perfectionné depuis, fournit encore de meilleurs résultats que l'appareil dont nous venons de donner la description.

Ce percolateur, figure 105, a la forme d'un tronc de cône renversé V, afin que les substances puissent se gonfler sans former une masse compacte; sa hauteur est de 40 centimètres, et sa capacité d'un demi-litre environ; le dessus est parfaitement dressé et rodé pour pouvoir être fermé hermétiquement. Le fond, qui doit être tout à fait plat, reçoit une rondelle d'épaisse flanelle qui le recouvre exactement; une autre rondelle de même forme, mais un peu plus large, porte au centre

____

(1) *Proceed. Amer. pharm.*, t. XX, p. 182, 1872.

une incision cruciale pour pouvoir y introduire le tube **T**
(*well tube*). Ce *puits* central est un tube ordinaire en
verre, de 20 millimètres de diamètre intérieur, et de
30 centimètres de longueur ; son extrémité inférieure,
coupée en biseau, ou bien dentelée, pénètre à travers la
seconde rondelle, les bords de son incision étant relevés
contre le tube et attachés solidement par un fil ; un disque

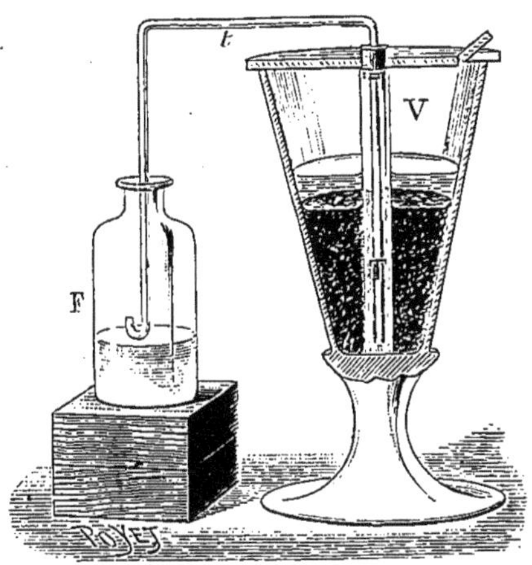

Fig. 105. — Percolateur Squibb à tube-puits.

de papier à filtrer, plus large que la rondelle sur laquelle
il repose, porte également une incision pour laisser
passer le tube, et ses bords sont entaillés pour s'appliquer, en se relevant, contre les parois de l'appareil.

Ces dispositions étant prises, on ferme avec un bouchon, ou simplement avec un papier, l'ouverture supérieure du tube-puits et l'on introduit dans le percolateur, en la tassant convenablement, la poudre humectée
et retamisée afin qu'elle soit parfaitement uniforme et
exempte de grumeaux ; sa surface est ensuite recouverte
d'un disque de papier à filtrer, ou de mousseline, main-

tenu en place, si besoin est, par de petits morceaux de verre.

On débouche alors le tube et l'on verse le dissolvant en ayant soin qu'il y en ait toujours une certaine quantité sur la poudre, jusqu'à ce que la masse entière en soit complètement saturée; le liquide, agissant à la manière d'un piston, pousse devant lui tout l'air interposé en lui faisant traverser les flanelles et le tube-puits, dans lequel finalement il s'élève lui-même, jusqu'à ce qu'il atteigne à peu près la hauteur à laquelle il est dans le reste de de l'appareil.

La substance se trouve ainsi dans d'excellentes conditions pour la macération, et l'on doit constamment maintenir à sa surface une couche de 1 centimètre de liquide.

L'ouverture de l'appareil est fermée par une lame de caoutchouc laissant passer au centre le tube-puits et ayant sur le côté une partie mobile pour ajouter du liquide au fur et à mesure des besoins. On peut également se servir de l'alimentation automatique d'une bouteille renversée, comme dans le percolateur précédent.

Cette disposition représente donc un puits creusé dans une couche humide de la matière à épuiser, et le but à atteindre est d'en retirer le liquide avec une lenteur telle, que le dissolvant, qui vient remplacer celui qui s'écoule, puisse descendre assez doucement pour qu'il ne se produise aucun frottement, et que le liquide qui passe à travers le grain de la substance s'écoule aussi vite que celui qui passe dans les vides laissés entre chaque parcelle de la matière.

Il faut donc tenir toute la masse sous une tension uniforme en maintenant une différence constante entre le niveau du liquide à l'intérieur et à l'extérieur du puits ; et cette différence de niveau s'obtient en pompant le liquide du puits avec une lenteur suffisante pour ne détruire que le moins possible l'uniformité de tension de toute la masse, de manière à avoir tout le liquide en mouvement comme poussé par un piston descendant lentement.

Un robinet à la partie inférieure semblerait pouvoir atteindre ce but ; mais ce moyen n'est pas suffisant, car il peut ainsi se produire des *chemins* dans la masse ; d'ailleurs, le robinet ne fonctionne jamais d'une manière continue et uniforme.

L'expérience a conduit le docteur Squibb à se servir d'un siphon T (fig. 105). La branche extérieure est un peu plus longue que la branche intérieure et recourbée sur elle-même de 2 centimètres ; leur longueur respective doit-être telle que la branche intérieure puisse toucher le fond du tube-puits quand besoin est, et son extrémité arriver au niveau de la moitié de la courbure de la branche extérieure ; cette disposition empêche le siphon de se vider. Le bouchon qui maintient le siphon en place doit porter sur le côté une fente qui laisse pénétrer l'air dans le puits, et l'écoulement pour un appareil de cette dimension doit être de 6 à 8 gouttes par minute.

Lorsque la macération est achevée, le siphon est placé de telle sorte, que la branche intérieure plonge de 72 millimètres dans le liquide du puits (fig. 106), et pour l'amorcer on adapte à la partie recourbée un tube

en caoutchouc par lequel on aspire lentement. Dès que
l'écoulement commence, on élève ou on abaisse le siphon
pour obtenir la rapidité désirée. Ce dispositif, donné par
M. Squibb à son appareil, est heureux ; le liquide se trouve
dans des vases communicants, et la pression atmosphérique étant égale sur les deux surfaces, à l'intérieur
du puits comme dans le digesteur, on est moins exposé

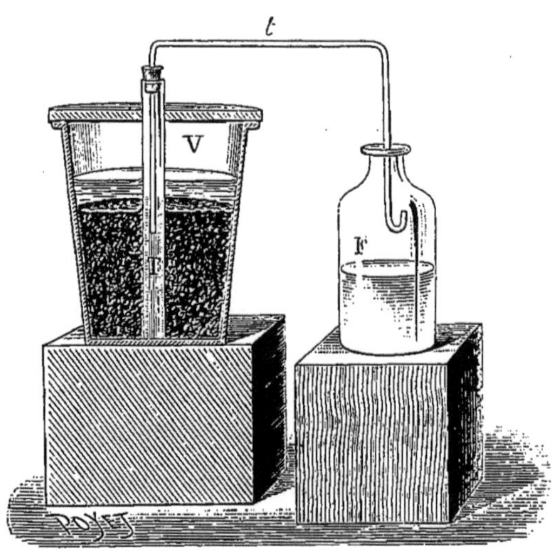

Fig. 106. — Percolateur Squibb à tube-puits.

à voir se produire les fausses voies qui, dans l'opération
du déplacement, rendent cette méthode souvent défec-
tueuse.

La figure 106 représente le même appareil, dans lequel
le percolateur de verre, que nous avons décrit, est remplacé par un pot de grès de 7 à 8 litres de capacité ; par
suite d'une faute dans le dessin, le siphon n'est pas tel
qu'il doit être, et la branche intérieure doit, comme dans
la figure 105, pouvoir arriver jusqu'au fond du puits.

Docteur
Squibb.
Siphon
percolateur.

M. Squibb a fait connaître également un appareil (fig. 107), auquel il a donné le nom de *siphon percolateur* (1). Ce siphon, au lieu d'être d'une seule pièce, comme dans les figures 105 et 106, est formé de deux

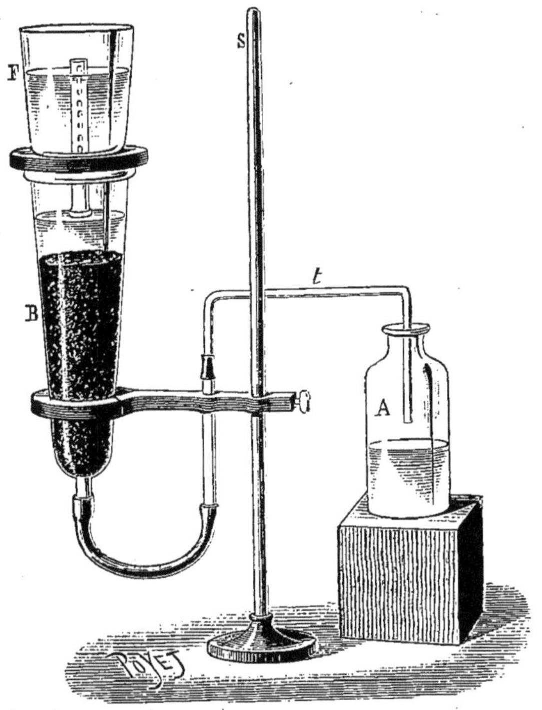

Fig. 107. — Siphon percolateur de Squibb.

parties, l'une *t*, recourbée deux fois à angle droit, pénètre dans l'autre qui est un tube de verre droit de plus grand diamètre : ces deux tubes sont joints ensemble par un caoutchouc qui permet le glissement de la partie mobile *t*, et c'est par l'élévation ou l'abaissement de cette pièce qu'on règle à volonté l'écoulement du liquide.

(1) *U. S. Dispen.*, p. 584.

M. Squibb prétend qu'avec un peu d'habitude on peut, étant données les hauteurs respectives des colonnes liquides des deux branches de ce vase communicant, connaître pendant le cours de l'opération l'état d'épuisement de la substance. En effet, dans un pareil système, la densité du liquide dans le digesteur variant à chaque instant, par le fait de l'afflux continu du solvant sur la matière, les hauteurs des liquides dans la branche t et le vase B seront en raison inverse de leurs poids spécifiques. Il en résulte que l'épuisement sera terminé, lorsque les densités seront semblables, c'est-à-dire lorsqu'il y aura égalité entre les deux colonnes liquides.

Des discussions fort vives se sont élevées, en Amérique même, sur l'adoption de la repercolation en pharmacie.

Entre autres objections, on a dit que la repercolation ne comportait pas un épuisement aussi complet que la percolation simple. Il n'y a rien de sérieux dans ce dire; qu'on se rappelle l'appareil de M. Juhle pour ses extraits (1); celui de M. Taillandier pour l'épuisement total des quinquinas (2); on comprendra alors le peu de valeur de la critique (3), et, alors même qu'on ne pousserait pas l'épuisement jusqu'au bout, nous sommes de l'avis de M. Squibb, le lessivage méthodique doit toujours être préféré, surtout si l'on agit sur des masses un peu considérables. Il y a économie de main-d'œuvre et de dissolvant, et enfin, fait qui domine tout, les solutés sont

(1) Voyez p. 241.
(2) Voyez p. 248.
(3) C'est ce que M. Ingles Clark démontra récemment avec chiffres à l'appui. (*The Pharm. Journal,* décembre 1885.)

obtenus au maximum de concentration avec le minimum de véhicule. Ajoutons enfin que la perte en principes actifs d'un végétal, incomplètement lessivé, est souvent plus faible que celle qui résulterait de la perte en solvant (alcool), si on poussait l'épuisement jusqu'à la fin; c'est un compte trop facile à établir pour que nous insistions plus longtemps.

Un autre inconvénient signalé est celui qui mettrait le praticien dans l'obligation de conserver les teintures faibles, pour les faire servir plus tard à des opérations subséquentes et de même nature. Étant donné le nombre considérable d'extraits fluides usités en Amérique, l'objection soulevée n'est pas sans valeur; il y a évidemment encombrement et immobilisation d'une quantité assez importante d'alcool.

Comme modification au procédé Squibb, M. William-M. Thompson a proposé la *percolation sectionnée* (*sectional percolation*) dont nous ne dirons que quelques mots.

L'appareil est un cône allongé qui peut se démonter en plusieurs sections formant chacune un percolateur dont le bas est constitué par un diaphragme du même diamètre que le haut de la partie à laquelle il s'adapte; la poudre à épuiser est tassée convenablement dans les différentes sections, et le liquide, à mesure qu'il en a traversé une, se répand uniformément sur la substance placée dans la suivante, se concentrant ainsi de plus en plus.

Il nous reste maintenant à parler d'une nouvelle forme pharmaceutique à laquelle nous avons déjà fait allusion (p. 275), et qui, sur la proposition du professeur

Remington, a été introduite dans la dernière édition de la *Pharmacopée des États-Unis*, sous le nom de *Abstracts* (en latin *abstracta*), que nous traduirons par le mot *abstraits*.

Ces abstraits sont, à proprement parler, des extraits alcooliques dilués avec du sucre de lait, de telle sorte qu'une partie du produit terminé et parfaitement sec représente exactement deux parties de la substance médicamenteuse qui a servi à les préparer ; leur force est donc double de celle des extraits fluides.

Leur mode de préparation peut, d'une manière générale, être donné comme suit :

Substance médicamenteuse en poudre n° 60 — deux cents parties ; humecter avec quatre-vingt parties d'alcool et tasser fortement dans un percolateur ; ajouter ensuite Q. S. d'alcool pour saturer la poudre et en laisser une légère couche à la surface. Quand le liquide commence à s'écouler, fermer l'orifice inférieur, couvrir soigneusement l'appareil et laisser quarante-huit heures en macération ; au bout de ce temps, effectuer la lixiviation en ajoutant peu à peu de l'alcool, jusqu'à épuisement complet de la substance, et en mettant de côté les cent soixante-dix premières parties de liquide recueillies. Le surplus est ensuite évaporé, à une température ne dépassant pas 50 degrés, jusqu'à ce qu'il n'en reste plus que trente parties, et réuni à la portion réservée ; mettre le tout dans une capsule de porcelaine, ajouter cinquante parties de sucre de lait pulvérisé, couvrir d'une gaze et maintenir, jusqu'à complète siccité, dans une étuve dont la température ne dépasse pas 50 degrés ; ajouter enfin du sucre de lait en quantité suffisante pour compléter cent parties et réduire le mélange en une poudre fine et parfaitement homogène.

Comme on vient de le voir, l'idée qui a guidé les pharmaciens américains dans l'établissement de la formule de cette nouvelle classe de préparations, est la même que nous avons déjà signalée à propos des extraits fluides, c'est-à-dire un rapport simple entre le poids du médicament employé et celui du produit obtenu. L'excipient, en outre, nous semble bien choisi ; le sucre de lait est beaucoup moins hygrométrique que le sucre ordinaire, et de plus il a, sur la poudre de réglisse adoptée en Allemagne, l'avantage d'une complète solubilité.

Ici se termine notre travail ; nous nous sommes efforcé de remplir de notre mieux le programme que nous nous étions tracé, et nous avons la confiance que notre étude pourra, en leur évitant de longues recherches, rendre service aux pharmaciens qui, comme nous, voudront s'occuper sérieusement des perfectionnements à apporter dans la préparation des extraits pharmaceutiques.

EXPLICATION

DES ABRÉVIATIONS EMPLOYÉES DANS LA BIBLIOGRAPHIE.

Ouvrages français.

Ann. Chim.	Annales de chimie.
Ann. clin. Montpellier	Annales cliniques de Montpellier.
Ann. S. méd. Montpellier	Annales de la Société de médecine de Montpellier.
Arch. Phar.	Archives de pharmacie.
Bull. Phar.	Bulletin de pharmacie.
Bull. Phar. Bordeaux	Bulletin de la Société de pharmacie de Bordeaux.
Bull. S. Enc. Paris	Bulletin de la Société d'encouragement de Paris.
Bull. S. C. Paris	Bulletin de la Société chimique de Paris.
Bull. thér. Paris	Bulletin de thérapeutique de Paris.
C. R. Ac. Sc	Comptes rendus de l'Académie des sciences.
Dict mat. médic	Dictionnaire de la matière médicale.
Dict. Laboulaye	Dictionnaire des arts et manufactures de Laboulaye.
Hist. Ac. R. Sc	Histoire de l'Académie royale des sciences.
. Phar.	Journal de pharmacie.
J. Phar. Chim.	Journal de pharmacie et de chimie.
J. Soc. phar. Paris	Journal de la Société des pharmaciens de Paris.
J. Phar. Als.-Lorr.	Journal de pharmacie d'Alsace-Lorraine.
J. Phar. Anvers	Journal de la Société de pharmacie d'Anvers.
J. Chim. méd	Journal de chimie médicale.
J. méd. Bordeaux	Journal de médecine de Bordeaux.
J. conn. méd. phar	Journal des connaissances médicales et pharmacologiques.
Mon. Quesneville	Moniteur scientifique du docteur Quesneville.
Rép. Phar	Répertoire de pharmacie.
Un. phar.	Union pharmaceutique.

Ouvrages allemands.

Ann. der Phar.............	Annalen der Pharmacie.
Ann. Phy. Gilbert...........	Annalen der Physik von Gilbert.
Ann. Phy. Poggendorff.......	Annalen der Physik und Chemie von Poggendorff.
Arch. der Phar.............	Archiv der Pharmacie.
Arch. Apoth. ver...........	Archiv des Apotheker-vereins.
Arch. Apoth. ver Brandes.....	Archiv des Apotheker-vereins. Brandes.
Arch. der Phar. Wackenroder.	Archiv der Pharmacie. Wackenroder.
Jahr. Phar.................	Jahresbericht über die Fortschritte der Pharmacognosie, Pharmacie und Toxicologie.
Jahr. Phar. Canstatt........	Jahresbericht für Pharmacie. Canstatt.
Jahr. Schweigger...........	Jahrbuch der Chemie und Physik von Schweigger.
J. der. Phar. Trommsdorff...	Journal der Pharmacie. Trommsdorff.
J. f. pra. Chem.............	Journal für praktische Chemie.
J. Chem. Schweigger........	Journal für Chemie und Physik in Verbindung von J. S. C. Schweigger.
Mag. N. Erfin.............	Magazin der Neuesten Erfindungen.
N. J. der Phar.............	Neues Journal der Pharmacie.
Phar. Zeit. Apoth. ver Brandes.	Pharmaceutische Zeitung des Apotheker-vereins im Nördlichen Deutschland von R. Brandes.
Phar. Centralbl.............	Pharmaceutisches Centralblatt.
Phar. Zeit.................	Pharmaceutische Zeitung.
Polytec. J. Dingler..........	Polytechniches Journal. Dingler.
Real. Ency. Phar............	Real, Encyclopädie der gesammten Pharmacie.
Rep. Phar. Buchner..........	Repertorium für die Pharmacie. Buchner.
Vier. Jahr.................	Vierteljahresschrift für praktische Pharmacie. Wittstein.
Zeit. Osterr. Apoth. ver......	Zeitschrift des Allgemeinen Osterreichischen Apotheker-vereins. Wien.

Ouvrages anglais.

Amer. J. Phar.............	The American Journal of pharmacy.
Amer. Phar...............	The American pharmacist.
Phar. J. London............	The pharmaceutical Journal and Transactions of the British pharmaceutical Conference, London.
Proceed. Amer. phar.........	The Proceedings of the American pharmaceutical Association.
U. S. Dispen...............	The United States Dispensatory.
Y. B. Phar. London..........	The Year-Book of pharmacy of London.

BIBLIOGRAPHIE

PAR ORDRE ALPHABÉTIQUE

Abd-er-Rezzaq. L'extrait. Kachef el Roumoûz (Révélation des énigmes). Traité de la matière médicale arabe, traduit par le docteur L. Leclerc. 107, 1874.

Abraham. On the application of the process of evaporation in vacuo to pharmacy (*Phar. J. London*, 1re série, XVII, 551, 1857).

Adrian (L.-A). Comparaison de la méthode de déplacement et de la macération dans la préparation des teintures alcooliques (*J. Phar. Chim.*, 3e série, XLI, 116, 1862).

— Nouveaux appareils pour la concentration des extraits dans le vide (*Bull. S. C. Paris*, 3e série, I, 228, 1889).

— De l'emploi du froid dans la préparation des extraits pharmaceutiques (*Bull. S. C. Paris*, 3e série, I, 234, 1889).

Alambert (d'). Voyez DIDEROT.

Andouard. Sur la lixiviation (*Traité Phar.*, 3e éd., 10, 1886).

Apothecary's hall of London. Appareil à vapeur pour extraits (*J. Chim. medic.*, 1re série, II, 471, 1826).

Appert. Art de conserver pendant plusieurs années toutes les substances végétales ou animales. 1810.

Arnaud. Appareil à évaporer les extraits (*Rep. Phar.*, 1re série, X, 331, 1853-54).

Asberg. Ledning vid pröfningen af Svenska pharmacopœens extracter. Upsala, Läkaref. Föhr., VIII, 1872-73.

Aschoff. Sur les extraits (*J. Phar.*, 2e série, IX, 376, 1823).

B

Bache et Wood. Voyez WOOD.

Balcells y Camps. Evaporacion espontaneo o al aire libre; Evaporacion escitada por el aire; Evaporacion al vacuo; Evaporacion por absorcion (*Medios de obtener los estractos medicinales con perfecion*, par le docteur B. y C., 1854, Barçelona).

Barbet-Lartigue. Préconise la méthode de Storck pour la préparation des extraits (*J. médec. Bordeaux*, 398, 1843).

Barbier. Appareil à déplacement continu (*J. Phar. Chim.*, 4ᵉ série, XXVII, 200, 1878).

Barnouvin (H.). Des extraits. Mémoire (inédit) présenté pour le prix Gobley et couronné par l'École de pharmacie (Résumé de ce Mémoire dans *Rép. Phar.*, 2ᵉ série, 337-385, 1880).

Barry. Extract Bereitung (*Rep. Phar. Buchner*, II, 316, 1821).

— Perfectionnements à l'appareil précédent (*Traité Phar.*, Le Canu, I, 159, 1842).

— Apparecchio meccanico per le evaporazione nel vuoto applicabile specialmente agli estratti (3ᵉ appareil Barry) (*Farmacologia italiana*, Orosi, 359, 1866-76. *Officine*, Dorvault, 484, 1880).

Basford. Percolators (*Proceed. Amer. Phar.*, VII, 63, 1858).

Bauderon-Brice. Pharmacopée revue, corrigée et augmentée de plusieurs compositions nécessaires, et des facultés de chaque composition. Avec un traité chimique revu et augmenté en cette seconde édition par G. Sauvageon. Paris, Bessin, 1643, in-8°.

— Paraphrase sur la pharmacopée, divisée en deux livres, par M. Briçon-Bauderon (édition seconde). Lyon, Rigaud, 1595, in-12.

Baumé. Les extraits pharmaceutiques (*Éléments de phar. théorique et pratique*, 248, 271, 1762).

— Des extraits secs de la Garaye (*Éléments de phar.*, 297, 1784).

— Préparation et concentration des sucs par la méthode de Storck (*Éléments de phar.*, 254, 1784).

Beck. Percolation. Rate of percolation of Buchu leaves by simple percolation and by repercolation (*Proceed. Amer. Phar.*, XXXVI, 217, 1888).

Beguin. Éléments de chimie, 184, 1624.

Behrens. Extracte (*J. Chem. Schweigger*, 65, 1865).

Beindorf. Kleine Extractions-presse mit Hebel (*Rep. Phar. Buchner*, XXXIII, 441, 1830).

Bemka. Fluid extracts. Proposition to substitute them by a class of preparation representing only 50 per cent of drug (*Proceed. Amer. Phar.*, XXXVI, 250, 1888).

Béral. Sur le mode d'extraction employé par MM. Robiquet et Boutron, dans le traitement de plusieurs substances préalablement pulvérisées et auquel on a donné depuis le nom de méthode de déplacement (*J. Chim. méd.*, 2ᵉ série, I, 223, 1835).

Berjot. Flacon pour conserver les extraits (*J. Phar. Chim.*, 3ᵉ série, XXIX, 466, 1856).

— Perfectionnement à l'appareil à déplacement (*J. Phar. Chim.*, 3ᵉ série, XXXVII, 214, 1860).

— Appareil à vide pour extraits (*Bull. Soc. Enc. Paris*, 2ᵉ série, VIII, 142, 1861).

Bernard-Derosne. Appareil à évaporer les extraits (*J. Phar.*, 2ᵉ série, XVI, 578, 1830).

— Appareil à évaporer les extraits dans le vide (*J. conn. méd. phar.*, X, 124, 1842).

Berthemot et Corriol. Voyez Corriol.

Bertrand. Sur les moyens d'extraire le plus de principes solubles des substances abondantes en fécule amilacée, pour servir à la préparation la plus rationnelle des extraits pharmaceutiques, priver le plus possible de la fécule amilacée, colorante, et des résines (*J. Phar.*, 1ʳᵉ série, II, 561, 1816).

Berzélius. Extraits et matières extractives (*Traité de chimie*, V, 546, 1832-33; traduction française).

— Appareil à déplacement (*Traité de chimie*, V, 549, 1832-33; traduction française).

Binder. Recherches sur la relation qui peut exister entre la densité des solutions végétales et leur teneur en extrait (*Zeit. Osterr. Apoth. ver.*, VI, 234, 1853).

Biroth. Preparation of extracts (*U. S. Dispen.*, 585, 1883).

Bley. Son opinion sur la concentration des liquides extractifs par la congélation (*J. Phar. Anvers*, III, 549, 1847).

Boerhaave. L'esprit recteur (*Bulletin de la Société philomatique*, 1ʳᵉ série, 52, 1801).

Bohlig. Méthode de déplacement avec l'alcool à 80 degrés (*Pfæl Jahreschrift*, V, 433, 1842).

Bouchut et Després. Les extraits (*Dictionnaire de médecine et de thérapeutique*, 533, 1877).

Boudet. Sur la préparation de l'extrait et du sirop de quinquina (*J. Phar. Chim.*, 3ᵉ série, XVII, 192, 1850).

Bouillon-Lagrange. Réflexions sur les réformes à faire dans la pharmacopée française (*Ann. Chim.*, 1ʳᵉ série, XXXIII, 232, 1800).

Boullay père et fils. Sur le filtre-presse Réal. Son mode d'action, ses inconvénients. Moyen plus simple et général applicable pour parvenir au même but. De la méthode de déplacement (*J. Phar.*, 2ᵉ série, XIX, 281-393, 1833).

— Sur la méthode de déplacement. Note relative aux observations publiées dans le dernier numéro du *Journal de pharmacie*, par M. Robiquet (*J. Phar.*, 2ᵉ série, XXI, 1-188, 1835).

— Appareils à déplacement. Le Canu (*Traité de Phar.*, 125, 1842).

— Lettre sur l'application de la méthode de déplacement (*J. Phar. Chim.*, 3ᵉ série, XLII, 60, 1862).

Bourgoin. Généralités sur les extraits (*Pharmacie Galénique*, 439, 1888).

Bourgoin. Sur la lixiviation (*Pharmacie Galénique*, 148, 1888).

Boutron-Charlard. Voyez Robiquet et Reveillon.

Braconnot. Examen des acides végétaux qui saturent la potasse et la chaux dans les plantes. Opinion de l'auteur sur la nature de l'extractif (*Ann. Chim.*, 1re série, LXX, 255-291, 1809).

Brady et Deane. Examen microscopique d'extraits faits de teintures officinales (*J. Phar. Chim.*, 4e série, XIII, 173, 1871).

Brands (R.). Extractions-apparate (*Rep. Phar. Buchner*, VII, 234, 1819).

Brugnatelli (L.-V.) Farmacopea generale... ossia Dizionario delle preparazioni farmaceutico mediche. Pavia-Capelli, 1807, in-8°.

— Sur la conservation des extraits. Pavia-Capelli. Traduit de l'italien par L.-A. Planche, I, 234, Paris, 1811.

Buchner. Ueber Bereitung und Aufbewahrung der engedickten Pflanzensäfte oder der sogenannten narkotischen Extracte (*Rep. Phar. Buchner*, XII, 300, 1822).

— Ueber die Réal'sche Presse und ihre Vereinfachung (*Rep. Phar. Buchner*, XLVI, 74, 1833).

— Sur l'arôme de quelques fleurs (*J. Phar. Chim.*, 2e série, XXIII, 157, 1837).

Büchœlz. Pharmaceutische Bemerkungen (*Arch. der Phar.*, 2e série, XC, 33, 1844).

Buignet. Observations et expériences sur la méthode de déplacement comme moyen de préparer les teintures alcooliques et les vins médicinaux (*J. Chim. méd.*, 4e série, III, 658-730, 1857).

Burin. Sur la préparation des extraits pharmaceutiques (*J. conn. méd. phar.*, 1re série, XI, 108-123, 1843-44).

Busch. Ueber Bereitung der Extracte (*Arch. Apoth. ver.*, XXXIII, 59, 1830).

C

Cadet de Gassicourt. Rapport sur le levier hydraulique des Anglais (De la purification des huiles, *Bull. Soc. Enc. Paris*, 1re série, I, 33, 1802).

— Rapport sur le filtre Réal (*J. Phar.*, 2e série, II, 468-470, 1816, et *Bull. Soc. Enc. Paris*, XV, 202-206, 1816).

— Lettre adressée à C. de G. (*Bull. Phar.*, 1re série, V, 481, 1813).

Cadet de Gassicourt et Deslauriers. Sur les teintures pharmaceutiques (*J. Phar.*, 2e série, III, 402, 1817).

Caillol et Cazeneuve. Voyez Cazeneuve.

Campbell. Percolation (*Proceed. Amer. Phar.*, XXIII, 599, 1875, et *Amer. J. Phar.*, XLI, 385, 1869).

Campbell. On a new and simple process for fluid extracts by wich
any drug may be exhausted by percolation and without heat
(*U. S. Dispen.*, 585, 1883).

Cap (P.-A.). Sur Dioscoride (Histoire de la pharmacie, *J. Phar.
Chim.*, 3ᵉ série, XV. 191, 1849).

— De l'emploi de la méthode de déplacement dans les préparations
pharmaceutiques. Extrait de la thèse de Guilliermond (*J. Phar.*,
2ᵉ série, XXI, 349, 1835).

— Histoire de la pharmacie et de la matière médicale depuis les
temps les plus reculés jusqu'à nos jours. Paris, 1850. (Le premier
fascicule seul a paru.)

Caventou. Note sur l'application de la vapeur à la préparation de
plusieurs médicaments (*J. Phar.*, 2ᵉ série, VIII, 569, 1822).

Cazeneuve et Caillol. Appareil digesto-distillateur (*J. Phar.
Chim.*, 4ᵉ série, XXV, 265, 1877).

Cerutti. Ueber die Erzielung einer constanten grünen Farbe der
narkotischen Extracte (*Arch. der phar.*, LXXXIX. 47, 1844).

Chansarel. Aperçu chimico-pharmaceutique sur les extraits en
général (Thèse Montpellier, 1804).

Charas (Moyse). Pharmacopée royale galénique et chymique,
1676, in-4º.

Chatelain. Procédé d'extraction pour l'épuisement des végétaux.
Brevet nº 21700, 1854.

Chesneau. La pharmacopée théorique nouvellement recueillie de
divers auteurs. Paris, Léonard, 1660, in-4º.

Chevallier et Lemare. Appareil pour servir de fourneau et
d'alambic (*J. Chim. méd.*, 1ʳᵉ série, IX, 304, 1833).

Chevallier et Richard. Les extraits (*Diction. drogues simp.
comp.*, II, 475, 1827).

Chevreul. Examen chimique des feuilles de pastel (isatis tinctoria)
et du principe extractif (*Bull. Phar.*, 1ʳᵉ série, IV, 257, 1812).

— Mémoire sur le moyen d'analyser plusieurs matières végétales et
le liège en particulier. Digesteur distillatoire (*Ann. Chim.*,
1ʳᵉ série, XCVI, 141, 1815. *Traité Pharm.*, Le Canu, I, 119, 1842).

Chiarlone y Mallaina. Historia critico literaria di la farmacia
(Madrid, 1875-77).

Christ-Dieterich. Extract-apparate. Percolator (*Zeit. Osterr. Apoth.
ver.*, XXVI, 183, 1888).

Clark-Ingles (W.). Fluid extracts. Protest against evaporation in
their manufacture (*Y. B. Phar. London*, 259, 1886. *Proceed.
Amer. Phar.*, XXXIV, 322, 1886).

Codex. Codex medicamentarius, seu pharmacopœa parisiensis ex
mandato Facultatis medicinæ parisiensis edita. Parisiis, Va-

rennes, 1638, in-4°; Parisiis, Covelier, 1732, in-4°; Parisiis, Covelier, 1748, in-4°; Parisiis Covelier, 1758, editio quinta.

Cohen (L.). Note on percolation (*Phar. J. London*, 3ᵉ série, II, 665, 1872).

Cordus (Valerius). Dispensatorium pharmacoporum omnium in usu potissimum sunt. Nuremberg, 1535, in-8°.

— Dispensatorium, hoc est pharmacorum conficiéndorum ratio, auctore Valerio Cordo. Cui accessit D. Jac. Sylvii appendix pro instructione pharmacopolorum utilissima. Lugduni, Paganus, 1561, in-16.

— Le Guidon des apotiquaires, c'est-à-dire la vraye forme et manière de composer les médicaments, premièrement traitée par Valerius Cordus, traduite de latin en françois et repurgée d'une infinité de fautes. Lyon, Cloquemin, 1578, in-16.

— Pharmacorum omnium componendorum ratio, vulgo vocant dispensatorium, auctore Valerio Cardo, cum aliis pluribus ad hanc rem pertinentibus opera collegii medici. Norembergæ, Lochnerus et Hoffmannus, 1592, in-folio.

Cornet y Fors. Voyez Fors.

Corriol et Berthemot. Appareil propre à soumettre les substances à l'action longtemps prolongée de l'éther et de l'alcool bouillant (*J. Chim. méd.*, VIII, 465, 1832).

Courdemanche. Expérience sur l'emploi successif de l'eau et de l'alcool dans l'épuisement des matières végétales (*J. Chim. médic.*, 1ʳᵉ série, I, 54, 1825).

Crell (de). De optima extracta parandi methodo commentatio. Brochure, Gottingue, 1793.

Curaudau. Concentration par l'air chaud, 1811 (*Dict. Laboulaye*, art. EVAPORATION, 1875).

<h2 style="text-align:center">D</h2>

Dannecy. De l'emploi des alcalis comme moyen d'obtenir les principes extractifs des végétaux (*J. Phar. Chim.*, 3ᵉ série, XXXV, 200, 1859).

Daubrawa. Fluid extracts (Essentiæ) (*Proceed. Amer. Phar.*, XI, 64, 1863).

Dausse (A.). Sur un nouvel appareil pharmaceutique portatif, pour la préparation de tout extrait alcoolique ou aqueux, réunissant la méthode de déplacement, la distillation et l'évaporation au bain-marie, suivi d'un tableau donnant exactement les quantités d'extraits fournies par chaque plante (*J. Phar.*, 2ᵉ série, XXI, 369, 1835; Brochure, Paris, 1836; *C. R. Ac. Sc.*, I, 12, 1835).

Dausse (A.). Appareil d'évaporation muni du régulateur Sorel (*Traité Phar.*, Le Canu, I, 154, 1842).

Davey (C.-J.). Preservation of extracts (Y. *B. Phar. London*, 260, 1886).

Deane. On the process of displacement as applied to pharmaceutical preparations (*Phar. J. London*, 1re série, 61, 1842).

Deane et Brady. Voyez BRADY.

Delens et Mérat. Voyez MÉRAT.

Delpech. Étude sur les extraits de racines de solanées, etc. (Thèse Paris, 1861.)

Demachy. Sur la préparation de certains extraits, et à cette occasion, sur un dépôt formé durant la préparation de l'extrait de bourrache (*J. Soc. Phar. Paris*, 121, 1797).

Deschamps (d'Avallon). Rapport sur les appareils de Berjot pour conserver les extraits (*J. Phar. Chim.*, 3e série, XXIX, 466. 1856).

— Observations sur les extraits (*Rép. Phar.*, XVI, 340, 1860).

— Rapport sur les alcoolés ou teintures alcooliques et sur les alcoolatures (*J. Phar. Chim.*, 3e série, XLII, 196-199-209, 1862).

Deschamps (jeune). Mémoire sur les extraits à l'occasion des dépôts qui s'y forment, avec démonstration de la fausse application de l'oxygène à ces dépôts, suivi de quelques observations sur la manière de préparer les extraits des végétaux en général et le sirop de quinquina, lu à la séance publique de la Société de santé de Lyon, le 25 messidor an VI, avec observations des citoyens Fourcroy et Vauquelin (*J. Soc. Phar. Paris*, 273, 1797).

Desmaretz et Soubeiran. Rapport sur une notice de M. Dausse, sur l'extrait d'ipécacuanha et le sirop d'ipécacuanha (*J. Phar.*, 2e série, XXII, 243, 1836).

Des Moulins. Voyez MATTHIOLE.

Devaux. Essai sur la classification des principes immédiats des végétaux (*J. Phar.*, 2e série, II, 433, 1816).

Deyeux. Analyse d'un mémoire sur les extraits à l'occasion des dépôts qui s'y forment, etc., lu à la séance publique de la Société de santé de Lyon, par le citoyen Deschamps jeune, pharmacien à Lyon, et membre de ladite Société. Cette analyse a été communiquée au rédacteur du journal de la Société des pharmaciens de Paris, par le citoyen Deyeux (*J. Soc. Phar. Paris*, 273, 1797).

— Observations sur la préparation du suc des végétaux employé comme médicament (*J. Soc. Phar. Paris*, 161, 1797).

Diderot et d'Alembert. Extrait; extractif (*Encyclopédie méthodique*, IV, 287-291, 1805).

Diehl (L.). On fractional percolation (*Am. J. Phar.*, XLI, 337, 1869).

Dingler. Beschreibung nebst Abbildung einiger Dampfkoch-apparate für chemische pharmaceutische Operationen, zur Erzielung der möglichst vollkommensten und wirksamsten Heilmittel (*Rep. Phar. Buchner*, III, 137, 1817).

— Sur l'emploi de la pression pour préparer les extraits (*Polyt. J. Dingler*, CV, 176, 1853).

Dioscoride. Voyez MATTHIOLE.

Dœbereiner. Pneumatisch mikro-chemischer Extractions-apparat (*Rep. Phar. Buchner*, XII, 314, 1822).

Dorvault. Extracteur à distillation continue (*Rép. Phar.*, III, 65, 1846-47; *J. conn. méd. phar.*, 146, 1846-47).

— Les extraits (*Officine*, 1288, 1880).

Drechsel. A new apparatus for continous displacement (*Proceed, Amer. phar.*, XXVI, 53, 1878).

Dublanc jeune (de Troyes). Sirop d'écorce de racines de grenadier préparé par concentration immédiate (*J. Phar.*, 2ᶜ série, XX, 601, 1834).

— Rapport sur les extraits de Grandval (*J. Phar. Chim.*, 3ᶜ série, XXI, 185, 1852).

— Question des extraits (*J. Phar. Chim.*, 3ᵉ série, XXXVII, 277, 1860).

Duffield. Vacuum maceration. Process for fluid extracts (*Amer. J. Phar.*, XLI, 2, 1869).

— Preparation of fluid extracts (*U. S. Dispen.*, 585, 1883).

Duhamel. On percolation or displacement (*Proceed. Amer. Phar.*, XII, 283, 1864).

Dulk. De materiis plantarum extractivis dictis. Brochure, 1833.

Duportal. Sur la distillation à la vapeur. Réclamation de priorité à propos de l'appareil Henry (*J. Chim. médic.*, 1ʳᵉ série, IV, 284, 1828).

Duquesnel. Remarques sur les extraits sulfocarboniques (*Bull. Ther. Paris*, LXXIX, 314-319. 1870).

Duroy. Rapport sur les extraits fait à la Société de pharmacie de Paris, en vue de la revision du Codex. Dublanc, Schaeuffele et Duroy, rapporteur (*J. Phar. Chim.*, 3ᶜ série, XLIV, 215, 1863).

E

Egrot. Appareil pour la cuisson des extraits de pharmacie. Brevet nº 24 614, 1855.

Ekin (C.). Note on the hydratation of extracts (*Amer. J. Phar.*, XLV, 502, 1873).

Enz. Extracts; preservation (*Amer. J. Phar.*, XXXII, 553-555, 1860).

Eschenbach et Kuehn. De extractis vegetabilium Garayanis, in-4°. Lipsiæ, 1779.

F

Fairthorne (R.). A new displacement apparatus (*Amer. J. Phar.*, LIV, 236, 1882).

Fennor (B.). Combined percolator and still (*Proceed. Amer. Phar.*, XXX, 35, 1882).

Ferrand (E.). Rapport sur les produits pharmaceutiques à l'Exposition universelle de 1878, tiré du Rapport du jury international. Groupe V, Classe 47, p. 285.

Figuier. Observation sur la préparation des extraits pharmaceutiques (*Ann. Soc. Méd. Montpellier*, I, 33, 1804).

Figuier et Parmentier. Nouveau mode d'évaporation (*Ann. Soc. Méd. Montpellier*, X, 133, 1814).

Fleury. Note sur un nouveau digesteur (*J. Phar. Chim.*, 3e série, XLI, 282, 1862).

Flückiger [von] (F.-A.). Ein zweckmässiger Extractions-apparat (*Arch. der Phar.* XXVII, 162, 1889).

Fors y Cornet. Tratado de farmacia operatoria o sea farmacia practica. Barcelona, 1878.

Forshaell. Extracte (*Arch. der Phar. Brandes*, XXVI, 339, 1841).

Forster (G.). Aus dem Laboratorium. Extract-consistenz (*Vier. jahr*, III, 497, 1854).

Fourcroy. Analyse du quinquina de Saint-Domingue, pour servir à celle des matières sèches en général (*Ann. Chim.*, 1re série, VIII, 113, 1791).

— Vues sur l'action médicamenteuse de l'oxygène fixé dans plusieurs substances (*J. Soc. Phar. Paris*, 34, 1797).

— Note du citoyen Fourcroy relative au travail du citoyen Deschamps sur les extraits (*J. Soc. Phar., Paris*, 337, 1797).

— Sur l'application de la chimie pneumatique à l'art de guérir et sur les propriétés médicamenteuses des substances oxygénées (*Ann. Chim.*, 1re série, XXVIII, 225, 1798).

— L'extractif (*Système des connaissances chimiques*, VII, 125, 1800).

— L'extractif avait reçu le nom d'extrait parce qu'on regardait sa préparation comme une sorte d'abrégé des plantes ; son extraction, ses différentes préparations (*Système des connaissances chimiques*, VII, 307, 308, 310, 314, 316 et suiv.).

— Expériences de l'auteur et du citoyen Vauquelin sur la nature chimique de cette substance (*Système des connaissances chimiques*, VII, 311 et suiv., 1800).

Fourcroy. Union de l'extractif avec les autres substances végétales (*Système des connaissances chimiques*, VIII, 30, 135, 151, 206, 1800).

— Union de l'extractif avec les substances animales (*Système des connaissances chimiques*, IX, 187, 427, 1800).

Fourcroy et Vauquelin. Copie de quelques découvertes chimiques. Les extraits des végétaux ne sont point un savon dissous dans l'eau; ils absorbent l'oxygène et deviennent insolubles. L'acide muriatique oxygéné convertit promptement les extraits en une substance indissoluble dans l'eau, mais bien dans l'alcool et les alcalis (*Ann. Chim.*, 1re série, VI. 177-180, 1790).

— Combinaison de tannin et d'une matière animale dans quelques végétaux (*Bull. Phar.*, 1re série, II, 241, 1810).

Framboisière (de la). Voyez La Framboisière (de).

G

Gallois (Ch.). De la lixiviation et de son application à la préparation des teintures alcooliques (Thèse Paris, 1885).

Gantter. Extraction apparatus (*Proceed. Amer. phar.*, XXIX, 36, 1881).

Garaye (de la). Voyez La Garaye (de).

Gay (J.-P.-J.). Sur la distillation à la vapeur (*J. Chim. médic.*, 1re série, V, 345, 1829).

— Sur les extraits chez les Arabes (*Pharmacopée de Montpellier*, I, 705, 1845).

— Sur l'évaporation des extraits (*Pharm. de Montpellier*, I, 709, 1845).

— Application de la méthode de C. de Gassicourt à la préparation des extraits (*J. Phar. Anvers*, IV, 274, 1848).

Geiseler. Extracte. (*Phar. Centralb.*, 238, 1850).

Geoffroy. Manière de préparer les extraits de certaines plantes (*Hist. Ac. R. Sc.*, 193, 1738).

Georges. Emploi du froid pour concentrer le suc de citron (*J. Soc. Phar. Paris*, 490, 1799).

Giesler (J.-F.). Extraction apparatus; new condenser attachment (*Proceed. Amer. phar.*, XXXVI, 220, 1888).

Gilbertson. Glass displacement apparatus (*Phar. J. London*, 1re série, I, 591, 1841).

Giles. On maceration (*Y. B. Phar. London*, V, 258-442, 1873).

Gille. Des cristallisations qui se forment dans les extraits (*Archives belges de médecine militaire*, XXVIII, 208-212, 1861).

Giseke. Extracte (*Arch. der phar. Brandes*, XXIX, 361, 1842).

Gobley et Soubeiran. Appareil pour préparer les extraits dans le vide (*J. Phar. Chim.*, 3e série, XXIII, I, 1853. *Traité pharm.*, Soubeiran et Regnauld, I, 551, 1887).

Gobley et Véron. Rapport sur une note de M. Davallon ayant pour
titre : « Quelques mots sur la préparation des extraits aqueux »
(*J. Phar. Chim.*, 3ᵉ série, IX, 19, 1846).

Gossart. Appareils pharmaceutiques propres à préparer les extraits
dans le vide (*Rép. Phar.*, 1ʳᵉ série, V, 209, 1848-1849).

Graham (I.). The process of percolation or displacement (*Amer.
J. Phar.*, XXXI, 354, 1859).

Grammaire. Emploi de l'autoclave pour préparer les extraits
(*J. Phar.*, 2ᵉ série, VI, 315, 1820).

Grandval (J.-B.). Quelques considérations sur les extraits en général, et en particulier sur ceux préparés dans le vide au moyen
d'un nouvel appareil, lues dans la séance générale du Cercle pharmaceutique de la Marne (*J. Phar. Chim.*, 3ᵉ série, XV, 81, 1849).

— Rapport fait par Herpin sur l'appareil Grandval (*Bull. Soc. Enc.
Paris*, LII, 296, 1849).

— Rapport fait à la Société de Pharmacie par MM. Robiquet, Gobley
et Dublanc sur les extraits préparés dans le vide par M. Grandval, pharmacien à l'Hôtel-Dieu de Reims (*J. Phar. Chim.*, 3ᵉ série,
XXI, 185, 1852; 3ᵉ série, XVIII, 216, 1850; *J. Conn. médic.
phar.*, 72, 1848-1849; brevets nᵒˢ 9 914-24 616, 1850-1855).

— Mémoire et rapports sur les extraits pharmaceutiques préparés
dans le vide. Brochure, Reims, Luton, 1862.

— Mémoire sur les extraits pharmaceutiques, le choix des substances, les modes de préparation et d'évaporation et le moyen
de les conserver à l'abri de toute altération. Brochure, 1862.

Grave (E.). Mémoire sur les extraits pharmaceutiques (*J. médecine
Bruxelles*, XXXIII, 494-596, 1861).

— État de la pharmacie en France avant la loi de germinal an XI.
Mantes, 1879.

Grove (T.). On the preparation of extracts (*Amer. J. Phar.*, XXXIV,
249, 1862).

Guerin. Appareil à déplacement continu (*J. Phar. Chim.*, 4ᵉ série,
XXX, 511, 1879).

Guerrero. Estractos sulfocarbonicos y su empleo en la preparacion
de los aceites medicinales (*Observador medic. Mexico*, I, 163, 165,
1869-1870).

Guibourt. Expériences sur la macération, l'infusion et la décoction
(*J. Phar.*, 2ᵉ série, IX, 283, 1823).

— Note sur la méthode d'extraction par lessivage ou par déplacement (*J. Chim. medic.*, 2ᵉ série, I, 225, 1835).

Guibourt et Henry. Voyez HENRY.

Guichard. Notes sur les extraits pharmaceutiques (*Bull. Phar. Bordeaux*, XII, 98, 1872).

Guichard. Des extraits pharmaceutiques (*J. Phar. Chim.*, 4ᵉ série,
XXIII, 281, 1876; *Rép. Phar.*, 2ᵉ série, IV, 33, 97, 1876).

Guidotti. Sopro gli estratti che si preparano nelle farmacie (*Soc.
med. Parma*, 1808).

Guillard. Sur la préparation des extraits (Lettre à MM. les rédacteurs du *Journal de pharmacie; J. Phar.*, 2ᵉ série, XXII, 272,
1836).

Guilliermond. La méthode de déplacement de Boullay (Thèse
Paris, 1835).

— Des extraits gommeux d'alcoolatures pour l'administration des
principes actifs des végétaux. Brochure, Lyon, 1850.

H

Hager. Extracte (*Jahr. Schweigger*, 65, 1865; *Phar. Centralb.*, VIII,
117, 1867).

Halberg (C.-S.). On the galenical preparations of the pharmacopœia and a new form of medication termed saccharated extracts
(*Proceed. amer. Phar.*, XXVII, 715, 1879).

— On powdered extracts (*Proceed. amer. Phar.*, XXIX, 424, 1881).

Hanle. Beiträge zur Bereitung officineller Extracte (*Rep. phar.
Buchner*, LII, 47, 1835).

Harris (J.). On displacement (*Amer. J. Phar.*, XXII, 306, 1850).

Haselden (A.-F.). On percolation (*Phar. J. London*, 2ᵉ série,
V, 441, 1863-1864.

— Remarks upon tinctures (*Ibid*, 2ᵉ série, VI, 341, 1868).

Hengel. Verdrängungs-methode (*Pharmaceutische Zeitschrift für
Russland*, 325, 1862).

Henry. Appareil pour l'évaporation des sucs et autres liquides au
moyen de la vapeur d'eau (*J. Phar.*, 2ᵉ série, V, 302, 1819; Le
Canu, *Traité de Phar.*, I, 153, 1842).

— Sur la préparation des eaux distillées à l'aide de la vapeur
(*J. Chim. médic.*, 1ʳᵉ série, IV, 284, 1828).

Henry et Guibourt. Critiques sur l'évaporation des extraits dans
le vide (*Pharmacopée raisonnée*, 139, 1847).

Hermet. Appareil pour extraits (Brevet nᵒ 185115, 1887).

Herrera (Alfonso de). On a new process for the preparation of
extracts without heat (*Amer. J. Phar.*, XLIX, 437, 1877; *J. Phar.
Chim.*, 4ᵉ série, XXVII, 149, 1878).

Hinsberg (Van). Quelques expériences relatives à la préparation de plusieurs extraits végétaux (*J. Phar. Anvers*, I, 249, 1845).

Hinsdale. Percolator (*Proceed. amer. Phar.*, XXXI, 35, 1883).

Hooper (W.). On the preparation of extracts by spontaneous evaporation assisted by a current of dry air (*Phar. J. London,* 1re série, II, 638, 1842-1843).

Houlton. On spontaneous evaporation (*Phar. J. London,* 1ro série. I, 490, 1841-42).

Hoyau. Voyez RÉAL.

Hubenthal. Extraction-Presse (*Mag. N. Erfin,* II, 21, 1823).

Hunefeld. Ueber einen einfachen Extractions-apparat zur Analyse organischer Substanzen (*J. f. pra. Chem.,* VII, 228, 1836).

Huraut. Appareil pour évaporer les extraits dans le vide (*J. conn. méd. phar.,* II, 209, 1848-49; *J. Phar. Chim.,* 3e série, XV, 179, 1849).

I

Iahn. Ueber Chlorophyll aus narkotischen Pflanzen (*Arch. der Phar. Brandes,* XXXIV, 5, 1843).

Ianisch. Neue Methode die Extracte zu bereiten (*N. J. Phar.,* II, 482, 1818).

Ibn-el-Beithar. Sucs et extraits. Traité des simples (Traduit de l'arabe par le docteur L. Leclerc, 110, 1877-1883).

Ilisch. Évaporation des extraits à basse température (*N. J. der Phar.,* III, 540, 1819).

Ince (H.). A modified extraction apparatus (*Y. B. Phar. London,* 259, 1886).

Ingenohl. Extracte (*Archiv der Phar. Wackenroder,* XXXIV, 173, 1843).

J

Jaurand. Des extraits en général (Thèse Paris, 1849).

Jeannel. Note sur les extraits (*Bull. Phar. Bordeaux,* XI, 38, 1870-1871).

Johnson. Ueber die Bereitung der Extracte (*Rep. Phar. Buchner,* IV, 104, 1818).

Juhle. Appareil pour la préparation de l'extrait fluide de quinquina (*Rép. Phar.,* 2e série, VII, 491, 1879).

K

Kauffeisen. Appareil d'évaporation pour officine (*Bull. de la Société de pharmacie de la Côte-d'Or,* II, 29, 1883).

Kernot (F.). Storia della farmacia e dei farmacisti appo i principali del mondo. Napoli, 1871.

Kessler. Nouveau système d'appareil d'évaporation et de distillation à simple ou à multiple effet (Erorateur) (*C. R. Ac. Sc.,* LVI, 94, 1863; *Un. Phar.,* 152, 1863).

Kessler-Pontier. Erorateur Kessler approprié aux préparations
pharmaceutiques (*Un. Phar.*, 274-275, 1865).

Kirchmann. Extracte (*Phar. Zeit.*, 116, 1881).

Kneller. Concentration des liquides par l'air chaud (1829) (*Dict.
Laboulaye*, art. ÉVAPORATION, 1875).

Kohlrausch. Extraction of vegetable substances under pressure
(*Proceed. amer. Phar.*, XXXIII, 65, 1885).

Kopp. Appareil à extraction continue (*Comptes rendus des travaux
de chimie*, de Laurent et Gerhardt, V, 305, 1849).

Kordes (R.). Vergleichung der wichtigeren narcotischen Extracte
der Russichen Pharmacopoe mit den anderen Pharmacopöen
unter besonderer Berück sichtigung des Alkaloidge haltes (*Pharmaceutische Zeitschrift für Russland*, XXVII, 289, 1888 ; *J. Phar.
Chim.*, 5e série, XVIII, 435, 1888).

Krafft. Mode de préparation des extraits (*Phar. Centralb.*, V, 107,
1846).

Kremel. Zur Prüfung der Extracte (*Pharmaceutische Post*, XX, 151,
673, 1887).

Kuehn. Voyez ESCHENBACH.

L

Lachambre. Conservation des extraits hygrométriques (*Rép. Phar.*,
1re série, XV, 339, 1858-59).

Laffecteur. Dispositions nouvelles pour l'évaporation des extraits
(*Traité Phar.*, Le Canu, I, 156, 1842).

La Framboisière (de). Les OEuvres. — Ordonnance générale sur
la préparation des simples. — Des extraits de la pure essence.
— Des médicaments que les apothicaires doivent avoir en leur
boutique. Lyon, 1669.

La Garaye (de). Chymie hydraulique pour extraire les sels essentiels des végétaux, des animaux et des minéraux par le moyen
de l'eau pure, par M. L. C. D. L. G., Paris, 1745.

Laidley. Circulatory displacement (*Amer. J. Phar.*, XXIV, 318,
1852).

Lalieu (A.). Réflexions sur la manière dont la pharmacopée belge
prescrit d'effectuer la méthode de déplacement (*J. Pharm. Anvers*, XVIII, 218, 1862).

— Note sur un appareil à déplacement continu (*J. Phar. Anvers*,
XVIII, 104-106, 1862).

— Note sur une modification d'appareil extracteur à distillation continue (*J. Phar. Anvers*, XVIII, 161, 1862).

— Nouvelle méthode de lixiviation applicable à la préparation dès
extraits (*J. Phar. Anvers*, XXIV, 385, 1868).

Lalieu (A.). Sur une nouvelle forme d'appareil à déplacement (*J. Phar. Anvers*, XXIV, 193, 1868).

Langelot (Joel). Machine à triturer les mixtes. *De rebus in chymia prætermissis Ephemeris naturæ curiosum*, 83, 1738.

Laurent. Sur la préparation de divers médicaments à l'aide d'un nouvel appareil pour la concentration dans le vide (*J. Phar. Anvers*, XII, 253, 1856).

Lavoisier (L.) Opuscules de chimie et de physique. 1801.

Lebon (J.). Première idée de l'emploi du vide barométrique pour évaporer les liquides (Brevet n° 37, 1796).

Le Camus. Mémoire contre l'usage de faire bouillir les plantes. 1752.

Le Canu. Mécanisme pour agiter l'extrait pendant l'évaporation (*Traité Phar.*, I, 158, 1842).

— Appareil pour concentrer les extraits (*Traité Phar.*, I, 158, 1842).

Lecoq. Modifications apportées à l'appareil Grandval (*J. Phar. Chim.*, 3° série, XXIII, 131, 1853).

Lefort. Mémoire sur les extraits sulfocarboniques et sur leur emploi (*J. Phar. Chim.*, 4° série, XI, 102, 1870).

Legrip. La diœthéralyse, procédé d'extraction des sucs végétaux par l'éther (*Rép. Phar.*, 2° série, IV, 225, 1876 ; brevet n° 138114, 1880).

Lemare et Chevallier. Appareil pour servir de fourneau et d'alambic (*J. Chim. médic.*, IX, 304, 1833).

Lemery (Nicolas). Distinction entre la teinture et l'extrait (*Pharmacopée universelle*, contenant toutes les compositions de pharmacie avec plusieurs remarques et raisonnements sur chaque opération. Paris, Houry, 1697, in-4°).

— Ses idées sur les extraits (*Cours de Chimie*, contenant la manière de faire les opérations qui sont en usage dans la médecine par une méthode facile, 607, 1675).

Lemery fils. Réflexions physiques sur le défaut et le peu d'utilité des analyses ordinaires des plantes et des animaux (*Hist. Ac. R. Sc.*, 173, 1719).

Lepage (de Gisors). Étude sur les extraits pharmaceutiques (*Revue médicale Toulouse*, 59, 1870).

— Étude sur la préparation, les caractères et la dialyse des principaux extraits pharmaceutiques, Toulouse, 1870, in-8° (*J. Phar. Chim.*, 3° série. XV, 310, 1872).

Lewin. A new extraction apparatus (*Proceed. amer. Phar.*, XXXV, 12, 1887).

Lewis. Les extraits médicinaux (*Connaissance pratique des médicaments*, 1775).

Lloyd (J.). On the conditions necessary to succesfully conduct
percolation (*Proceed. amer. Phar.*, XXVII, 682, 1879).

Loysel. Appareils dits *percolateurs hydrostatiques*, propres à obtenir
par infusion des extraits liquides de diverses substances (Brevet
n° 20 893, 1854).

Ludwig. Ueber das Vorkommen der Milchsaüre im Thier-und Pflan-
zenreiche (*Arch. der Phar.*, CXL, 259-297, 1857).

M

Maben (T.). A simple method for percolation under pressure (*Phar.
J. London*, 5° série, XVII, 941, 1886).

Mack. Abbildung und Beschreibung eines pharmaceutischen Dampf-
Apparates (*Rep. Phar. Buchner*, CVII, 145, 1851).

Macpherson (C.). Note on extracts (*Phar. J. London*, 3° série,
XIX, 754, 1889).

Macquer. Définition de la macération et de la digestion, etc. (*Dict.
Chimie*, 1778).

Marechaux. Ueber die Pressen von Real und Romershausen (*Polytec. J. Dingler*, IV, 420, 1827; V, 385, 1828; X, 415, 1833).

Marpmann, Extracte (*Phar. Zeits. Russland*, 702, 1888).

Martin. Sur la conservation de certains extraits pharmaceutiques
(*Rep. Phar.*, 2° série, VII, 542, 1879).

Matthiole. Commentarii in sex libros Pedacii Dioscoridis anazarbei
de medica materia. Venetiis, ex officina Valgrisiana, 1565, in-
folio.

— Commentaires sur les six livres de Ped. Dioscoride, anazarbéen,
de la matière médicinale... mis en français sur la dernière édition latine de l'autheur, par M. Jean Des Moulins. Lyon-Roville,
1572, in-folio.

Meissl. D'un appareil destiné à faire des décoctions, des infusions,
à distiller, à évaporer (*J. Chim. médic.*, IX, 298, 1833).

Merat et Delens. Les extraits pharmaceutiques (*Dict. matière médicale*, 204, 1831).

— Expériences d'Orfila sur la non-valeur des extraits pharmaceutiques surchauffés (*Dict. matière médicale*, 204, 1831. Voyez
ORFILA).

Mesuë (Junior). Incipit liber Joannus Mésué de complexionibus,
proprietatibus, electionibus operationibusque simplicium medicinarum laxativarum. Lugduni, 1471.

— Mesuæ opera... nunc recognita et aucta adnotationibus quibus a
recentiorum columniis divinus hic scriptor vendicatur. Venetiis
Juntæ, 1568, in-folio.

Meurer. Extracta pneumatica (*Arch. der Phar. Wackenroder*, XXXIV, 81, 843).

Michael. Ueber die Verdunstung der Extracte im Wasserbade und Beschreibung eines mechanischen Rührapparates zum Beschleunigen der Verdunstung (*Arch. der Phar.*, XXXIX, 180, 1831).

Michaud. Notice biographique sur La Garaye (*Biographie universelle*).

Mill. On percolation (*U. S. Dispen.*, 585, 1883).

Millon. Mémoire sur la nature des parfums et sur quelques fleurs cultivables en Algérie (*Moniteur du docteur Quesneville*, I, 21-26, 1857-58).

Mirabelli. Emploi de la congélation à l'extraction du sucre contenu dans l'urine des diabétiques (*Bull. Phar.*, 1re série, I, 324, 1809).

Mohr. Ueber Extract Bereitung (*Ann. der Phar.*, XXXI, 295, 1839).

— Ueber die rechtmässige Bereitung der |Extracte (*Rep. Phar. Buchner*, LXIX, 1, 1840).

— Extracte (*Lehrbuch der Pharmacie Mohr*, 109, 1850; *Rep. Phar. Buchner*, CVII, 99, 1851).

— Moyen facile de préparer les extraits secs (*J. Phar. Chim.*, 3e série, XXII, 392, 1852).

— Extract-presse (*Vier. Jahr.*, VII, 328, 1858).

Montgolfier (de). Concentration des jus de fruits par l'air chaud (1794) (*Dict. Laboulaye*, art. Evaporation, 1875).

Moore (J.-B.). Percolation (*Phar. J. London*, 3e série, V, 546, 1875).

— Remarks on fluid extracts (*Y. B. Phar. London*, 277, 1875).

Morel. Sur la préparation des extraits (*J. conn. méd. phar.*, 1re série, XIII, 387, 1845-46).

Muller. Ueber narkotische Pflanzenauszüge (*Arch. der Phar.*, XXXVII, 40, 1844).

Mulot. Extraits aromatiques de diverses plantes potagères (*C. R. Ac. S.*, XXII, 127, 1846).

N

Naudin (L.). Perfectionnements à la méthode de Millon (*Bull. S. C.*, 2e série, XXXVIII, 586, 1882).

Nichols (J.-R.). Steam apparatus for pharmaceutical purposes (*Amer. J. Phar.*, XXXI, 223, 1859).

Nicolaus Præpositus. Dispensatorium. Venetiis, N. Jenson, 1471, in-4°.

— Dispensarium magistri... ad aromatorios nuper diligentissime recognitum. Lugduni, typ. Deharsy, 1528, in-4°.

O

Oldberg (O.). Standard dimensions for percolation (*Phar. J. London,* 3ᵉ série, XV, 364, 1884).

Orfila. Propriétés présentées par les extraits de ciguë suivant leur mode de préparation (*Traité de toxicologie,* II, 423, 1843). Voyez Mérat et Delens.

Orillard. Note sur les préparations galéniques de quinquina. Thèse Paris, 1861.

Orosi. Estratti (*Farmacologia teorica e pratica,* 359, 6, 1866-76).

Ortlieb. Alambic à vide (*Officine Dorvault,* 485, 1880).

P

Parkes (S.). Application de la vapeur aux opérations de la pharmacie (*J. Phar.,* 2ᵉ série, II, 214, 1816).

Parmentier (A.). Considérations générales sur les extraits végétaux (*Ann. Chim.,* 1ʳᵉ série, XLIII, 19, 1802).

— Code pharmaceutique à l'usage des hospices civils, des secours à domicile et des infirmeries des maisons d'arrêt, publié par ordre du ministre de l'intérieur. 4ᵉ édition, 236. Paris, Méquignon aîné, 1811, in-8°.

Parmentier et Figuier. Nouveau mode d'évaporation des liquides digesteurs (*Ann. Soc. méd. Montpellier,* 133, 1814).

Parrish. Percolation (*Phar. J. London,* 3ᵉ série, II, 681, 1872).

Patrouillard. Des extraits pharmaceutiques. Observations sur le rendement (*J. Phar. Chim.,* 4ᵉ série, XXV, 117, 1877).

Paul (de Genève). Filtre pour préparer les eaux minérales artificielles (*Bull. Phar.,* 1ʳᵉ série, III, 322, 1811).

Payen. Description de nouveaux filtres (appareils d'épuisement) (*J. Chim. médic.,* 1ʳᵉ série, II, 67, 1826).

— Description d'un appareil nommé *extracteur à distillation continue* (*Bull. Soc. Enc. Paris,* XLIV, 535, 1845).

Pelletier. Perfectionnement à l'appareil Henry (Le Canu, *Traité Phar.,* I, 156, 1842).

Perron. Emploi de la glycérine dans la préparation des extraits (*J. Phar. Chim.,* 5ᵉ série, VII, 341, 1868).

Petitot. Considérations sur les extraits (Thèse Montpellier, 1875).

Peyrier. Appareil évaporatoire pour extraits (Thèse Paris, 1839).

Pfaff. Extract-presse (*Jahr. Schweigger,* V, 471, 1823).

Pfeffer. Concentration des extraits par la congélation (*J. Phar. Anvers,* 548, 1847).

Pharmacopées. *Blois :* Pharmacopæa blæsensis. Blæsis, J. et M. Cottereau, 1634, in-8°.

Bordeaux : Pharmacopæa burdigalensis, seu descriptio medicamentorum simplicium et compositorum quæ a pharmacopæis burdigalensibus confici, et in eorum officinis servari debent... de novo a doctoribus medicis burdigalensibus recognita, et cura pharmacopœorum secundo, et magis accurate per alium typographum typis mandata. Burdigalæ, Millangius, 1643, in-4°.

Lille : Pharmacopœia lillensis, jussu senatus edita. Lillæ, galloflandricæ, typ. Le Francq, 1640, in-4°.

Lyon : Pharmacopœa lugdunensis. Lugduni, Vᵃ Soubron, 1628, in-4°.

Toulouse : Codex medicamentarius, seu pharmacopœa tolosana... ex mandato... capitolinorum in lucem edita. Tolosæ, Colomerius, 1648, in-4°.

Londres : Pharmacopœia londinensis... diligenter revisa... Quinta editio opera medicorum Collegii londinensis. Londini, Mariott, 1639, in-folio.

Philippe (A.). Histoire des apothicaires, 1853.

Pierlot. Note sur une méthode de préparation de certains extraits pharmaceutiques (*J. Chim. médic.*, 3ᵉ série, VIII, 416, 1862).

Pollier. Machine à triturer (*Traité de verrerie,* Kunkel, 204, 1679).

Pontier. Voyez Kessler-Pontier.

Pooley (J.). Percolation and maceration (*Phar. J. London,* 2ᵉ série, VI, 23, 1864).

Prescott (A.). Simple apparatus for rapid evaporization at limited heat under reduced pressure without the use of a pump. (*Phar. J. London,* 3ᵉ série, I, 115, 1870).

Primerose (J.). Ars pharmaceutica. Amsteledami, Janssonius, 1651, in-12).

Proceedings. Percolation or displacement (*Proceed. Amer. Phar.,* 117, 1858).

Procter (W). Formulæ for the fluid extracts in reference to their more general adoption in the next pharmacopœia (*Proceed. Am. Phar.,* VIII, 265, 1859 ; *idem,* XI, 222, 1863).

Proctor. Extracts. Percolation (*Lectures on practical pharmacy,* 121, 176, 1883).

Q

Quincy (John). Pharmacopœia officinalis et extemporanea. London, 1717, in-8°.

— Pharmacopœia officinalis et extemporanea, or A complete english dispensatory in four parts. 5th edit. London, Bell, 1724, in-8°.

Quincy (John). Pharmacopée universelle raisonnée, traduite de l'anglais sur la onzième édition, augmentée de beaucoup et corrigée par Clausier. Paris, D'Houry, 1749, in-4°.

R

Réal. Filtre-presse (Note de Cadet de Gassicourt) (*J. Phar.*, 1ʳᵉ série, II, 465-471, 1816).

— Description du filtre-presse ou filtre hydraulique de M. le comte Réal, par Hoyau (*Bull. Soc. Enc. Paris*, XV, 202-206, 1816).

Recluz. D'une nouvelle classification des extraits d'après la nature des principes immédiats actifs qu'ils contiennent (*J. Phar.*, 2ᵉ série, IX, 84, 1823)

Redwood. On the preparation of medicinal extracts (*J. Phar. Chim.*, 3ᵉ série, I, 231, 1842).

— Apparatus for preparing extracts in vacuo (*Practical pharmacy*, 71-75 ; *Phar. J. London*, 1ʳᵉ série, I, 28-154, 1849).

Reich (A.). Macero-Percolator. A new device for combining maceration with percolation (*Proceed. Amer. Phar.*, XXXVI, 218, 1888).

Regnauld (J.). Voyez Soubeiran.

Remington. Alambic pour distiller les colatures faiblesdans la préparation des extraits fluides (*U. S. Dispen.*, 582, 1883).

Renou (Jean de). Les œuvres pharmaceutiques augmentées d'un tiers en cette seconde édition par l'autheur, puis traduites, embellies de plusieurs figures, et mises en lumière par M. Louys de Serres. Lyon, Chard, 1626, in-folio.

Reveillon. Note sur une presse à percussion ; son application à la pharmacie par Boutron-Charlard (*J. Phar.*, 2ᵉ série, XIV, 464, 1828).

Richard et Chevallier. Voyez Chevallier.

Riche (Claude-Antoine). Sur l'extrait comme moyen d'analyse végétale (*Considérations sur la chimie des végétaux*, 1786).

Rigaud. Appareil à concentrer les extraits. Brevet n° 55424, 1862.

Righini (G.). Osservazioni sugli estratti narcotti e metodo della loro preparazione (*Giorn. Farm.*, IX, 257, 262, 1829.)

Righini. Moyens pour reconnaître les extraits (*Rep. Phar. Buchner*, XXXII, 87, 1843).

Robbins (A.). Fluid extracts of the new pharmacopœia (*Amer. J. Phar.*, LV, 65, 1883).

Robertson. Machine pour préparer les extraits (*Mechanic Magazine*, LVII, 322, 1853).

Robiquet. Observations sur la méthode de déplacement appliquée au traitement du café, de la noix de galle, etc. (*J. Phar.*, 2º série, XXI, 113, 1835).

Robiquet. Sur l'arome de la jonquille (*J. Phar. Chim.*, 2º série, XXI, 335, 1835).

— Sur un nouveau modèle d'appareil à déplacement (*J. Phar. Chim.*, 3ᵉ série, XX, 168, 1851).

Robiquet et Boutron-Charlard. Nouvelles expériences sur les amandes amères et sur l'huile qu'elles fournissent (*C. R. Ac. Sc.*, XLIV, 352-357, 1830 ; *J. Phar.*, 2ᵉ série, XVII, 144, 1831).

— Appareil pour la lixiviation (Le Canu, *Traité Phar.*, 124, 1842).

Romershausen. Distillir-Apparat unter vermindertem Atmosphärendruck (*Rep. Phar. Buchner*, XIII, 383, 1822).

— Abdampfungs-Apparat (*Rep. Phar. Buchner*, XIII, 378, 1822).

— Filtrir-Apparat (*Rep. Phar. Buchner*, XIII, 375, 1822).

— Presse à vapeur (*Dict. Laboulaye*, art. Extraits).

Rosenwasser (N.). New percolator (*Proceed. Amer. Phar*, XXXIV, 32-519, 1882).

Roth. Première application du vide à la concentration des sirops de sucre. Brevet nº 3 339, 1826.

Rotton (S.). Report on fluid extracts (*Amer. J. Phar.*, XXX, 287, 1858).

Rouelle (G.). Tableau de l'analyse végétale (*Démonstrations élémentaires de botanique*, I, 203-215, 1796).

Rouelle (représentant du peuple). Appareil pour pulvériser les matières végétales destinées à la préparation des extraits colorants (*Journal des arts*, I, 304, 1793).

Ruata. Estratti (*Pharmacopea nazionale e generale Verona*, 369, 1883).

Ruckert. Beschreibung der dem A. Ruckert Zinngiessermeister in Würtzburg, unterm 22 October 1826, privilegirten Erfindung einer Luft-Compressions-Maschine zum pharmaceutischen Gebrauche und Reinigung der Oele (*Rep. Phar. Buchner*, XXXIV, 397, 1830).

Runzler. Perfectionnement de la presse à air de Romershausen (*Arch. der Phar.*, IV, 312, 1823).

S

Sanger. On process of percolation or displacement (*Phar. J. London*, 2º série, V, 393-579, 1863).

Sandford (G.). On the process of displacement (*Phar. J. London*, 2ᵉ série, II, 354-396, 1860-61).

Sargent. On fluid extracts (*Amer. J. Phar.*, XLII, 337, 1870).

Saunders. Percolation (*Y. B. Phar. London*, 256, 1873).

Saussure (de). Sur l'altération des matières végétales par l'ébullition (*Bibliothèque Britannique*, LVIII, 158, 1815).

Sauvan (F.). Institut médical de Valence (Espagne). Question du prix de pharmacie proposée dans le programme publié par l'Institut médical de Valence pour l'année 1854. « Les extraits obtenus jusqu'ici par les moyens ordinaires conservent-ils les propriétés des plantes auxquelles ils appartiennent? Quels seraient les moyens d'obtenir toutes les vertus propres de ces végétaux? » (*Mémoire sur la question qui a obtenu le premier prix et a été récompensé d'une médaille d'or*, par Sauvan, Frédéric, Montpellier, 1855. Ricard, in-8°).

Savage (W.). On the processes for preparing some of the tinctures of the pharmacopœia (*Phar. J. London*, 2ᵉ série, VI, 157-254, 1864).

Sawiczewski. Beschreibung und Abbildung eines pharmaceutischen Dampfapparates (*Rep. Phar. Buchner*, XXXI, 450, 1829).

Scanlan. On extract of Hemlok (*Phar. J. London*, IV, 72, 1841).

Schaeuffele. Sur un nouveau mode de préparer les extraits (*J. Chim. médic.*, 4ᵉ série, VII, 353, 1861).

— Sur un nouveau procédé pour conserver les extraits. Mémoire Barnouvin (inédit). (Extraits dans *Rep. Phar.*, 2ᵉ série, VIII, 337-385, 1880.)

Schmitt. Nouvel appareil à extraction par déplacement continu (*J. Phar. Chim.*, 4ᵉ série, XXVI, 57, 1877).

— Des extraits pharmaceutiques. Considérations critiques sur leur préparation, leur classification, leurs caractères généraux, leurs usages, etc. (*J. Phar. Als. Lorr.*, VI, 42-55, 1879).

Schneider. Extracta pneumatica (*Arch. der Phar. Wackenroder*, XXXVIII, 38, 1843).

Schneider et Vogel. Extracte (*Commentar der Osterreichischen Pharmacopœ von Schneider*, II, 526, 1881).

Schrader. Mémoire sur l'extractif et le principe savonneux (*Ann. Chim.*, 1ʳᵉ série, LXXII, 290, 1809).

Schrœder (J.). Pharmacopeia medico-chymica, sive thesaurus pharmacologicus. Opus ab auctore diligenter recognitum. (Edente Carolo Sponio.) Lugduni, P. et C. Rigaud, 1649, in-4°.

Schultz. De la méthode de déplacement appliquée aux infusions et décoctions (*J. Chim. médic.*, 3ᵉ série, IV, 618, 1848).

Schulze. Essoreuse pour épuisement. Brevet allemand n° 41 772, 1887.

Schvenckfelt. Thesaurus pharmaceuticus medicamentorum omnium fere facultates et præparationes continens ex probatiss.

quibusque auctoribus collectus, per Casparem Schvenckfelt. Basileæ, ex officina Frobeniana, 1587, in-8°.

Schwærzler. Note sur un nouvel appareil extracteur (*J. Phar. Chim.*, 3ᵉ série, XXIV, 134, 1853).

Schweinsberg. Bemerkungen über einige Extractions und Distillations-apparate (*Arch. Apoth. ver.*, XXXIII, 56, 1830).

Schweitzer. On percolation (*Phar. J. London*, 3ᵉ série, III, 482, 1872-73; *Y. B. Phar. London*, 253, 1873). —

Semmelbauer. Etwas über die Real'sche Auflösungs-Presse und über eine neuerfundene Compressions-maschine, welche jene völlig entbehrlich machen wird (*Rep. Phar. Buchner*, III, 88, 1817).

Semmes. Improvements in the pharmacy of fluid extracts (*Richmond M. J.*, 495-501, 1866).

Serradell. Des extraits pharmaceutiques. Thèse Montpellier, 1882.

Signoret. Lixiviateur sous une pression élevée (*Rép. Phar.*, 1ʳᵉ série, XVII, 372, 1860-61).

Simonin. Extrait d'une lettre sur la méthode de déplacement (*J. Phar.*, 2ᵉ série, XX, 109, 1834).

Siret. Évaporateur à courant d'air (*Bull. Phar.*, 1ʳᵉ série, V, 358, 1813).

Smith. Apparatus for percolation (*Amer. J. Phar.*, XVIII, 98, 1839).

Société de pharmacie. Propose un prix sur la question de l'extractif (*Bull. Phar.*, 1ʳᵉ série, VI, 142, 1814; *J. Phar.*, 2ᵉ série, III, 265, 1817).

— Des extraits fluides (*J. Phar. Anvers*, XXVI, 454, 1870).

— Rapports présentés à la Société de pharmacie de Paris pour la revision du Codex, 9ᵉ sous-commission, Blondeau, président; Leroy, Amédée Vée, Vigier (F.), membres; Guichard, rapporteur. Extraits, sirops, etc. Paris, G. Masson, in-8°, 1881.

— Son opinion sur les extraits fluides (*J. Phar. Chim.*, 5ᵉ série, V, 263-265, 1882).

— Sur les extraits fluides (*J. Phar. Anvers*, XLIII, 30, 1887).

Soubeiran et Desmaretz. Voyez DESMARETZ.

Soubeiran et Regnauld. De la lixiviation. Digesteurs (*Traité Phar.*, I, 101-105, 1887).

— Sur les extraits (*Traité Phar.*, I, 547-552, 1887).

Soubeiran et Gobley. Voyez GOBLEY.

Squibb (E.-R.). The process of percolation. On fluid extracts (*Amer. J. Phar.*, XXX, 97-520, 1858; *Amer. J. Phar.*, XXXVIII, 109, 1866; *Proceed. Amer. Phar.*, XVIII, 161, 1870; *Phar. J. London*, 3ᵉ série, II, 6-24, 44-64, 83, 1871; *Proceed. Amer. Phar.*, XX, 182, 1872; *Phar. J. London*, 3ᵉ série, IX, 167, 184, 286, 347, 450, 601, 854, 1039, 1878-79).

Stevens (B.). Simple extraction apparatus. Construction (*Proceed. Amer. Phar.*, XXXVI, 220, 1888).

Stoddart et Tucker. The form of percolator (*Y. B. Phar. London*, 587, 1872).

Stuart (E.-B.). Fluid extracts. Suggestions as to preparation without heat, etc. (*Proceed. Amer. Phar.*, XXXVI, 250, 1888).

Symes. On displacement (*Y. B. Phar. London*, 255, 1872).

T

Tanret. Etude sur la pharmacopée des Etats-Unis (*J. Phar. Als.-Lorr.*, XI, 22, 1884).

Tassaert. Extrait d'un mémoire du citoyen Vauquelin sur la sève des végétaux (*Ann. Chim.*, 1re série, XXXI, 20, 1799).

Tennant (Smithson). Methode mit einem Feuer eine doppelte Destillation zu bewirken (*Rep. Phar. Buchner*, VI, 94, 1819).

Thayer (H.). On fluid extracts (*Amer. J. Phar.*, XXX, 520, 1858).

— On the preservation of fluid extracts (*Amer. J. Phar.*, XXXI, 216, 1859).

Thomson (W.). Upon an improved process with apparatus for manufacturing fluid extracts on a large scale (*Proceed. Amer. Phar.*, XXXI, 346, 478, 479, 1883).

Thorn. Continuous extraction apparatus (*Proceed. Amer. Phar.*, XXX, 36, 1882).

Thresh (J.-C.). A new form of apparatus for continuous percolation with boiling fluids (*Phar. J. London*, 3e série, XV, 281, 1884-85).

Tritton. (H.). Patent für einen verbesserten Destillir-apparat (*Rep. Phar. Buchner*, VI, 98, 1819).

Trommsdorff. Beschreibung einer sehr vortheilhaften Geräthschaft zur Bereitung der Extracte (*J. der Phar.*, XXI, 3, 98, 1812).

— Extractif particulier de la petite valériane (*Ann. Chim.*, LXX, 95, 1809).

Trusson et Vauquelin. Voyez Vauquelin.

Tucker et Stoddart. Voyez Stoddart.

Twinberrow (W.). Model of an apparatus for preparing extracts by spontaneous evaporation (*Phar. J. London*, 1re série, I, 592, 1841-42).

U

Umney. Fluid extracts illustrative of american pharmacy (*Phar. J. London*, 3e série, III, 715, 1872; *Phar. J. London*, 3e série, IV, 2, 1872).

V

Van Dyk. Beschreibung und Abbildung eines verbesserten Dampfapparates zur Bereitung von Arzneien (*Rep. Phar. Buchner*,
XXIX, 94, 1828).

Varillat. Système de déplacement continu à courant interverti et à
chaleur progressive. Brevet n° 26445, 1856.

Vauquelin. Mémoire sur le principe extractif des végétaux (*J. Soc.
Phar. Paris*, 133, 1797).

— Réflexions sur quelques propositions contenues dans un mémoire
du citoyen Deschamps ayant pour titre : *Sur les extraits à l'occasion des dépôts qui s'y forment* (*J. Soc. Phar. Paris*, 261, 369,
1797).

Vauquelin et Fourcroy. Voyez Fourcroy.

Vauquelin et Trusson. Instruction sur la combustion des végétaux et sur la manière d'épuiser les matériaux salpêtrés. Brochure, an III de la Rép. (1795), Tours.

Vée. Des extraits en général (*J. conn. méd. phar.*, X, 124, 1842).

— De l'influence exercée par les progrès de l'analyse immédiate des
végétaux sur la perfection de la pharmacie (Thèse Paris, 1859).

Veron et Gobley. Voyez Gobley.

Vidal. Appareil à déplacement. Brevet n° 23946, 1854.

Vielguth (F.). On the most correct methods for preparing extracts
(*Amer. J. Phar.*, XXXI, 233, 1859).

Virey. Nouvelle méthode de préparer les extraits des plantes vireuses
(*Bull. Phar.*, 1re série, V, 61, 1813).

— Traité de pharmacie théorique et pratique, I, 288, 1837.

Voget. Ueber die Anwendung des luftleeren Raumes zur Bereitung
der Tincturen und Extracte, in Beziehung auf die im Geigerschen Magazin von Martenstein angegebene Vorrichtung (*Arch.
Apoth. ver.*, XXIX, 204, 1829).

Vogel et Schneider. Voyez Schneider.

Vuaflart. Sur la méthode de déplacement (*J. Phar. Chim.*, 3e série,
XLI, 257, 1862).

W

Waites. Apparate und Geräthschaften. Extractions-Pumpe. (*Phar.
Centralbl.*, II, 28, 1860).

— Extractor for continuous percolation (*Phar. J. London*, 3e série,
XV, 376, 1884-85).

Watson. Percolator (*Phar. J. London*, 3e série, XVI, 363, 1885).

Wecker (Jan-Jaques). Le grand Thrésor ou Dispensaire et anti-dotaire dressé en latin par Jan-Jaques Wecker, fait françois par Jan Duval. Genève, Gamonet, 1610, in-4°.

Weigelt. Displacement apparatus (*Proceed. Amer. Phar.*, XXIX, 37, 1881).

Westphal. Appareil d'extraction. Brevet n° 62 748, 1864.

Wiegmann. Quelques remarques sur les extraits (*Arch. der Phar.*, III, 52, 1823).

Wittstein. Extract-apparate *(Lehrbuch der Phar. Mohr,* 116, fig. 68, 1858).

Wood et Bache. Condition and preservation of extracts (*U. S. Dispen.*, 578, 1883).

— Abstracts (nouvelle classe d'extraits américains) (*U. S. Dispen.*, 5, 1883).

— Percolation, Repercolation (*U. S. Dispen.*, 574, 582, 1883).

Wurtz. Absorption d'oxygène par le tannin (*Dict. Chimie Wurtz*, III, 192, 1874).

Wurzer Hofrath. Beitrag zur Vervollkommnung der Real'schen Presse *(Rep. Phar. Buchner,* VII, 230, 1819).

Z

Zwelfer (Jean). Pharmacopœia augustana et ejus mantissa. Cum animadversionibus Joannis Zwelferi... Annexa ejusdem auctoris « Pharmacopœia regia ». Roterodami, Leers, 1653, in-8°.

— Pharmacopœia regia, seu dispensatorium novum locupletatum, annexa etiam mantissa spagyrica... Cui accessere bini discursus apologetici. Noribergæ, M. et J. F. Endteri, 1668.

BIBLIOGRAPHIE

1471

Mesuë (Junior). Incipit liber Joannis Mesue de complexionibus, proprietatibus, electionibus operationibusque simplicium medicinarum. Lugduni, 1471.

Nicolaus (Præpositus). Dispensatorium. Venetiis, N. Jenson, 1471, in-4°.

1528

Nicolaus (Præpositus). Dispensarium magistri... ad aromatorios nuper diligentissime recognitum. Lugduni, typ. Deharsy, 1528, in-4°.

1535

Cordus (Valerius). Dispensatorium pharmacorum omnium quæ in usu potissimum sunt. Nuremberg, 1535, in-8°.

1561

Cordus (Valerius). Dispensatorium, hoc est pharmacorum conficiendorum ratio, auctore Valerio Cordo, cui accessit D. Jac. Sylvii appendix pro instructione pharmacopolarum utilissima. Lugduni, Paganus, 1561, in-16.

1565

Matthiole. Commentarii in sex libros Pedacii Dioscoridis Anazarbei de medica materia. Venetiis, ex officina Valgresiena, 1565, in-folio.

1568

Mesuë (Junior). Mesuæ opera, a Joanne Costa, nunc recognita et aucta adnotationibus, quibus a recentiorum calumniis divinus hic scriptor vendicatur. Venetiis, Juntæ, 1568, in-folio.

1572

Matthiole (Pierre-André). Commentaires sur les six livres de Ped. Dioscoride, Anazarbéen, de la matière médicinale... mis en français sur la dernière édition latine de l'autheur, par M. Jean Des Moulins. Lyon, Roville, 1572, in-folio.

1578

Cordus (Valerius). Le Guidon des apotiquaires, c'est-à-dire la vraye forme et manière de composer les médicaments, premièrement traitée par Valérius Cordus, traduite de latin en françois, et repurgée d'une infinité de fautes. Lyon, Cloquemin, 1578, in-16.

1587

Schvenckfelt. Thesaurus pharmaceuticus medicamentorum omnium fere facultates et præparationes continens ex probatiss. quibusque auctoribus collectus, per Casparem Schvenckfelt. Basileæ, ex officina Frobeniana, 1587, in-8°.

1592

Cordus (Valerius). Pharmacorum omnium componendorum ratio, vulgo vocant dispensatorium, auctore Valerio Cordo, cum aliis pluribus ad hanc rem pertinentibus opera collegii medici norimbergensis emendatius ac auctius editum. Norimbergæ, Lochnerus et Hoffmannus, 1592, in-folio.

1595

Bauderon (Brice). Paraphrase sur la pharmacopée, divisée en deux livres, par M. Briçon-Bauderon (édition seconde). Lyon, Rigaud, 1595, in-12.

1608

Beguin (Jean). Tyrocinium chymicum e naturæ fonte et manuali experientia depromptum. Paris, 1608, in-12.

Renou (Jean de). Dispensatorium galenico-chymicum. Paris, 1608, in-4°.

1610

Wecker (Jan-Jaques). Le grand Thrésor ou Dispensaire et antidotaire dressé en latin par J.-J. Wecker, fait françois, par Jan Du Val. Genève, Gamonet, 1610, in-4°.

1613

La Framboisière (de) Les Œuvres. Paris, 1613, in-4°.

1615

Beguin (Jean). Tyrocinium chymicum e naturæ fonte et manuali experientia depromptum. Paris, 1608, in-12. Traduit en français, par J.-L. de Roy. Paris, 1615, in-8°.

1624

Béguin (Jean). Les Éléments de chimie Paris, 1624.

1626

Renou (Jean de). Les œuvres pharmaceutiques augmentées d'un tiers, en cette seconde édition, par l'autheur; puis traduites, embellies de plusieurs figures et mises en lumière par M. Louys de Serres. Lyon, Chard, 1626, in-folio.

1628

Pharmacopée. Lyon. Pharmacopœa lugdunensis. Lugduni, vidua Soubron, 1628, in-4°.

1634

Pharmacopée. Blois. Pharmacopœa blæsensis. Blæsis, J. et M. Cottereau, 1634, in-8°.

1638

Codex. Codex médicamentarius, seu pharmacopœa parisiensis ex mandato Facultatis medicinæ parisiensis edita. Parisiis, Varennes, 1638, in-4°.

1639

Pharmacopée. Londres. Pharmacopœia londinensis... diligenter revisa... Quinta editio opera medicorum Collegii londinensis. Londini, Mariott, 1639, in-folio.

1640

Pharmacopée. Lille. Pharmacopœia lillensis, jussu senatus edita. Lillæ, gallo-flandricæ, typ. Le Francq, 1640, in-4°.

1641

Schrœder (J.). Pharmacopœia medico-chymica. Ulmæ, 1641.

1643

Bauderon (Brice). Pharmacopée revue, corrigée et augmentée de plusieurs compositions nécessaires, et des facultés de chaque composition. Avec un traité chimique revu et augmenté en cette seconde édition, par G. Sauvageon. Paris, Bessin, 1643, in-8°.

Pharmacopée. Bordeaux. Pharmacopœa burdigalensis, seu descriptio medicamentorum simplicium et compositorum quæ a pharmacopœis burdigalensibus confici et in eorum officinis servari debent, de novo a doctoribus medicis burdigalensibus recognita, et cura pharmacopœorum secundo, et magis accurate per alium typographum typis mandata. Burdigalæ, Millangius, 1643, in-4°.

1648

Pharmacopée. Toulouse. Codex medicamentarius, seu pharmacopœa tolosana... ex mandato... capitolinorum in lucem edita. Tolosæ, Colomerius, 1648, in-4°.

1649

Schrœder (J.). Pharmacopœia medico-chymica, sive thesaurus pharmacologicus. Opus ab auctore diligenter recognitum. (Edente Carolo Sponio.) Lugduni, P. et C. Rigaud, 1649, in-4°.

1651

Primerose (J.). Ars pharmaceutica. Amsteledami, Jansonnius, 1651, in-12.

1653

Zwelfer (Jean). Pharmacopœia augustana reformata et ejus mantissa. Cum animadversionibus Joannis Zwelferi... Annexa ejusdem auctoris « Pharmacopœia regia ». Roterodami, Leers, 1653, in-8°.

1660

Chesneau. La pharmacie théorique, nouvellement recueillie de divers auteurs. Paris, Léonard, 1660, in-4°.

1668

Zwelfer (Jean). Pharmacopœia regia, seu dispensatorium novum locupletatum, annexa etiam mantissa spagyrica... Cui accessere bini discursus apologetici. Noribergæ, M. et J. F. Endteri, 1668.

1669

La Framboisière (N.-A. de). Les Œuvres. Lyon, 1669.

1675

Lemery (N.). Cours de chimie. Paris, 1675, in-8°.

1676

Charas (Moyse). Pharmacopée royale galénique et chymique, 1676, in-4°.

1679

Pollier. Machine à triturer (Kunkel, *Traité de verrerie,* 1679).

1697

Lemery (N.). Pharmacopée universelle contenant toutes les compositions de pharmacie avec plusieurs remarques et raisonnements sur chaque opération. Paris, D'Houry, 1697, in-4°.

1717

Quincy (John). Pharmacopœia officinalis et extemporanea. London, 1717, in-8°.

1719

Lemery fils. Réflexions physiques sur le défaut et le peu d'utilité des analyses ordinaires des plantes et des animaux (*Hist. Ac. R. Sc* , 173, 1719).

1724

Quincy (John). Pharmacopœia officinalis et extemporanea, or A complete english dispensatory in four parts (5th ed.). London, Bell, 1724, in-8°.

1732

Codex. Paris. Codex medicamentarius, seu pharmacopœa parisiensis, ex mandato Facultatis medicinæ parisiensis edita. Parisiis, Cavelier, 1732, in-4°.

1738

Geoffroy. Manière de préparer les extraits de certaines plantes (*Hist. Ac. R. Sc.*, 193, 1738).

Langelot (Joel). Machine à triturer les mixtes (*De rebus in chymia prætermissis Ephemeris naturæ curiosum*, 83, 1738).

1745

La Garaye (de). Chymie hydraulique pour extraire les sels essentiels des végétaux, des animaux et des minéraux par le moyen de l'eau pure, par M. L. C. D. L. G. Paris, 1745.

1748

Codex. Paris. Codex medicamentarius, seu pharmacopœa parisiensis, ex mandato Facultatis medicinæ parisiensis edita. Parisiis, Cavelier, in-4°, 1748.

1749

Quincy (J.). Pharmacopée universelle raisonnée, traduite de l'anglais sur la onzième édition, augmentée de beaucoup et corrigée par M. Clausier. Paris, D'Houry, 1749, in-4°.

1752

Le Camus. Mémoire contre l'usage de faire bouillir les plantes. 1752 (brochure).

1753

Lewis. The new dispensatory. London, 1753. [1]

1758

Codex. Codex medicamentarius, seu pharmacopœa parisiensis ex mandato Facultatis medicinæ parisiensis edita. Parisiis, Cavelier (editio quinta), 1758, in-4°.

1762

Baumé. Éléments de pharmacie théorique et pratique. Paris, 1762.

1778

Macquer. Dictionnaire de chimie, 1778.

1779

Eschenbach et Kuehn. De extractis vegetabilium Garayanis. Lepsiæ, 1779, in-4°.

1784

Baumé. Des extraits secs de la Garaye (*Éléments de phar.*, 297, 1784). — Préparation et concentration des sucs par la méthode de Storck (*Éléments de phar.*, 254, 1784).

1786

Riche (Claude-Antoine). Sur l'extrait comme moyen d'analyse végétale. Considérations sur la chimie des végétaux, 1786.

1790

Fourcroy et Vauquelin. Copie de quelques découvertes chimiques (*Ann. Chim.*, 1re série, VI. 177-180, 1790).

1791

Fourcroy. Analyse du quinquina de Saint-Domingue, pour servir à celle des matières sèches en général (*Ann. Chim.*, 1re série, VIII, 113, 1791).

1793

Crell (de). De optima extracta parandi methodo commentatio. Brochure. Gottingue, 1739.

Rouelle (représentant du peuple). Appareil pour pulvériser les matières végétales destinées à la préparation des matières colorantes (*Journal des Arts*, I, 304, 1793).

1794

Montgolfier (de). Concentration des jus de fruits par l'air chaud. (*Dict. Laboulaye*, art. ÉVAPORATION, 1875).

1795

Vauquelin et Trusson. Instruction sur la combustion des végétaux et sur la manière d'épuiser les matériaux salpêtrés. Brochure, an III de la Rép., Tours.

1796

Lebon (J.). Première idée de l'emploi du vide barométrique pour évaporer les liquides. Brevet n° 37, 1796.

Rouelle (G.). Tableau de l'analyse végétale (*Démonstrations élémentaires de botanique*, I, 203-215, 1796).

1797

Demachy. Sur la préparation de certains extraits, et, à cette occasion, sur un dépôt formé durant la préparation de l'extrait de bourrache (*J. Soc. Phar. Paris*, 121, 1797).

Deschamps (jeune). Mémoire sur les extraits, à l'occasion des dépôts qui s'y forment, avec démonstration de la fausse application de l'oxygène à ces dépôts, suivi de quelques observations sur la manière de préparer les extraits des végétaux en général et le sirop de quinquina, lu à la séance publique de la Société de santé de Lyon, le 25 messidor an VI, avec observations des citoyens Fourcroy et Vauquelin (*J. Soc. Phar. Paris*, 273, 1797).

Deyeux. Analyse d'un mémoire sur les extraits, à l'occasion des dépôts qui s'y forment, etc., lu à la séance publique de la Société de santé de Lyon, par le citoyen Deschamps jeune, pharmacien à Lyon, et membre de ladite Société. Cette analyse a été communiquée au rédacteur du journal de la Société des pharmaciens de Paris par le citoyen Deyeux (*J. Soc. Phar. Paris*, 273, 1797).

— Observations sur la préparation du suc des végétaux employé comme médicament (*J. Soc. Phar. Paris*, 161, 1797).

Fourcroy. Vues sur l'action médicamenteuse de l'oxygène fixé dans plusieurs substances (*J. Soc. Phar. Paris*, 34, 1797).

— Note du citoyen Fourcroy relative au travail du citoyen Deschamps sur les extraits (*J. Soc. Phar. Paris*, 337, 1797).

Georges. Emploi du froid pour concentrer le suc de citron (*J. Soc. Phar. Paris*, 490, 1797).

Vauquelin. Mémoire sur le principe extractif des végétaux (*J. Soc. Phar. Paris*, 133, 1797).

— Réflexions sur quelques propositions contenues dans un mémoire du citoyen Deschamps, ayant pour titre : *Sur les extraits, à l'occasion des dépôts qui s'y forment* (*J. Soc. Phar. Paris*, 261, 369, 1797).

1798

Fourcroy. Sur l'application de la chimie pneumatique à l'art de guérir et sur les propriétés médicamenteuses des substances oxygénées (*Ann. Chim.*, 1re série, XXVIII, 225, 1798).

1799

Tassaert. Extrait d'un mémoire du citoyen Vauquelin sur la sève des végétaux (*Ann. Chim.*, 1re série, XXXI, 20, 1799).

1800

Bouillon-Lagrange. Réflexions sur les réformes à faire dans la pharmacopée française (*Ann. Chim.*, 1re série, XXXIII, 232, 1800).

Fourcroy. L'extractif (*Système des connaissances chimiques*, VII, 125, 1800).

— L'extractif avait reçu le nom d'extrait parce qu'on regardait sa préparation comme une sorte d'abrégé des plantes. Son extraction, ses différentes préparations (*Système des connaissances chimiques*, VII, 307, 308, 310, 314, 316 et suiv., 1800).

— Expériences de l'auteur et du citoyen Vauquelin sur la nature chimique de cette substance (*Système des connaissances chimiques*, VII, 311 et suiv., 1800).

— Union de l'extractif avec les autres substances végétales (*Système des connaissances chimiques*, VIII, 30, 135, 151, 206, 1800).

— Union de l'extractif avec les substances animales (*Système des connaissances chimiques*, IX, 187, 427, 1800).

1801

Boerhaave. L'esprit recteur (*Bulletin de la Société philomatique*, 1re série, 52, 1801).

Lavoisier (L.). Opuscules de chimie et de physique, 1801.

1802

Cadet de Gassicourt. Rapport sur le levier hydraulique des Anglais (De la purification des huiles, *Bull. S. Enc. Paris*, 1re série, I, 33, 1802).

Parmentier (A.). Considérations générales sur les extraits végétaux (*Ann. Chim.*, 1re série, XLIII, 19, 1802).

1804

Chansarel. Aperçu chimico-pharmaceutique sur les extraits en général. Thèse Montpellier, 1804.

Figuier. Observations sur la préparation des extraits pharmaceutiques (*Ann. S. méd. Montpellier*, 1, 33, 1804).

1805

Diderot et d'Alembert. Extrait. Extractif (*Encyclopédie méthodique*, IV, 287-291, 1805).

1808

Guidotti. Sopro gli estratti che se preparano nelle farmacie (*Soc. med. Parma*, 1808).

1809

Braconnot. Examen des acides végétaux qui saturent la potasse et la chaux dans les plantes. Opinion de l'auteur sur la nature de l'extractif (*Ann. Chim.*, 1re série, LXX, 255-291, 1809).

Mirabelli. Emploi de la congélation à l'extraction du sucre contenu dans l'urine des diabétiques (*Bull. Phar.*, 1re série, I, 324, 1809).

Schrader. Mémoire sur l'extractif et le principe savonneux (*Ann. Chim.*, 1re série, LXXII, 290, 1809).

Trommsdorff. Extractif particulier de la petite valériane (*Ann. Chim.*, LXX, 95, 1809).

1810

Appert. Art de conserver pendant plusieurs années toutes les substances végétales ou animales, 1810.

Fourcroy et Vauquelin. Combinaison de tannin et d'une matière animale dans quelques végétaux (*Bull. Phar.*, 1re série, II, 241, 1810).

1811

Brugnatelli. Sur la conservation des extraits. (Farmacopea generale... ossia Dizionario delle preparazioni farmaceutico mediche. Pavia, Capelli, 1807 ; traduit de l'italien par L.-A. Planche, I, 234, Paris, 1811).

Curaudau. Concentration par l'air chaud, 1811 (*Dict. Laboulaye*, article ÉVAPORATION, 1875).

Parmentier (A.). Code pharmaceutique à l'usage des hospices civils, des secours à domicile et des infirmeries des maisons d'arrêt ; publié par ordre du ministre de l'intérieur. 4me édit., 236, Paris, Mequignon aîné, 1811, in-8°.

Paul (de Genève). Filtre pour préparer les eaux minérales artificielles (*Bull. Phar.*, 1re série, III, 322, 1811).

1812

Chevreul. Examen chimique des feuilles de pastel (*isatis tinctoria*) et du principe extractif (*Bull. Phar.*, 1re série, IV, 257, 1812).

Trommsdorff. Beschreibung einer sehr vortheilhaften Geräthschaft zur Bereitung der Extracte (*J. der Phar.*, XXI, 3-98, 1812).

1813

Cadet de Gassicourt. Lettre adressée à C. de G... (*Bull. Phar.*, 1re série, V, 481, 1813).

Siret. Évaporateur à courant d'air (*Bull. Phar.*, 1re série, V, 358, 1813).

Virey. Nouvelle méthode de préparer les extraits de plantes vireuses (*Bull. Phar.*, 1re série, V, 61, 1813).

1814

Parmentier et Figuier. Nouveau mode d'évaporation des liquides digesteurs (*Ann. S. méd.*, Montpellier, 133, 1814).

Société de pharmacie. Propose un prix sur la question de l'extractif (*Bull. Phar.*, 1re série, VI, 142, 1814).

1815

Chevreul. Mémoire sur le moyen d'analyser plusieurs matières végétales et le liège en particulier. Digesteur distillatoire (*Ann. Chim.*, 1re série, XCVI, 141, 1815).

Saussure (de). Sur l'altération des matières végétales par l'ébullition (*Bibliothèque britannique*, LVIII, 158, 1815).

1816

Bertrand. Sur les moyens d'extraire le plus de principes solubles des substances abondantes en fécule amilacée, pour servir à la préparation la plus rationnelle des extraits pharmaceutiques, priver le plus possible de la fécule amilacée, colorante et des résines (*J. Phar.*, 1re série, II, 561, 1816).

Cadet de Gassicourt. Rapport sur le filtre Réal (*J. Phar.*, 2e série, II, 468-470, 1816 ; *Bull. S. Enc. Paris*, XV, 202-206, 1816).

Devaux. Essai sur la classification des principes immédiats des végétaux (*J. Phar.*, 2e série, II, 433, 1816).

Parkes (S.). Application de la vapeur aux opérations de la pharmacie (*J. Phar.*, 2e série, II, 214, 1816).

Réal. Filtre-presse (Note de Cadet de Gassicourt) (*J. Phar.*, 1re série, II, 165-471, 1816).

— Description du filtre-presse ou filtre hydraulique de M. le comte Réal, par Hoyau (*Bull. S. Enc. Paris*, XV, 202-206, 1816).

1817

Cadet de Gassicourt et Deslauriers. Sur les teintures pharmaceutiques (*J. Phar.*, 2e série, III, 402, 1817).

Dingler. Beschreibung nebst Abbildung einiger Dampfkoch-apparate für chemische pharmaceutische Operationen, zur Erzielung der möglichst vollkommensten und wirksamsten Heilmittel (*Rép. Phar. Buchner*, III, 137, 1817).

Semmelbauer (W.). Etwas über die Real'sche Auflösungs-Presse

und über eine neuerfundene Compressions-Maschine, welche
jene völlig entbehrlich machen wird (*Rep. Phar. Buchner*, III,
88, 1817).

Société de Pharmacie. Question de l'extractif. Prix (*J. Phar.*,
2° série, III, 265, 1817).

1818

Ianisch. Neue Methode die Extracte zu bereiten (*N. J. der Phar.*,
II, 482, 1818).

Johnson. Ueber die Bereitung der Extracte (*Rep. Phar. Buchner*,
IV, 104, 1818).

1819

Brands (R.). Extractions-apparate (*Rep. Phar. Buchner*, VII, 234,
1819).

Henry. Appareil pour l'évaporation des sucs et autres liquides au
moyen de la vapeur d'eau (*J. Phar.*, 2° série, V, 302, 1819).

Ilisch. Evaporation des extraits à basse température (*N. J. der
Phar.*, III, 540, 1819).

Tennant (Smithson). Methode mit einem Feuer eine doppelte Destillation zu bewirken (*Rep. Phar. Buchner*, VI, 94, 1819).

Tritton. Patent für einen verbesserten Destillir-Apparat (*Rep. Phar.
Buchner*, VI, 98, 1819).

Wurzer Hofrath. Beitrag zur Vervollkommnung der Real'schen-
Presse (*Rep. Phar. Buchner*, VII, 230, 1819).

1820

Grammaire. Emploi de l'autoclave pour préparer les extraits
(*J. Phar.*, 2° série, VI, 315, 1820).

1821

Barry. Extract Bereitung (*Rep. Phar. Buchner*, II, 316, 1821).

1822

Buchner. Ueber Bereitung und Aufbewahrung der engedickten
Pflanzensäfte oder der sogenannten narkotischen Extracte (*Rep.
Phar. Buchner*, XII, 300, 1822).

Caventou. Note sur l'application de la vapeur à la préparation de
plusieurs médicaments (*J. Phar.*, 2° série, VIII, 569, 1822).

Dœbereiner. Pneumatisch mikro-chemischer Extractions-apparat
(*Rep. Phar. Buchner*, XII, 314, 1822).

Romershausen. Distillir-Apparat unter vermundertem Atmosphärendruck (*Rep. Phar. Buchner*, XIII, 383, 1822).

— Abdampfungs-Apparat (*Rep. Phar. Buchner*, XIII, 378, 1822).

— Filtrir-Apparat (*Rep. Phar. Buchner*, XIII, 375, 1822).

1823

Aschoff. Sur les extraits (*J. Phar.*, 2e série, IX, 376, 1823).

Guibourt. Expériences sur la macération, l'infusion et la décoction (*J. Phar.*, 2e série, IX, 283, 1823).

Hubenthal. Extraction-Presse (*Mag. N. Erfin.*, II, 21, 1823).

Pfaff. Extract-Presse (*Jahr. Schweigger*, V, 471, 1823).

Recluz. D'une nouvelle classification des extraits d'après la nature des principes immédiats actifs qu'ils contiennent (*J. Phar.*, 2e série, IX, 84, 1823).

Runzler. Perfectionnement de la presse à air de Romershausen (*Arch. der Phar.*, IV, 312, 1823).

1825

Courdemanche. Expériences sur l'emploi successif de l'eau et de l'alcool dans l'épuisement des matières végétales (*J. Chim. méd.*, 1re série, I, 54, 1825).

1826

Apothecary's hall of London. Appareil à vapeur pour extraits (*J. Chim. méd.*, 1re série, II, 471, 1826).

Payen. Description de nouveaux filtres (appareils d'épuisement). (*J. Chim. méd.*, 1re série, II, 67, 1826).

Roth. Première application du vide à la concentration des sirops de sucre. Brevet n° 3339, 1826.

1827

Chevallier et Richard. Les extraits (*Dict. drogues simp. comp.* II, 475, 1827).

Marechaux. Ueber die Pressen von Romershausen (*Polytec. J. Dingler*, IV, 420, 1827).

1828

Duportal. Sur la distillation à la vapeur. Réclamation de priorité à propos de l'appareil Henry. (*J. Chim. méd.*, 1re série, IV, 284, 1828).

Henry. Sur la préparation des eaux distillées à l'aide de la vapeur (*J. Chim. méd.*, 1re série, IV, 284, 1828).

Marechaux. Ueber die Pressen von Romershausen (*Polytec. J. Dingler*, V, 385, 1828).

Réveillon. Note sur une presse à percussion; son application à la pharmacie, par Boutron-Charlard. (*J. Phar.*, 2e série, XIV, 464, 1828).

Van Dyk. Beschreibung und Abbildung eines verbesserten Dampfapparates zur Bereitung von Arzneien (*Rep. Phar. Buchner*, XXIX, 94, 1828).

1829

Gay (J.-P.-J.). Sur la distillation à la vapeur (*J. Chim. méd.*, 1re série, V, 345, 1829).

Kneller. Concentration des liquides par l'air chaud (1829). (*Dict. Laboulaye,* art. ÉVAPORATION, 1875).

Righini (G.). Osservazioni sugli estratti narcotti e metodo della loro preparazione (*Giorn. Farm.*, IX, 257, 262, 1829).

Sawiczewski. Beschreibung und Abbildung eines pharmaceutischen Dampfapparates (*Rep. Phar. Buchner*, XXXI, 450, 1829).

Voget. Ueber die Anwendung des luftleeren Raumes zur Bereitung der Tincturen und Extracte, in Beziehung auf die im Geigerschen Magazin von Martenstein angegebene Vorrichtung (*Arch. Apoth. ver.*, XXIX, 204, 1829).

1830.

Beindorf. Kleine Extractions-presse mit Hebel (*Rep. Phar. Buchner*, XXXIII, 441, 1830).

Bernard-Derosne. Appareil à évaporer les extraits (*J. Phar.*, 2e série, XVI, 578, 1830).

Busch. Ueber Bereitung der Extracte (*Arch. Apoth. ver.*, XXXIII. 59, 1830).

Robiquet et Boutron-Charlard. Nouvelles expériences sur les amandes amères et sur l'huile qu'elles fournissent (*C. R. Ac. Sc.*, XLIV, 352-357, 1830).

Ruckert. Beschreibung der dem A. Ruckert Zinngeissermeister in Würtzburg unterm, 22 October 1826, privilegirten Erfindung einer Luft-Compressions Maschine zum pharmaceutischen Gebrauche und Reinigung der Oele (*Rep. Phar. Buchner*, XXXIV, 397, 1830).

Schweinsberg. Bemerkungen über einige Extractions und Distillations-apparate (*Arch. Apoth. ver.*, XXXIII, 56, 1830).

1831

Merat et Delens. Les extraits pharmaceutiques (*Dict. mat. médic.*, 204, 1831).

— Expériences d'Orfila sur la non-valeur des extraits pharmaceutiques surchauffés (*Dict. mat. médic.*, 204, 1831).

Michael. Ueber die Verdunstung der Extracte im Wasser-bade und Beschreibung eines mechanischen Rührapparates zum Beschleunigen der Verdunstung (*Arch. der Phar.*, XXXIX, 180, 1831).

Robiquet et Boutron-Charlard. Nouvelles expériences sur les amandes amères et sur l'huile qu'elles fournissent (*J. Phar.*, 2e série, XVII, 144, 1831).

1832

Berzélius. Extraits et matières extractives (*Traité de Chimie*, traduction française, V, 546, 1832).

— Appareil à déplacement (*Traité de Chimie*, V, 549, 1832).

Corriol et Berthemot. Appareil propre à soumettre les substances à l'action longtemps prolongée de l'éther et de l'alcool bouillant (*J. Chim. méd.*, VIII, 465, 1832).

1833

Boullay père et fils. Sur le filtre-presse Réal. Son mode d'action, ses inconvénients. Moyen plus simple et général applicable pour parvenir au même but. De la méthode de déplacement (*J. Phar.*, 2ᵉ série, XIX, 281-393, 1833).

Buchner. Ueber die Reál'sche Presse und ihre Vereinfachung (*Rep. Phar. Buchner*, XLVI, 74, 1833).

Dulk. De materiis plantarum extractivis dictis. Brochure, 1833.

Lemare et Chevallier. Appareil pour servir de fourneau et d'alambic (*J. Chim. méd.*, IX, 304, 1833).

Marechaux. Ueber die Pressen von Romershausen (*Polytec. J. Dingler*, X, 415, 1833).

Meissl. D'un appareil destiné à faire des décoctions, des infusions, à distiller, à évaporer (*J. Chim. méd.*, IX, 298, 1833).

1834

Dublanc jeune (de Troyes). Sirop d'écorce de racines de grenadier préparé par concentration immédiate (*J. Phar.*, 2ᵉ série, XX, 601, 1834).

Simonin. Extrait d'une lettre sur la méthode de déplacement (*J. Phar.*, 2ᵉ série, XX, 109, 1834).

1835

Béral. Sur le mode d'extraction employé par MM. Robiquet et Boutron, dans le traitement de plusieurs substances préalablement pulvérisées, et auquel on a donné, depuis, le nom de méthode de déplacement (*J. Chim. méd.*, 2ᵉ série, I, 223, 1835).

Boullay père et fils. Sur la méthode de déplacement. Note relative aux observations publiées dans le dernier numéro du *Journal de pharmacie*, par M. Robiquet (*J. Phar.*, 2ᵉ série, XXI, 1-188, 1835).

Dausse (A.). Sur un nouvel appareil pharmaceutique portatif, pour la préparation de tout extrait alcoolique ou aqueux, réunissant la méthode de déplacement, la distillation et l'évaporation au bain-marie; suivi d'un tableau donnant exactement les quantités d'extrait fournies par chaque plante (*C. R. Ac. Sc.*, I, 12, 1835 ; *J. Phar.*, 2ᵉ série, XXI, 369, 1835).

Guibourt. Note sur la méthode d'extraction par lessivage ou par déplacement (*J. Chim. méd.*, 2ᵒ série, 1, 225, 1835).

Guilliermond. La méthode de déplacement de Boullay. Thèse Paris, 1835.

Hænle. Beiträge zur Bereitung officineller Extracte (*Rep. Phar. Buchner*, LII, 47, 1835).

Robiquet. Sur l'arome de la jonquille (*J. Phar. Chim.*, 2ᵉ série, XXI, 335, 1835).

<h3 style="text-align:center">1836</h3>

Dausse (A.). Sur un nouvel appareil pharmaceutique portatif pour la préparation de tout extrait alcoolique ou aqueux, réunissant la méthode de déplacement, la distillation et l'évaporation au bain-marie, suivi d'un tableau donnant exactement les quantités d'extrait fournies par chaque plante. Brochure, Paris, 1836.

Desmaretz et Soubeiran. Rapport sur une notice de M. Dausse, sur l'extrait d'ipécacuanha et le sirop d'ipécacuanha (*J. Phar.*, 2ᵉ série, XXII, 243, 1836).

Guillard. Sur la préparation des extraits. Lettre à MM. les rédacteurs du *Journal de Pharmacie* (*J. Phar.*, 2ᵉ série, XXII, 272, 1836).

Hunefeld. Ueber einen einfachen Extractions-apparat zur Analyse organischer Substanzen (*J. f. pra. Chem.*, VII, 228, 1836).

<h3 style="text-align:center">1837</h3>

Büchner. Sur l'arome de quelques fleurs (*J. Phar. Chim.*, 2ᵉ série, 23, 157, 1837).

<h3 style="text-align:center">1839</h3>

Mohr. Ueber Extract Bereitung (*Ann. der Phar.*, XXXI, 295, 1839).

Peyrier. Appareil évaporatoire pour extraits. Thèse Paris, 1839.

Smith. Apparatus for percolation (*Amer. J. Phar.*, XVIII, 98, 1839).

<h3 style="text-align:center">1840</h3>

Mohr. Ueber die rechtmässige Bereitung der Extracte (*Rep. Phar. Buchner*, LXIX, 1, 1840).

<h3 style="text-align:center">1841</h3>

Forshaell. Extracte (*Arch. der Phar. Brandes*, XXVI, 339, 1841).

Gilbertson. Glass displacement apparatus (*Phar. J. London*, 1ʳᵉ série, I, 591, 1841).

Houlton. On spontaneous evaporation (*Phar. J. London*, 1ʳᵉ série, I, 490, 1841-42).

Scanlan. On extract of Hemlock (*Phar. J. London*, IV, 72, 1841).

Twinberrow. Model of an apparatus for preparing extracts by spontaneous evaporation (*Phar. J. London*, 1re série, I, 592, 1841).

1842

Barry. Appareil pour évaporer les extraits dans le vide (*Traité Phar.*, Le Canu, I, 159, 1842).

Bernard-Derosne. Appareil à évaporer les extraits dans le vide (*J. conn. méd. phar.*, X, 124, 1842).

Bohlig. Méthode de déplacement avec l'alcool à 80 degrés (*Pfœl Jahreschrift*, V, 433, 1842).

Boullay père et fils. Appareils à déplacement. (*Traité Phar.*, Le Canu, 125, 1842).

Dausse (A.). Appareil d'évaporation muni du régulateur Sorel (*Traité Phar.*, Le Canu, I, 154, 1842).

Deane. On the process of displacement as applied to pharmaceutical preparations (*Phar. J. London*, 1re série, I, 61, 1842).

Giseke. Extracte. (*Arch. der Phar. Brandes*, XXIX, 361, 1842).

Hooper. On the preparation of extracts by spontaneous evaporation assisted by a current of dry air (*Phar. J. London*, 1re série, II, 638, 1842-43).

Laffecteur. Dispositions nouvelles pour l'évaporation des extraits (*Traité Phar.*, Le Canu, I, 156, 1842).

Pelletier. Perfectionnement à l'appareil Henry (*Traité Phar.*, Le Canu, I, 156, 1842).

Redwood. On the preparation of medicinal extracts (*J. Phar. Chim.*, 3e série, I, 231, 1842).

Robiquet et Boutron-Charlard. Appareil pour la lixiviation (*Traité Phar.*, Le Canu, 124, 1842).

Vée. Des extraits en général (*J. conn. méd. phar.*, X, 124, 1842).

1843

Barbet-Lartigue. Préconise la méthode de Storck pour la préparation des extraits (*J. méd. Bordeaux*, 398, 1843).

Burin. Sur la préparation des extraits pharmaceutiques (*J. conn. méd. phar.*, 1re série, XI, 108-123, 1843-44).

Iahn. Ueber Chlorophyll aus narkotischen Pflanzen (*Arch. der Phar.*, Brandes, XXXIV, 5, 1843).

Ingenohl. Extracte (*Arch. der Phar. Wackenroder*, XXXIV, 173, 1843).

Meurer Extracta pneumatica (*Arch. der Phar. Wackenroder*, XXXIV, 8, 1843).

Orfila. Propriétés présentées par les extraits de ciguë suivant leur mode de préparation (*Traité de toxicologie*, II, 423, 1843).

Righini. Moyens pour reconnaître les extraits (*Rep. Phar. Buchner*, XXXII, 87, 1843).

Schneider. Extracta pneumatica (*Arch. der Phar. Wackenroder*, XXXVIII, 38, 1843).

1844

Büchœlz. Pharmaceutische Bemerkungen (*Arch. der Phar.*, 2ᵉ série, XC, 33, 1844).

Cerutti. Ueber die Erzielung einer constanten grünen Farbe der narkotischen Extracte (*Arch. der Phar.*, LXXXIX, 47, 1844).

Muller. Ueber narkotische Pflanzenauszüge (*Arch. der Phar.*, XXXVII, 40, 1844).

1845

Gay (J.-P.-J.). Sur les extraits chez les Arabes (*Pharmacopée de Montpellier*, I, 705, 1845).

— Sur l'évaporation des extraits (*Pharmacopée de Montpellier*, I, 709, 1845).

Hinsberg (van). Quelques expériences relatives à la préparation de plusieurs extraits végétaux (*J. Phar. Anvers*, I, 249, 1845).

Morel. Sur la préparation des extraits (*J. conn. méd. phar.*, 1ʳᵉ série, XIII, 387, 1845-46).

Payen. Description d'un appareil nommé *extracteur à distillation continue* (*Bull. S. Enc. Paris*, XLIV, 535, 1845).

1846

Dorvault. Extracteur à distillation continue [(*Rép. Phar.*, III, 65, 1846-47).

Gobley et Véron. Rapport sur une note de M. Davallon ayant pour titre : *Quelques mots sur la préparation des extraits aqueux* (*J. Phar. Chim.*, 3ᵉ série, IX, 19, 1846).

Krafft. Mode de préparation des extraits (*Phar. Centralbl.*, V, 107, 1846).

Mulot. Extraits aromatiques de diverses plantes potagères (*C. R. Ac. Sc.*, XXII, 127, 1846).

1847

Bley. Son opinion sur la concentration des liquides extractifs par la congélation (*J. Phar. Anvers*, III, 549, 1847).

Henry et Guibourt. Critique sur l'évaporation des extraits dans le vide (*Pharmacopée raisonnée*, 139, 1847).

Pfeffer. Concentration des extraits par la congélation (*J. Phar. Anvers*, 548, 1847).

1848

Gay. Application de la méthode de C. de Gassicourt à la préparation des extraits (*J. Phar. Anvers*, IV, 274, 1848).

Gossart. Appareils pharmaceutiques propres à préparer les extraits dans le vide (*Rep. Phar.*, 1ʳᵉ série, V, 209, 1848-49).

Grandval (J.-B.). Quelques considérations sur les extraits en général, et en particulier sur ceux préparés dans le vide au moyen d'un nouvel appareil (*J. conn. méd. phar.*, 2ᵉ série, II, 72, 1848-49).

Huraut. Appareil pour évaporer les extraits dans le vide (*J. conn. méd. phar.*, 2ᵉ série II, 209, 1848-49).

Schultz. De la méthode de déplacement appliquée aux infusions et décoctions (*J. Chim. méd.*, 3ᵉ série, IV, 618, 1848).

1849

Cap (P.-A.). Sur Dioscoride (Histoire de la pharmacie. *J. Phar. Chim.*, 3ᵉ série, XV, 191, 1849).

Grandval (J.-B.). Quelques considérations sur les extraits en général, et en particulier sur ceux préparés dans le vide au moyen d'un nouvel appareil, lues dans la séance générale du Cercle pharmaceutique de la Marne (*J. Phar. Chim.*, 3ᵉ série. XV, 81, 1849).

— Rapport fait par Herpin sur l'appareil Grandval (*Bull. S. Enc. Paris*, LII, 296, 1849).

Huraut. Appareil pour évaporer les extraits dans le vide (*J. Phar. Chim.*, 3ᵉ série, XV, 179, 1849).

Jaurand. Des extraits en général. Thèse Paris, 1849.

Kopp. Appareil à extraction continue (*Comptes rendus des travaux de chimie*, de Laurent et Gehrardt, V, 305, 1849).

Redwood. Apparatus for preparing extracts in vacuo (*Practical pharmacy*, 71-75, 1849; *Phar. J. London*, 1ʳᵉ série, I, 28-154, 1849).

1850

Boudet. Sur la préparation de l'extrait et du sirop de quinquina (*J. Phar. Chim.*, 3ᵉ série, XVII, 192, 1850).

Cap (P.-A.). Histoire de la pharmacie et de la matière médicale, depuis les temps les plus reculés jusqu'à nos jours. Paris, 1850. (Le premier fascicule seul a paru.)

Geiseler. Extracte (*Phar. Centralbl.*, 238, 1850).

Grandval (J-B.) Appareil pour la concentration des extraits dans le vide. Brevet n° 9914, 1850.

Guilliermond. Des extraits gommeux d'alcoolatures pour l'administration des principes actifs des végétaux. Brochure, Lyon, 1850.

Harris (J.). On displacement (*Amer. J. Phar.*. XXII, 306, 1850).

Mohr. Extracte (*Lehrbuch der Pharmacie Mohr*, 109, 1850).

1851

Mack. Abbildung und Beschreibung eines pharmaceutischen Dampft-Apparates (*Rep. Phar. Buchner*, CVII, 145, 1851).

Mohr. Ueber die rechtmässige Bereitung der Extracte (*Rep. Phar. Buchner*, CVII, 99, 1851).

Robiquet. Sur un nouveau modèle d'appareil à déplacement (*J. Phar. Chim.*, 3e série, XX, 168, 1851).

1852

Dublanc. Rapport sur les extraits de Grandval (*J. Phar. Chim.*, 3e série, XXI, 185, 1852).

Grandval (J.-B.). Rapport fait à la Société de Pharmacie par MM. Robinet, Gobley et Dublanc, sur les extraits préparés dans le vide par M. Grandval, pharmacien de l'Hôtel-Dieu de Reims (*J. Phar. Chim.*, 3e série, XXI, 185, 1852).

Laidley. Circulatory displacement (*Amer. J. Phar.*, XXIV, 318, 1852).

Mohr. Moyen facile de préparer les extraits secs (*J. Phar. Chim.*, 3e série, XXII, 392, 1852).

1853

Arnaud. Appareil à évaporer les extraits (*Rep. Phar.*, 1re série, X, 331, 1853-54).

Binder. Recherches sur la relation qui peut exister entre la densité des solutions végétales et leur teneur en extrait (*Zeit. Osterr. Apoth. ver*, VI, 234, 1853).

Dingler. Sur l'emploi de la pression pour préparer les extraits (*Polytec. J. Dingler*, CV, 176, 1853).

Gobley et Soubeiran. Appareil pour préparer les extraits dans le vide (*J. Phar. Chim.*, 3e série, XXIII, 1, 1853).

Lecoq. Modifications apportées à l'appareil Grandval (*J. Phar. Chim.*, 3e série, XXIII, 131, 1853).

Philippe (A.). Histoire des apothicaires, 1853.

Robertson. Machine pour préparer les extraits (*Mechanic Magazine*, LVII, 322, 1853).

Schwærzler. Note sur un nouvel appareil extracteur (*J. Phar. Chim.*, 3e série, XXIV, 134, 1853).

1854

Balcells y Camps. Evaporacion espontaneo o al aire libre; Evaporacion escitada por el aire; Evaporacion por absorcion; Evaporation al vaccuo (*Medios de obtener los extractos medicinales con perfeccion*. Barcelona, 1854).

Chatelain. Procédé d'extraction pour l'épuisement des végétaux. Brevet n° 21 700, 1854.

Forster (G.). Aus dem Laboratorium. Extract-consistenz (*Vier. Jahr*, III, 497, 1854).

Loysel. Appareils dits *Percolateurs hydrostatiques*, propres à obtenir par infusion des extraits liquides de diverses substances. Brevet n° 20 893, 1854.

Vidal. Appareil à déplacement. Brevet n° 23 946, 1854.

1855

Egrot. Appareil pour la cuisson des extraits de pharmacie. Brevet n° 24 614, 1855.

Grandval (J.-B.). Appareil pour la concentration des extraits dans le vide. Brevet n° 24 616, 1855.

Sauvan (F.). Institut médical de Valence (Espagne). Question du prix de pharmacie proposée dans le programme publié par l'Institut médical de Valence pour l'année 1854. « Les extraits obtenus jusqu'ici par les moyens ordinaires conservent-ils les propriétés des plantes auxquelles ils appartiennent? Quels seraient les moyens d'obtenir toutes les vertus propres de ces végétaux? » (*Mémoire sur la question qui a obtenu le premier prix et a été récompensé d'une médaille d'or*, par Sauvan, Frédéric. Montpellier, 1855, Ricard, in-8°.)

1856

Berjot. Flacon pour conserver les extraits (*J. Phar. Chim.*, 3e série, XXIX, 466, 1856).

Deschamps (d'Avallon). Rapport sur les appareils de Berjot pour conserver les extraits (*J. Phar. Chim.*, 3e série, XXIX, 466, 1856).

Laurent. Sur la préparation de divers médicaments à l'aide d'un nouvel appareil pour la concentration dans le vide (*J. Phar. Anvers*, XII, 253, 1856).

Varillat. Système de déplacement continu à courant interverti et à chaleur progressive. Brevet n° 26 445, 1856.

1857

Abraham. On the application of the process of evaporation in vacuo to pharmacy (*Phar. J. London*, 1re série, XVII, 551, 1857).

Buignet. Observations et expériences sur la méthode de déplacement comme moyen de préparer les teintures alcooliques et les vins médicinaux (*J. Chim. méd.*, 4e série, III, 658-730, 1857).

Ludwig. Ueber das Vorkommen der Milchsaüre im Thier und Pflan-
zenreiche (*Arch. der Phar.*, CXL, 259-297, 1857).

Millon. Mémoire sur la nature des parfums et sur quelques fleurs
cultivables en Algérie (*Mon. Quesneville*, I, 21-26, 1857-58).

1858

Basford. Percolators. (*Proceed. Amer. Phar.*, VII, 63, 1858).

Lachambre. Conservation des extraits hygrométriques (*Rép. Phar.*,
1re série, XV, 339, 1858-59).

Mohr. Extract-presse (*Vier. Jahr.*, VII, 328, 1858).

Proceedings. Percolation or displacement (*Proceed. Amer. Phar.*,
117, 1858).

Rotton (S.). Report on fluid extracts (*Amer. J. Phar.*, XXX, 287,
1858).

Squibb (E.-R.). The process of percolation. On fluid extracts (*Amer.
J. Phar.*, XXX, 97-520, 1858).

Thayer (H.). On fluid extracts (*Amer. J. Phar.*, XXX, 520, 1858).

Wittstein. Extract-apparate (*Lehrbuch der Phar. Mohr*, 116, fig. 68,
1858).

1859

Dannecy. De l'emploi des alcalis comme moyen d'obtenir les principes extractifs des végétaux (*J. Phar. Chim.*, 3ᵉ série, XXXV,
200, 1859).

Graham (I.). The process of percolation or displacement (*Amer. J.
Phar.*, XXXI, 354, 1859).

Nichols (J.-R.). Steam apparatus for pharmaceutical purposes
(*Amer. J. Phar.*, XXXI, 223, 1859).

Procter (W). Formulæ for the fluid extracts in reference to their
more general adoption in the next pharmacopœia (*Proceed. Amer.
Phar.*, VIII, 265, 1859).

Thayer (H.). On the preservation of fluid extracts (*Amer. J. Phar.*,
XXXI, 216, 1859).

Vée. De l'influence exercée par les progrès de l'analyse immédiate
des végétaux sur la perfection de la pharmacie. Thèse Paris,
1859.

Vielguth (F.). On the most correct methods for preparing extracts
(*Amer. J. Phar.*, XXXI, 233, 1859).

1860

Berjot. Perfectionnement à l'appareil à déplacement (*J. Phar.
Chim.*, 3ᵉ série, XXXVII, 214, 1860).

Deschamps (d'Avallon). Observations sur les extraits (*Rep. Phar.*,
XVI, 340, 1860).

Enz. Extracts; preservation (*Amer. J. Phar.*, XXXII, 553-555, 1860).

Sandford (G.). On the process of displacement (*Phar. J. London*, 2e série, II, 354-396, 1860-61).

Signoret. Lixiviateur sous une pression élevée (*Rép. Phar.*, 1re série, XVII, 372, 1860-61).

Waites. Apparate und Geräthschaften. Extractions-Pumpe. (*Phar. Centralbl.*, II, 28, 1860).

1861

Berjot. Appareil à vide pour extraits (*Bull. S. Enc. Paris*, 2e série, VIII, 142, 1861).

Delpech. Étude sur les extraits de racines de solanées, etc. Thèse Paris, 1861.

Gille. Des cristallisations qui se forment dans les extraits (*Archives belges de médecine militaire*, XXVIII, 208-212, 1861).

Grave. Mémoire sur les extraits pharmaceutiques (*J. médecine Bruxelles*, XXXIII, 494-596, 1861).

Orillard. Notes sur les préparations galéniques de quinquina. Thèse Paris, 1861.

Schaeuffele. Sur un nouveau mode de préparer les extraits (*J. Chim. méd.*, 4e série, VII, 353, 1861).

1862

Adrian (L.-A.). Comparaison de la méthode de déplacement et de la macération dans la préparation des teintures alcooliques (*J. Phar. Chim.*, 3e série, XLI, 116, 1862).

Boullay. Lettre sur l'application de la méthode de déplacement (*J. Phar. Chim.*, 3e série, XLII, 60, 1862).

Deschamps (d'Avallon). Rapport sur les alcoolés ou teintures alcooliques et sur les alcoolatures (*J. Phar. Chim.*, 3e série, XLII, 196-199-209, 1862).

Fleury. Note sur un nouveau digesteur (*J. Phar. Chim.*, 3e série, XLI, 282, 1862).

Grandval (J.-B.). Mémoire et rapports sur les extraits pharmaceutiques préparés dans le vide. Brochure, Reims, Luton, 1862.

— Mémoire sur les extraits pharmaceutiques, le choix des substances, les modes de préparation et d'évaporation, et le moyen de les conserver à l'abri de toute altération. Brochure, 1862.

Grove (T.). On the preparation of extracts (*Amer. J. Phar.*, XXXIV, 249, 1862).

Hengel. Verdrängungs-methode (*Phar. Zeit. für Russland*, 325, 1862).

Lalieu (A.). Réflexions sur la manière dont la pharmacopée belge prescrit d'effectuer la méthode de déplacement (*J. Phar. Anvers*, XVIII, 218, 1862).

Lalieu (A.). Note sur un appareil à déplacement continu (*J. Phar. Anvers*, XVIII, 104-106, 1862).

— Note sur une modification d'appareil extracteur à distillation continue (*J. Phar. Anvers*, XVIII, 161, 1862).

Pierlot. Note sur une méthode de préparation de certains extraits pharmaceutiques (*J. Chim. méd.*, 3° série, VIII, 416, 1862).

Rigaud. Appareil à concentrer les extraits. Brevet n° 55424, 1862.

Vuaflart. Sur la méthode de déplacement (*J. Phar. Chim.*, 3e série, XLI, 257, 1862).

1863

Daubrawa. Fluid extracts (Essentiæ) (*Proceed. Amer. Phar.*, XI, 64, 1863).

Duroy. Rapport sur les extraits fait à la Société de pharmacie de Paris en vue de la revision du Codex. Dublanc, Schaeuffele et Duroy, rapporteur (*J. Phar. Chim.*, 3° série, XLIV, 215, 1863).

Haselden (A.-F.). On percolation (*Phar. J. London*, 2° série, V, 441, 1863-64).

Kessler. Nouveau système d'appareil d'évaporation et de distillation à simple ou à multiple effet (Érorateur) (*C. R. Ac. Sc.*, LVI, 94, 1863; *Un. Phar.*, 152, 1863).

Procter (W.). On fluid extracts (*Proceed. Amer. Phar.*, XI, 222, 1863).

Sanger. On process of percolation or displacement (*Phar. J. London*, 2° série, V, 393-579, 1863).

1864

Duhamel. On percolation or displacement (*Proceed. Amer. Phar.*, XII, 283, 1864).

Pooley (J.). Percolation and maceration (*Phar. J. London*, 2° série, VI, 23, 1864).

Savage (W.). On the processes for preparing some of the tinctures of the pharmacopœia (*Phar. J. London*, 2° série, VI, 157-254, 1864).

Westphal. Appareil d'extraction. Brevet n° 62748, 1864.

1865

Behrens. Extracte (*J. Chem. Schweigger*, 65, 1865).

Hager. Extracte (*Jahr. Schweigger*, 65, 1865).

Kessler-Pontier. Érorateur Kessler approprié aux préparations pharmaceutiques (*Un. Phar.*, 274-275, 1865).

Thomas (Spencer). On a new process for making concentrated fluid extracts (*Amer. J. Phar.*, XXXVII, 81, 1865).

1866

Barry. Apparecchio meccanico per le evaporazione nel vuoto applicabile specialemente agli estratti (3e appareil Barry) (*Farmacologia italiana*, Orosi, 359, 1866-76).

Orosi. Estratti (*Farmacologia teorica e pratica*, 359, 6, 1866-76).

Semmes. Improvements in the pharmacy of fluid extracts (*Richmond M. J.*, 495-501, 1866).

Squibb (E.-R.). On fluid extracts (*Amer. J. Phar.*, XXXVIII, 109, 1866).

1867

Hager. Extracte (*Phar. Centralbl.*, VIII, 117, 1867).

1868

Haselden (A.-F.). Remarks upon tinctures (*Phar. J. London,* 2e série, VI, 341, 1868).

Lalieu (A.). Nouvelle méthode de lixiviation applicable à la préparation des extraits (*J. Phar. Anvers*, XXIV, 385, 1868).

— Sur une nouvelle forme d'appareil à déplacement (*J. Phar. Anvers*, XXIV, 193, 1868).

Perron. Emploi de la glycérine dans la préparation des extraits (*J. Phar. Chim.*, 5e série, VII, 341, 1868).

1869

Campbell. Percolation (*Amer. J. Phar.*, XLI, 385, 1869).

Diehl. (L.). On fractional percolation (*Amer. J. Phar.* XLI, 337, 1869).

Duffield. Vacuum maceration. Process for fluid extracts (*Amer. J. Phar.*, XLI, 2, 1869).

Guerrero. Estractos sulfocarbonicos y su empleo en la preparacion de los aceites medicinales (*Observador medic. Mexico*, 1, 163-165, 1869-1870).

1870

Duquesnel. Remarques sur les extraits sulfocarboniques (*Bull. Thér. Paris*, LXXIX, 314-319, 1870).

Jeannel. Note sur les extraits (*Bull. Phar. Bordeaux*, XI, 38, 1870-71).

Lefort. Mémoire sur les extraits sulfocarboniques et sur leur emploi (*J. Phar. Chim.*, 4e série, XI, 102, 1870).

Lepage (de Gisors). Étude sur les extraits pharmaceutiques (*Revue médicale Toulouse*, 59, 1870).

Prescott (A.). Simple apparatus for rapid evaporization at limited heat under reduced pressure without the use of a pump (*Phar. J. London,* 3ª série, I, 115, 1870).

Sargent. On fluid extracts (*Amer. J. Phar.,* XLII, 337, 1870).

Squibb (E.-R.). On fluid extracts (*Proceed. Amer. Phar.,* XVIII, 161, 1870).

1871

Brady et Deane. Examen microscopique d'extraits faits de teintures officinales (*J. Phar. Chim.,* 4ᵉ série, XIII, 173, 1871).

Kernot. Storia della farmacia e dei farmacisti appo i principali del mondo. Napoli, 1871.

Squibb (E.-R.). On fluid extracts (*Phar. J. London,* 3ᵉ série, II, 6, 24, 44, 64-83, 1871).

1872

Asberg. Ledning vid pröfningen af Svenska pharmacopœens extracter. Upsala, Läkaref, Föhr., VIII, 1872-73.

Cohen (L.). Note on percolation (*Phar. J. London,* 3ᵉ série, II, 665, 1872).

Guichard. Notes sur les extraits pharmaceutiques (*Bull. Phar. Bordeaux,* XII, 98, 1872).

Lepage (de Gisors). Étude sur la préparation, les caractères et la dialyse des principaux extraits pharmaceutiques. Toulouse (*J. Phar. Chim.,* 3ᵉ série, XV, 310, 1872).

Parrish. Percolation (*Phar. J. London,* 3ᵉ série, II, 681, 1872).

Schweitzer. On percolation (*Phar. J. London,* 3ᵉ série, III, 482, 1872-73).

Squibb (E.-R.). On fluid extracts (*Proceed. Amer. Phar.,* XX, 182, 1872).

Stoddart et Tucker. The form of percolator (*Y. B. Phar. London,* 587, 1872).

Symes On displacement (*Y. B. Phar. London,* 225, 1872).

Umney. Fluid extracts illustrative of american pharmacy (*Phar. J. London,* 3ᵉ série, III, 715, 1872; *Phar. J. London,* 3ᵉ série, IV, 2, 1872).

1873

Ekin (C.). Note on the hydratation of extracts (*Amer. J. Phar.,* XLV, 502, 1873).

Giles. On macération (*Y. B. Phar. London,* V, 258-442, 1873).

Saunders. Percolation (*Y. B. Phar. London,* 256, 1873).

Schweitzer. On percolation (*Y. B. Phar. London,* 253, 1873).

1874

Abd-er-Rezzaq. L'extrait. Kachef el Roumoûz (Révélation des énigmes). Traité de la matière médicale arabe, traduit par le docteur L. Leclerc, 107, 1874.

Wurtz. Absorption d'oxygène par le tannin (*Dict. Chim. Wurtz*, III, 192, 1874).

1875

Campbell. Percolation (*Proceed. Amer. Phar.*, XXIII, 599, 1875).

Chiarlone y Mallaina. Historia critico literaria di la farmacia. Madrid, 1875-77.

Moore (J.-B.). Percolation (*Phar. J. London*, 3ᵉ série, V, 546, 1875).
— Remarks on fluid extracts (*Y. B. Phar. London*, 277, 1875).

Petitot. Considérations sur les extraits. Thèse Montpellier, 1875.

1876

Guichard. Des extraits pharmaceutiques (*J. Phar. Chim.*, 4ᵉ série, XXIII, 281, 1876; *Rép. Phar.*, 2ᵉ série, IV, 33, 97, 1876).

Legrip. La diœthéralyse, procédé d'extraction des sucs végétaux par l'éther (*Rép. Phar.*, 2ᵉ série, IV, 225, 1876).

1877

Bouchut et Després. Les extraits (*Dictionnaire de médecine et de thérapeutique*, 533, 1877).

Cazeneuve et Caillol. Appareil digesto-distillateur (*J. Phar. Chim.*, 4ᵉ série, XXV, 265, 1877).

Herrera (Alfonso de). On a new process for the preparation of extracts without heat (*Amer. J. Phar.*, XLIX, 437, 1877).

Ibn-el-Beithar. Sucs et extraits. Traité des simples (Traduit de l'arabe par le docteur L. Leclerc, 110, 1877-83).

Patrouillard. Des extraits pharmaceutiques. Observations sur le rendement (*J. Phar. Chim.*, 4ᵉ série, XXV, 117, 1877).

Schmitt. Nouvel appareil à extraction par déplacement continu (*J. Phar. Chim.*, 4ᵉ série, XXVI, 57, 1877).

1878

Barbier. Appareil à déplacement continu (*J. Phar. Chim.*, 4ᵉ série, XXVII, 200, 1878).

Drechsel. A new apparatus for continuous displacement (*Proceed. Amer. Phar.*, XXVI, 53, 1878).

Ferrand (E.). Rapport sur les produits pharmaceutiques à l'Exposition universelle de 1878, tiré du rapport du jury international. Groupe V, classe 47, p. 285.

Fors y Cornet. Tratado de farmacia operatoria o sea farmacia practica. Barcelona, 1878.

Herrera (Alfonso de). Sur un nouveau procédé de préparation
des extraits sans l'intervention de la chaleur (*J. Phar. Chim.*,
4ᵉ série, XXVII, 149, 1878).

Squibb (E.-R.). The process of percolation. On fluid extracts (*Phar.
J. London*, 3ᵉ série, IX, 167, 184, 286, 347, 450, 601, 854,
1039, 1878-79).

1879

Grave (E.). État de la pharmacie en France avant la loi de Germinal an XI. Mantes, 1879.

Guerin. Appareil à déplacement continu (*J. Phar. Chim.*, 4ᵉ série,
XXX, 511, 1879).

Hallberg (C.-S.). On the galenical preparations of the pharmacopœia and a new form of medication termed saccharated extracts
(*Proceed. Amer. Phar.*, XXVII, 715, 1879).

Juhle. Appareil pour la préparation de l'extrait fluide de quinquina
(*Rep. Phar.*, 2ᵉ série, VII, 491, 1879).

Lloyd (J.). On the conditions necessary to succesfully conduct percolation (*Proceed. Amer. Phar.*, XXVII, 682, 1879).

Martin. Sur la conservation de certains extraits pharmaceutiques
(*Rép. Phar.*, 2ᵉ série, VII, 542, 1879).

Schmitt. Des extraits pharmaceutiques. Considérations critiques sur
leur préparation, leur classification, leurs caractères généraux,
leurs usages, etc. (*J. Phar. Als.-Lorr.*, VI, 42-55, 1879).

1880

Barnouvin (H.). Des extraits. Mémoire (inédit) présenté pour le
prix Gobley et couronné par l'École de pharmacie (Résumé de ce
mémoire dans *Rép. Phar.*, 2ᵉ série, VIII, 337-385, 1880).

Dorvault. Les extraits (*Officine*, 481, 1880).

— Extracteur à distillation continue (*Officine*, 1288, 1880).

Legrip. Procédé d'extraction des sucs végétaux par l'éther. Brevet
nº 138114, 1880.

Ortlieb. Alambic à vide (*Officine Dorvault*, 485, 1880).

Schaeuffele. Sur un nouveau procédé pour conserver les extraits.
Mémoire Barnouvin (inédit). (Extraits dans *Rép. Phar.*, 2ᵉ série,
VIII, 337-385, 1880.)

1881

Gantter. Extraction apparatus (*Proceed. Amer. Phar.*, XXIX, 36,
1881).

Hallberg (C.-S.) On powdered extracts (*Proceed. Amer. Phar.*, XXIX, 424, 1881).

Kirchmann. Extracte (*Phar. Zeit.*, 116, 1881).

Schneider et Vogel. Extracte (*Commentar der Osterreichischen Pharmacopœ von Schneider*, II, 526, 1881).

Société de pharmacie. Rapports présentés à la Société de pharmacie de Paris pour la revision du Codex, 9e sous-commission, Blondeau, président; Leroy, Amédée Vée, Vigier (F.), membres; Guichard, rapporteur. Extraits, sirops, etc. Paris, G. Masson, in-8°, 1881.

Weigelt. Displacement apparatus (*Proceed. Amer. Phar.*, XXIX, 37, 1881).

1882

Fairthorne (R.). A new displacement apparatus (*Amer. J. Phar.*, LIV, 236, 1882).

Fennor (B.). Combined percolator and still (*Proceed. Amer. Phar.*, XXX, 36, 1882).

Naudin (L.). Perfectionnements à la méthode de Millon. Extraction des parfums par le vide et le froid (*Bull. S. C. Paris*, 2e série, XXXVIII, 586, 1882).

Rosenwasser (N.). New percolator (*Proceed. Amer. Phar.*, XXXIV, 32-519, 1882).

Serradell. Des extraits pharmaceutiques. Thèse Montpellier, 1882.

Société de pharmacie. Son opinion sur les extraits fluides (*J. Phar. Chim.*, 5e série, V, 263-265, 1882).

Thorn. Continuous extraction apparatus (*Proceed. Amer. Phar.*, XXX, 36, 1882).

1883

Biroth. Preparation of extracts (*U. S. Dispen*, 585, 1883).

Campbell. On a new and simple process for fluid extracts by which any drug may be exhausted by percolation and without heat. (*U. S. Dispen.*, 585, 1883).

Duffield. Preparation of fluid extracts (*U. S. Dispen.*, 585, 1883).

Hinsdale (S.). Percolator (*Proceed. Amer. Phar.*, XXXI, 35, 1883).

Kauffeisen. Appareil d'évaporation pour officine (*Bull. de la Société de pharmacie de la Côte-d'Or*, II, 29, 1883).

Mill. On percolation (*U. S. Dispen.*, 585, 1883).

Proctor. Extracts. Percolation (*Lectures on practical pharmacy*, 121, 176, 1883).

Remington. Alambic pour distiller les colatures faibles dans la préparation des extraits fluides (*U. S. Dispen.*, 582, 1883).

Robbins (A.). Fluid extracts of the new pharmacopœia (*Amer. J. Phar.*, LV, 65, 1883).

Ruata. Estratti (*Farmacopea nazionale e generale*. Verona, 369, 1883).

Thomson (W.). Upon an improved process with apparatus for manufacturing fluid extracts on a large scale (*Proceed. Amer. Phar.*, XXXI, 346, 478, 479, 1883).

Wood et Bache. Condition and preservation of extracts (*U. S. Dispen.*, 578, 1883).

— Abstracts (nouvelle classe d'extraits américains) (*U. S. Dispen.*, 5, 1883).

— Percolation, Repercolation (*U. S. Dispen.*, 574, 582, 1883).

1884

Oldberg (O.). Standard dimensions for percolation (*Phar. J. London*, 3º série, XV, 364, 1884).

Tanret. Étude sur la pharmacopée des États-Unis (*J. Phar. Als.-Lorr.*, XI, 22, 1884).

Thresh (J.-C.). A new form of apparatus for continuous percolation with boiling fluids (*Phar. J. London*, 3ᵉ série, XV, 281, 1884-85).

Waites. Extractor for continuous percolation (*Phar. J. London*, 3ᵉ série, XV, 376, 1884-85).

1885

Gallois (Ch.). De la lixiviation et de son application à la préparation des teintures alcooliques. Thèse Paris, 1885.

Kohlrausch. Extraction of vegetable substances under pressure (*Proceed. Amer. Phar.*, XXXIII, 65, 1885).

Watson. Percolator (*Phar. J. London*, 3ᵉ série, XVI, 363, 1885).

1886

Andouard. Sur la lixiviation (*Traité Phar.*, 3ᵉ édit., 10, 1886).

Clark-Ingles (W.) Fluid extracts. Protest against evaporation in their manufacture (*Y. B. Phar. London*, 259, 1886).

Davey (C.-J.). Preservation of extracts (*Y. B. Phar. London*, 260, 1886).

Ince (H.). A modified extraction apparatus (*Y. B. Phar. London* 259, 1886).

Maben (T.). A simple method for percolation under pressure (*Phar. J. London*, 5ᵉ série, XVII, 941, 1886),

1887

Gobley et Soubeiran. Appareil pour préparer les extraits dans le vide (*Traité Phar.*, Soubeiran et Regnauld, I, 551, 1887).

Hermet. Appareil pour extraits. Brevet n° 185 115, 1887.

Kremel. Zur Prüfung der Extracte (*Pharmaceutische Post.*, XX, 151-673, 1887).

Lewin. A new extraction apparatus (*Proceed. Amer. Phar.*, XXXV, 12, 1887).

Schulze. Essoreuse pour épuisement. Brevet allemand n° 41 772, 1887.

Soubeiran et Regnauld. De la lixiviation. Digesteurs (*Traité Phar.*, 1, 101-105, 1887).

— Sur les extraits (*Traité Phar.*, I, 547-552, 1887).

1888

Beck. Percolation. Rate of percolation of Buchu leaves by simple percolation and by repercolation (*Proceed. Amer. Phar.*, XXXVI, 217, 1888).

Bemka. Fluid extracts. Proposition to substitute them by a class of preparation representing only 50 per cent of drug (*Proceed. Amer. Phar.*, XXXVI, 250, 1888).

Bourgoin. Généralités sur les extraits (*Pharmacie Galénique*, 439, 1888).

— Sur la lixiviation (*Pharmacie Galénique*, 148, 1888).

Christ (Dieterich). Extract-apparate. Percolator. (*Zeit. Osterr. Apoth. ver.*, XXVI, 183, 1888).

Giesler. Extraction apparatus. New condenser attachment (*Proceed. Amer. Phar.*, XXXVI, 220, 1888).

Kordes (R.). Vergleichung der wichtigeren narcotischen Extracte der Russichen Pharmacopoe mit den anderen Pharmacopoën unter besonderer Berück sichtigung des Alkaloidge haltes (*Phar. Zeits. Russland*, XXVII, 289, 1888).

Marpmann. Extracte (*Phar. Zeits. Russland*, 702, 1888).

Reich (A.). Macero Percolator. A new device for combining maceration with percolation (*Proceed. Amer. Phar.*, XXXVI, 218, 1888).

Squibb (E.-R.). Fluid extracts. Process of repercolation (*Proceed. Amer. Phar.*, XXXVI, 251, 1888).

Stevens (A.-B.). Simple extraction apparatus construction (*Proceed. Amer. Phar.*, XXXVI, 220, 1888).

Stuart (E.-B.). Fluid extracts. Suggestions as to preparation without heat, etc. (*Proceed. Amer. Phar.*, XXXVI, 250, 1888).

1889

Adrian (L.-A.). Nouveaux appareils pour la concentration des extraits dans le vide *(Bull. S. C. Paris,* 3ᵉ série, I, 228, 1889).

— De l'emploi du froid dans la préparation des extraits pharmaceutiques *(Bull. S. C. Paris,* 3ᵉ série, I, 234, 1889).

Flückiger [von] (F.-A.). Ein zweckmäfsiger Extractions-apparat *(Arch. der Phar.,* XXVII, 162, 1889).

Macpherson (C.). Note on extracts *(Phar. J. London,* 3ᵉ série, XIX, 734, 1889).

BIBLIOTHÈQUE NATIONALE — R. F. — IMPRIMÉS

TABLE DES MATIÈRES

PARIS. — TYPOGRAPHIE A. HENNUYER, RUE DARCET, 7.

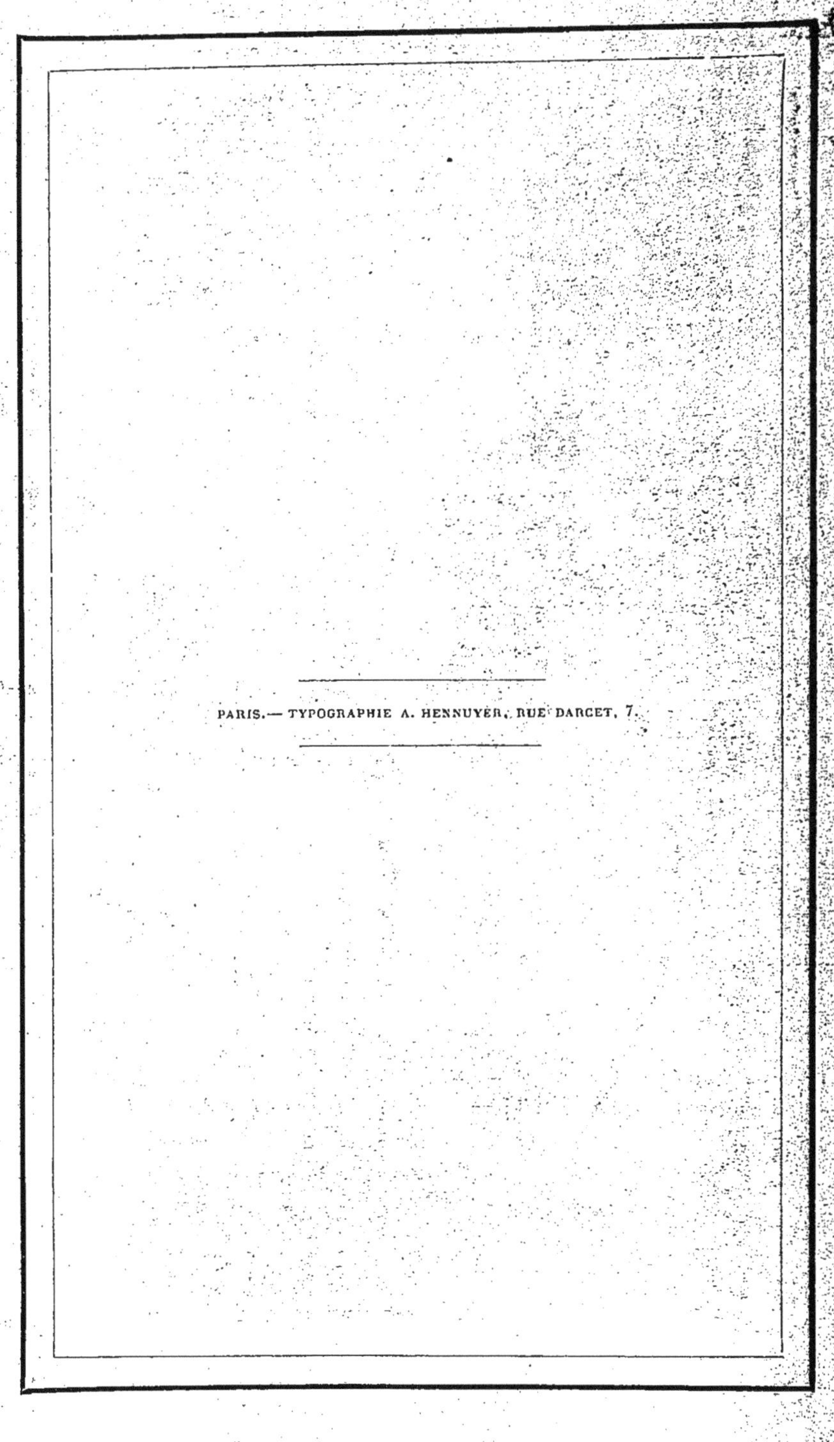

PARIS. — TYPOGRAPHIE A. HENNUYER, RUE DARCET, 7.

www.ingramcontent.com/pod-product-compliance
Ingram Content Group UK Ltd.
Pitfield, Milton Keynes, MK11 3LW, UK
UKHW022053120726
13694UKWH00001B/119